临床护理技术与实用技能

主 编 蒋菊琴 王改红 都继微 杜丽英 张 阳 苏 娥

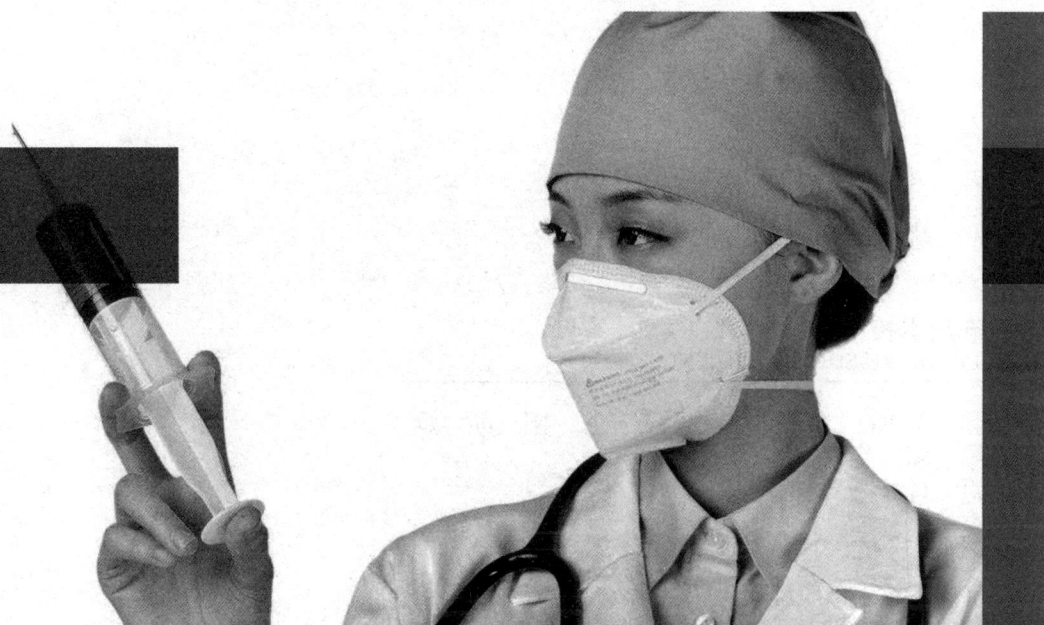

LINCHUANG HULI JISHU
YU SHIYONG JINENG

黑龙江科学技术出版社

图书在版编目（CIP）数据

临床护理技术与实用技能 / 蒋菊琴等主编. -- 哈尔滨 : 黑龙江科学技术出版社, 2018.2
ISBN 978-7-5388-9721-0

Ⅰ.①临… Ⅱ.①蒋… Ⅲ.①护理学 Ⅳ.①R47

中国版本图书馆CIP数据核字(2018)第114631号

临床护理技术与实用技能
LINCHUANG HULI JISHU YU SHIYONG JINENG

主　　编	蒋菊琴　王改红　都继微　杜丽英　张　阳　苏　娥
副 主 编	董丽琴　郭秀玲　胡光瑞　王　莹
	胡　娟　肖雪青　李娟娟　李　贞
责任编辑	李欣育
装帧设计	雅卓图书
出　　版	黑龙江科学技术出版社
	地址：哈尔滨市南岗区公安街70-2号　邮编：150001
	电话：（0451）53642106 传真：（0451）53642143
	网址：www.lkcbs.cn www.lkpub.cn
发　　行	全国新华书店
印　　刷	济南大地图文快印有限公司
开　　本	880 mm×1 230 mm　1/16
印　　张	12
字　　数	394 千字
版　　次	2018年2月第1版
印　　次	2018年2月第1次印刷
书　　号	ISBN 978-7-5388-9721-0
定　　价	88.00元

前　言

当今世界是科技飞速发展的时代，临床医疗技术日新月异，不断有新理论、新技术、新方法问世，护理学近十年的发展成就也令人瞩目。在这样的形势下，有必要以图书的形式对护理学相关基础理论与实践领域的新进展进行系统地归纳总结，以便提高护理专业人员的业务水平，更好地为患者服务。

本书内容丰富，覆盖面广，重点讲述了临床护理基本操作及临床各科室常见病、多发病的护理。本书是编者根据多年丰富的临床经验及专业特长，在搜集参考大量最新文献的基础上进行撰写的，着重介绍疾病的护理措施，尤其是对患者的健康指导方面，具有科学性与实用性的特点，在贴近临床护理工作实际的同时，又紧密结合了国家医疗卫生事业的最新进展和护理学的发展趋势。希望本书的出版对促进临床护理的规范化、系统化及科学化起到促进一定作用。

由于本书参编人数较多，文笔不尽一致，加上编者时间和篇幅有限，书中不足之处在所难免，特别是现代医学发展迅速，本书阐述的某些观点、理论可能需要修改，望广大读者提出宝贵意见和建议，以便再版时修订，谢谢。

编　者
2018 年 2 月

目 录

第一章

静脉输血、输液的相关知识

第一节　外周静脉通路的建立与维护

一、外周留置针的置入

（1）经双人核对医嘱，对患者进行评估，告知患者用药的要求，征得同意后，开始评估血管。血管选择应首选粗直、弹性好的前臂静脉，注意避开关节。

（2）按六步法洗手、戴口罩。按静脉输液，进行物品准备，包括利器盒、6cm×7cm 透明贴膜、无菌贴膜、清洁手套、22～24G 留置针，要注意观察准备用物的质量有效期。

（3）将用物推至床边，经医患双向核对、协助患者取舒适体位。再次选择前臂显露好，容易固定的静脉。

（4）核对液体后，开始排气排液，连接头皮针时，要将头皮针针尖插入留置针肝素帽前端，进行垂直排气，待肝素帽液体注满后再将头皮针全部刺入，回挂于输液架，准备无菌透明敷料。

（5）用含碘消毒剂，以穿刺点为中心进行螺旋式、由内向外皮肤消毒 3 次，消毒范围应大于固定敷料尺寸。

（6）将止血带扎于穿刺点上方 10cm 处。戴清洁手套。再次排气，双向核对，调松套管及针芯。

（7）穿刺时，将针头斜面向上，一手的拇指、示指夹住两翼，以血管上方 15°～30°进针，见到回血后，压低穿刺角度，再往前进 0.2cm，注意进针速度要慢，一手将软管全部送入，拔出针芯，要注意勿将已抽出的针芯，再次插入套管内。

（8）穿刺后要及时松止血带、松拳、松调节器。

（9）以穿刺点为中心，无张力方法粘贴透明敷料，要保证穿刺点在敷料中央。脱手套，在粘贴条上注明穿刺的时间和姓名，然后覆盖于白色隔离塞，脱去手套，用输液贴以 U 形方法固定延长管。

（10）调节滴速，填写输液卡。核对并告知患者注意事项。

二、外周静脉留置针封管

（1）按六步法洗手、戴口罩。

（2）准备治疗盘：无菌盘内备有 3～4ml 肝素稀释液、无菌透明敷料（贴膜）、棉签、含碘消毒液、弯盘。

（3）显露穿刺部位，关闭调节器。

（4）分离头皮针与输液导管后，用肝素稀释液以脉冲式方法冲管，当剩至 1ml 时，快速注入，夹闭留置针，拔出针头。用输液贴以 U 形方法固定延长管。

（5）整理床单位，取下输液软袋及导管按要求进行处理。

三、外周静脉留置针置管后再次输液

（1）经双人核对医嘱后，按照六步法洗手、戴口罩。准备用物，包括 75% 乙醇、小纱布、输液贴、

头皮针、输入液体、弯盘。

（2）查对床号姓名，对患者说明操作目的、观察穿刺局部，查对液体与治疗单，排气排液。

（3）揭开无菌透明敷料、反垫于肝素帽下，用75%乙醇棉球（棉片）摩擦消毒接口持续10s（来回摩擦10遍）。

（4）再次排气排液后，将头皮针插入肝素帽内，打开留置针及输液调节器，无菌透明敷料固定肝素帽，头皮针导管。

（5）调节滴速，填写输液卡。整理好患者衣被，整理用物并做好观察记录。

四、外周静脉留置针拔管

（1）按六步法洗手后，准备治疗盘，内装：棉签、无菌透明敷料、含碘消毒液、弯盘。

（2）显露穿刺部位，去除固定肝素帽的无菌透明敷料，轻轻地将透明敷料边缘搓起，以零角度揭开敷料，用含碘消毒液消毒穿刺点2遍。

（3）用干棉签按压局部，拔出留置针，无渗血后用输液贴覆盖穿刺点。

（4）整理床单位并做好拔管记录。

（蒋菊琴）

第二节　中心静脉通路的建立与维护

一、中心静脉穿刺置管术

中心静脉置管术是监测中心静脉压（CVP）及建立有效输液给药途径的方法，主要是经颈内静脉或锁骨下静脉穿刺，将静脉导管插到上腔静脉，用于危重患者抢救、休克患者、大手术患者、静脉内营养、周围静脉穿刺困难、需要长期输液及使需经静脉输入高渗溶液或强酸强碱类药物者。局部皮肤破损、感染，有出血倾向者是其禁忌证。

（一）锁骨下静脉穿刺

锁骨下静脉是腋静脉的延续，起于第一肋骨的外侧缘，成年人长3~4cm。

1. 选择穿刺点　锁骨上路、锁骨下路。后者临床常用。

2. 穿刺部位　为锁骨下方胸壁，该处较为平坦，可进行满意的消毒准备，穿刺导管易于固定，敷料不易跨越关节，易于清洁和更换；不影响患者颈部和上肢的活动，利于置管后护理。

3. 置管操作步骤　以右侧锁骨下路穿刺点为例。

（1）穿刺点为锁骨与第一肋骨相交处，即锁骨中1/3段与外1/3交界处，锁骨下缘1~2cm处，也可由锁骨中点附近进行穿刺。

（2）体位：平卧位，去枕、头后仰，头转向穿刺对侧，必要时肩后垫高，头低位15°~30°，以提高静脉压使静脉充盈。

（3）严格遵循无菌操作原则，局部皮肤常规消毒后铺无菌巾。

（4）局部麻醉后用注射器细针做试探性穿刺，使针头与皮肤呈30°~45°向内向上穿刺，针头保持朝向胸骨上窝的方向，紧靠锁骨内下缘徐徐推进，可避免穿破胸膜及肺组织，边进针边抽动针筒使管内形成负压，一般进针4cm可抽到回血。若进针4~5cm仍见不到回血，不要再向前推进以免误伤锁骨下动脉，应慢慢向后退针并边退边抽回血，在撤针过程中仍无回血，可将针尖撤至皮下后改变进针方向，使针尖指向甲状软骨，以同样的方法徐徐进针。

（5）试穿确定锁骨下静脉的位置后，即可换用导针穿刺置管，导针穿刺方向与试探性穿刺相同，一旦进入锁骨下静脉位置，即可抽得大量回血，此时再轻轻推进0.1~0.2cm，使导针的整个斜面在静脉腔内，并保持斜面向下，以利导管或导丝推进。

（6）让患者吸气后屏气，取下注射器，以一只手固定导针并以手指轻抵针尾插孔，以免发生气栓或失血，将导管或导丝自导针尾部插孔缓缓送入，使管腔达上腔静脉，退出导针。如用导丝，则将导管引入中心静脉后再退出导丝。

（7）抽吸与导管相连接的注射器，如回血通畅说明管端位于静脉内。

（8）取下输液器，将导管与输液器连接，先滴入少量等渗液体。

（9）妥善固定导管，无菌透明敷料覆盖穿刺部位。

（10）导管放置后需常规行 X 线检查，以确定导管的位置。插管深度，左侧不宜超过 15cm，右侧不宜超过 12cm，已能进入上腔静脉为宜。

（二）颈内静脉穿刺

颈内静脉起源于颅底，上部位于胸锁乳突肌的前缘内侧；中部位于胸锁乳突肌锁骨头前缘的下面和颈总动脉的后外侧；下行至胸锁关节处与锁骨下静脉汇合成无名静脉，继续下行与对侧的无名静脉汇合成上腔静脉进入右心房。

1. 选择穿刺点部位　颈内静脉穿刺的进针点和方向，根据颈内静脉与胸锁乳突肌的关系，分为前路、中路、后路 3 种。

2. 置管操作步骤

（1）以右侧颈内中路穿刺点为例，确定穿刺点位，锁骨与胸锁乳突肌的锁骨头和胸骨头所形成的三角区的顶点，颈内静脉正好位于此三角区的中心位置，该点距锁骨上缘 3～5cm。

（2）患者平卧，去枕，头后仰，头转向穿刺对侧，必要时肩后垫一薄枕，头低位 15°～30°使颈部充分外展。

（3）严格遵循无菌操作原则，局部皮肤常规消毒后铺无菌巾。

（4）局部麻醉后用注射器细针做试探性穿刺，使针头与皮肤呈 30°，与中线平行直接指向足端。进针深度一般为 3.5～4.5cm，以进针深度不超过锁骨为宜。边进针边抽回血，抽到静脉血即表示针尖位于颈内静脉。如穿入较深，针已对穿颈静脉，则可慢慢退出，边退针边回抽，抽到静脉血后，减少穿刺针与额平面的角度（约 30°）。

（5）确定颈内静脉的位置后，即可换用导针穿刺置管，导针穿刺方向与试探性穿刺相同。当导针针尖到达颈静脉时旋转取下注射器，从穿刺针内插入引导钢丝，插入时不能遇到阻力。有阻力时应调整穿刺位置，包括角度、斜面方向和深浅等。插入导丝后退出穿刺针，压迫穿刺点同时擦净钢丝上的血迹。需要静脉扩张器的导管，可插入静脉扩张器扩张皮下或静脉。将导管套在引导钢丝外面，导管尖端接近穿刺点，引导钢丝必须伸出导管尾端，用手抓住，右手将导管与钢丝一起部分插入，待导管进入颈静脉后，边退钢丝、边插导管。一般成年人从穿刺点到上腔静脉右心房开口处约 10cm，退出钢丝。

（6）抽吸与导管相连接的注射器，如回血通畅说明管端位于静脉内。

（7）用生理盐水冲洗导管后即可接上输液器或 CVP 测压装置进行输液或测压。

（8）妥善固定导管，用无菌透明敷料（贴膜）覆盖穿刺部位。

二、外周静脉置入中心静脉导管

外周静脉置入中心静脉导管，是指经外周静脉穿刺置入的中心静脉导管，其导管尖端的最佳位置在上腔静脉的下 1/3 处，临床上常用于 7d 以上的中期和长期静脉输液治疗，或需要静脉输注高渗性、有刺激性药物的患者，导管留置时间可长达 1 年。

（一）置管操作步骤

（1）操作前，要先经双人核对医嘱。再对患者进行穿刺前的解释工作，得到患者的理解配合。

（2）对患者的穿刺部位静脉和全身情况进行评估。血管选择的标准：在患者肘关节处，取粗而直，静脉瓣少的贵要静脉、正中静脉或头静脉，要注意避开穿刺周围有皮肤红肿、硬结、皮疹和感染的情况。当血管选择好以后，要再次向患者告知穿刺时可能发生的情况，以及穿刺配合事项，经同意，签署知情同意书。

（3）操作前，要按照六步法进行洗手、戴口罩。准备用物，具体包括：治疗盘内装有75%乙醇、含碘消毒液、生理盐水100ml、利多卡因1支。治疗盘外装有三向瓣膜PICC穿刺导管套件1个、PICC穿刺包（穿刺包内装有测量尺、无菌衣、无菌手套2副、棉球6个、镊子2～3把、止血带、大单1条、治疗巾2块、洞巾1块、20ml空针2副、5ml空针1副、1ml空针1副、大纱布3块、小纱布2块。剪刀、10cm×12cm无菌透明敷料1张）、免洗手消毒液。

（4）查对患者床号与姓名，嘱患者身体移向对侧床边，打开PICC穿刺包，手臂外展与身体呈90°，拉开患者袖管，测量置管的长度与臂围，具体测量方法是：从穿刺点沿静脉走行，到右胸锁关节，再向下至第3肋间，为置入导管的长度。接着，在肘横纹上10cm处，绕上臂一圈，测出臂围值，做好测量的记录。

（5）戴无菌手套，取出无菌巾垫于穿刺手臂下方，助手协助倒消毒液。消毒皮肤要求是先用乙醇棉球，以穿刺点为中心，进行螺旋式摩擦消毒，范围为直径大于等于10cm，当去除皮肤油脂后，再用碘剂以同样的方法，顺时针方向与逆时针方向分别交叉，重复两次进行消毒。建立无菌屏障。铺治疗巾，将止血带放于手臂下方，为扩大无菌区域，还应铺垫大单，铺洞巾。

（6）穿无菌衣、更换无粉手套，先抽取20ml生理盐水2次，再用2ml，最后用1ml注射器抽取利多卡0.5ml。打开PICC穿刺导管套件。用生理盐水预冲导管，用拇指和示指轻轻揉搓瓣膜，以确定导管的完整性。再分别预冲连接器、减压套筒、肝素帽和导管外部，最后，将导管浸入生理盐水中充分润滑导管，以减少对血管的刺激。打开穿刺针，去除活塞，将穿刺针连接5ml注射器。

（7）扎止血带，并嘱患者握拳，在穿刺点下方，皮下注射利多卡因呈皮球状，进行局部麻醉。静脉穿刺时，一手固定皮肤，另一手持针以进针角度呈15°～30°的方向进行穿刺。见到回血后，保持穿刺针与血管的平行，继续向前推进1～2mm，然后，保持针芯位置，将插管鞘单独向前推进，要注意避免推进钢针，造成血管壁的穿透。

（8）松开止血带，嘱患者松拳，以左手拇指与示指固定插管鞘，中指压住插管鞘末端处血管，防止出血，接着，从插管鞘内撤出穿刺针。一手固定插管鞘，另一手将导管自插管鞘内缓慢、匀速地2cm长度推进。当插入20cm左右时，嘱患者头侧向穿刺方，转头并低头，以确保穿刺导管的通畅。在送管过程中，左手的中指要轻压血管鞘末端，以防出血。当导管置入预定的长度时，在插管鞘远端，用纱布加压止血并固定导管。将插管鞘从血管内撤出，连接注射器抽回血，冲洗导管。双手分离导管与导丝衔接处，一手按压穿刺点并固定导管，另一手将导丝以每次3～5cm均匀的速度轻轻抽出，然后撤出插管鞘。当确认预定的置入长度后，在体外预留5～6cm，以便于安装连接器。

（9）修剪导管长度，注意勿剪除毛茬，安装连接器。先将减压套筒套到导管上，将导管连接到连接器翼形部分的金属柄上，使导管完全平整的套住金属柄，再将翼形部分的倒钩和减压套筒上的沟槽对齐锁定，最后，轻轻牵拉导管以确保连接器和导管完全锁定。用生理盐水，以脉冲式方法进行冲管，当推至所剩1ml液体时，迅速推入生理盐水，连接肝素帽。

（10）导管的固定，是将距离穿刺点0.5～1.0cm处的导管安装在固定翼的槽沟内。在穿刺点上方，放置一块小纱布吸收渗血，使导管呈弧形，用胶带固定接头，撤出洞巾，再用无菌透明敷料固定导管，要注意无菌透明敷料下缘与胶带下缘平齐。用第2条胶带，以蝶形交叉固定于贴膜上，用第3条胶带，压在第2条胶带上，将签有穿刺时间与患者姓名胶带固定于第3条胶带上。用小纱布或输液贴，包裹导管末端，固定在皮肤上。为保护导管以防渗血，用弹力管状绷带加压包扎穿刺处。

（11）向患者交代注意事项。整理用物并洗手。摄胸部X线片，以确定导管末端的位置，应在上腔静脉下1/3处。

（12）最后在病历上填写置管情况并签名。

（二）PICC置管后输液

（1）输液前，要先进行双人核对医嘱和治疗单，按照六步洗手法进行洗手、戴口罩。准备治疗盘，盘内装有：乙醇棉片、无菌贴膜、已经连有头皮针的含20ml生理盐水的注射器、预输入的液体、弯盘、治疗单，以及免洗手消毒液。

（2）进入病房先查对床号姓名，并与患者说明操作的目的，观察穿刺部位，必要时测量臂围。

（3）查对液体与治疗单，常规排气、排液。揭开输液无菌透明敷料反垫于肝素帽下。用75%乙醇棉球，擦拭消毒接口约10s。再接入头皮针，抽回血，确定导管在血管腔内后，以脉冲式方法冲洗导管，当推至所剩液体为1ml时，快速推入。

（4）分离注射器，连接输液导管，松调节器。最后，用无菌透明敷料固定肝素帽和头皮针，在固定头皮针时，固定完毕后，整理患者衣被，调节滴数，交代注意事项并做好记录。

（三）PICC 冲洗与正压封管

为了预防导管堵塞，保持长期使用，给药前、后，使用血液制品，静脉采血后应冲管。休疗期应每周冲洗1次并正压封管。

（1）用六步法洗手、戴口罩。

（2）准备治疗盘，内装贴膜、含10～20ml生理盐水注射器1副、弯盘。

（3）经查对床号姓名，观察穿刺部位，关闭输液调节器。

（4）揭开输液无菌透明敷料反垫于肝素帽下分离输液导管与头皮针，接10～20ml生理盐水注射器，以脉冲式方法冲洗导管。推至最后1ml时，进行正压封管。具体方法是：将头皮针尖斜面退至肝素帽末端，待生理盐水全部推入后，拔出头皮针，用无菌透明敷料固定肝素帽。

（5）整理患者衣被，做好观察记录。

（四）PICC 维护操作

为保证外周中心静脉导管的正常使用，应保证每天对患者进行消毒维护。

（1）要按六步洗手法进行洗手、戴口罩。

（2）准备用物。治疗盘内装有石油烷、免洗手消毒液、棉签、皮尺、胶布、肝素帽、头皮针连接预冲注射器、弯盘、PICC维护包（包内装有无菌手套2副、75%乙醇、碘伏棉棒各3根、乙醇棉片3块、小纱布1块、10cm×12cm高潮气通透贴膜1张、胶带4条）。

（3）查对床号和姓名，与患者说明导管维护的目的。观察穿刺部位情况，必要时测量臂围。

（4）揭敷料时，要注意由下往上揭，以防带出导管，同时，还要避免直接接触导管。消毒双手，用石油烷擦除胶布痕迹。

（5）戴无菌手套。用消毒棉片消毒固定翼10秒钟。用75%的乙醇棉棒，去除穿刺点直径约1cm以外的胶胨，再用碘伏棉棒，以穿刺点为中心进行皮肤消毒3次，消毒范围应大于无菌透明敷料范围，包括消毒导管。预冲肝素帽，去除原有肝素帽，用75%乙醇棉片，擦拭导管末端。

（6）将注满生理盐水的肝素帽连接导管，用生理盐水，以脉冲式方法进行冲管，当冲至剩1ml液体时，将头皮针拔出，使针尖位于肝素帽内，快速推入，然后拔出头皮针。

（7）更换无菌手套，安装固定翼，随后，将导管呈弧形进行胶带固定接头。用透明敷料固定导管，固定时，要保证贴膜下缘与胶带下缘平齐，第2条胶带以蝶形交叉固定于无菌透明敷料上，第3条胶带压在第2条胶带上，第4条签上姓名与时间后固定于第3条胶带上。用无菌小纱布包裹导管末端，用胶带固定于皮肤，做好维护记录。

三、植入式输液港建立与维护

（一）操作前准备

1. 置管部位的选择　置管部位的选择要综合比较其他发生机械性并发症、导管相关性血流感染的可能性。置管部位会影响发生继发导管相关性血流感染和静脉炎的危险度。置管部位皮肤菌群的密度是造成CRBSI的一个主要危险因素。由经过培训的医生依不同的治疗方式和患者体型来选输液港植入的途径：大静脉植入、大动脉植入、腹腔内植入，输液座放于皮下。输液港导管常用的植入部位主要为颈内静脉与锁骨下静脉。非随机实验证实了颈内静脉置管发生相关性感染的危险率高。研究分析显示，床旁超声定位的锁骨下静脉置管与其他部位相比，可以显著降低机械性并发症。对于成年患者，锁骨下静脉对控制感染来说是首选部位。当然，在选择部位时其他的一些因素也应该考虑。目前临床应用较多的是锁骨下静脉，实际植入的位置要根据患者的个体差异决定。植入位置解剖结构应该能保证注射座稳定，不会受到患者活动的影响，不会产生局部压力升高或受穿衣服的影响，注射座隔膜上方的皮下组织厚度在 0.5~2.0cm 为适宜厚度。

2. 经皮穿刺导管植入点选择　自锁骨中外 1/3 处进入锁骨下静脉，然后进入胸腔内血管。

（二）输液港的选择

由医生依不同的治疗方式和患者体型做出选择。标准型及急救凹形输液港适用于不同体型的成年人及儿童患者。双腔输液港适用于同时输入不兼容的药物。术中连接式导管可于植入时根据需要决定静脉导管长度。

输液港种类有多种选择：①单腔末端开口式导管输液港或单腔三向瓣膜式导管输液港。②小型单腔末端开口式导管输液港或小型单腔式三向瓣膜式导管输液港。③双腔末端开口式导管输液港或双腔三向瓣膜式导管输液港。

输液港附件——无损伤针的选择：①蝶翼针输液套件适用于连续静脉输注。②直形及弯形无损伤针适用于一次性静脉输注。

（三）穿刺输液操作步骤

（1）向患者说明操作过程并做好解释工作。

（2）观察穿刺点和局部皮肤有无红、肿、热、痛等炎性反应，若有应随时更换敷料或暂停使用。

（3）消毒剂及消毒方法。先用乙醇棉球清洁脱脂，向外用螺旋方式涂擦，其半径为 10~12cm，以输液港为圆心，再用碘伏棉球消毒 3 遍。

（4）穿刺输液港。触诊定位穿刺隔，一手找到输液港注射座的位置，拇指与示指、中指呈三角形，将输液港拱起；另一手持无损伤针自三指中心处垂直刺入穿刺隔，直达储液槽基座底部。穿刺时动作要轻柔，感觉有阻力时不可强行进针，以免针尖与注射座底部推磨，形成倒钩。

（5）穿刺成功后，应妥善固定穿刺针，不可任意摆动，防止穿刺针从穿刺隔中脱落。回抽血液判断针头位置无误后即可开始输液。

（6）固定要点。用无菌纱布垫在无损伤针针尾下方，可根据实际情况确定纱布垫的厚度，用无菌透明敷料固定无损伤针，防止发生脱落。注明更换无菌透明敷料的日期和时间。

（7）输液过程中如发现药物外渗，应立即停止输液，并即刻给予相应的医疗处理。

（8）退针，为防止少量血液反流回导管尖端而发生导管堵塞，撤针应轻柔，当注射液剩下最后 0.5ml 时，为维持系统内的正压，以两指固定泵体，边推注边撤出无损伤针，做到正压封管。

（9）采血标本时，用 10ml 以上注射器以无菌生理盐水冲洗，初始抽至少 5ml 血液并弃置，儿童减半，在更换注射器抽出所需的血液量，诸如备好的血标本采集试管中。

（10）连接输液泵设定压力超过 172 368.925Pa 时自动关闭。

（11）以低于插针水平位置换肝素帽。

（12）封管，以加压的形式从圆形注射港的各角度边推注药液边拔针的方法拔出直角弯针针头暂停输注，每月用肝素盐水封管 1 次即可。

（四）维护时间及注意事项

1. 时间　①连续性输液，每 8h 冲洗 1 次。②治疗间歇期，正常情况下每 4 周维护 1 次。③动脉植入、腹腔植入时，每周维护 1 次。

2. 维护注意事项

（1）冲、封导管和静脉注射给药时必须使用 10ml 以上的注射器，防止小注射器的压强过大，损伤导管、瓣膜或导管与注射座连接处。

（2）给药后必须以脉冲方式冲管，防止药液残留注射座。

（3）必须正压封管，防止血液反流进入注射座。

（4）不能用于高压注射泵推注造影剂。

（蒋菊琴）

第三节 静脉输血的程序

一、输血前准备

（1）认真填写输血申请单，抽血送血库做血型鉴定和交叉配血试验。

（2）根据输血医嘱，凭提血单提血，并和血库人员认真做好"三查十对"。核对完毕，在交叉配血试验单上签上核对者姓名。

（3）血液从血库取出后，勿剧烈振荡，以免红细胞大量破坏而引起溶血。库血不可加温，以免血浆蛋白凝固而引起反应。在输血量多时，可在室内放置 15～20min 后再输入。

二、密闭式静脉输血方法与流程（间接输血、直接输血）

（一）间接输血

操作者应仪表端庄、整洁，洗手、戴口罩。

1. 物品准备

（1）配血用物：治疗盘（安尔碘、棉签、一次性注射器、止血带）、输血申请单、普通干燥管、弯盘。

（2）取血用物：治疗盘（包括治疗巾）、病历、提血单。

（3）输血用物：一次性输血器、生理盐水、输血前用药、治疗盘（安尔碘、棉签、止血带）、弯盘、止血钳（视需要而定）、输液卡、静脉穿刺针、无菌透明敷料、输液架。

2. 操作步骤

1）配血

（1）洗手、戴口罩，核对医嘱，准备用物。

（2）按照患者病历或电脑基本信息填写申请单、贴试管。

（3）两名护士至患者床边仔细核对患者姓名、性别、年龄、病案号、科室、床号、血型。核对无误后抽取血标本，抽血完毕，以核对者/执行者形式在申请单背面双签名。

（4）将血标本及申请单送至血库。

2）取血

（1）洗手、戴口罩，核对医嘱，准备用物。

（2）根据医嘱及患者信息填写提血单。

（3）携带治疗盘和病历至血库，与血库人员做好交接查对：①交叉配血报告单，受血者科别、姓名、病案号、血型（包括 Rh 因子）、血液成分、有无凝集反应。②核对血袋标签、献血者姓名、血型（包括 Rh 因子）、血液有效期、血袋号。③检查血袋有无破损遗漏、血袋内血液有无溶血及凝块。核对无误后，在交叉配血报告单反面双签名后领回。

3）输血

（1）洗手、戴口罩，核对医嘱，准备用物。

（2）核对，解释；根据医嘱输血前用药，按周围静脉输液技术进行穿刺，成功后先输入少量生理盐水。

（3）由两名护士至患者床边核对，确定无误后，以手腕旋转动作将血袋内血液轻轻摇匀。

（4）用安尔碘消毒血袋皮管 2 次，将生理盐水更换下来，再次核对。开始速度宜慢、观察局部及全身情况 15min，无不良反应再根据病情调节滴速；告知患者及家属相关注意事项（滴速不可自行调节，如有不适要及时告知医护人员）。

（5）输血结束，先滴入少量生理盐水，再拔针，按压片刻。

（6）协助患者调整至舒适体位，整理床单位，清理用物（血袋及输血器放在专用收集桶内保留24h），将交叉配血报告单夹在病历中。

（二）直接输血术

直接输血术是指在供血者与受血者血型（包括 Rh）及交叉配血试验确认后，将供血者的血液抽出，立即输给患者的技术，常用于婴幼儿、少量输血或无库血而患者急需输血时。

1. 输血准备

（1）向供血者和患者做好解释工作。

（2）洗手、戴口罩，核对医嘱。

（3）准备用物：静脉注射用物 2 盒；治疗盘（内铺无菌巾），4% 枸橼酸钠等渗盐水适量，50mL 注射器及针头数副。

2. 操作步骤

（1）请供血者与患者分别卧于床上，露出一侧手臂。

（2）用 50mL 无菌注射器抽取抗凝血药 5mL 后接套管针排气，抽取供血者血液至 55mL。

（3）直接将血液缓慢推入患者已穿刺好的静脉中。

（4）输血结束后，拔出套管针，用小纱布按压穿刺点片刻，用无菌透明敷料覆盖针眼。

（5）协助患者调整至舒适体位，整理床单位，清理用物。

三、自体血回输的护理配合

（一）输血准备

（1）输用预存的自身血与一般输全血的护理要求相同。

（2）手术中自身血的采集和回输，根据手术的要求，巡回护士提前准备好自体血回收机、负压吸引装置、3 000mL 的静脉用生理盐水、一次性使用贮血滤血装置、肝素或其他抗凝血药等。

（二）操作步骤

（1）检查血液回收机的性能，在 500mL 生理盐水溶液中加入 12 500U 肝素。

（2）打开并安装血液回收的无菌用物，包括血液回收器、贮血器、血袋、盐水袋、抗凝血药、废液袋以及各种管道等，连接好全套吸引装置。

（3）手术开始后，用负压吸引（负压小于 100mmHg（13.3kPa））将血液吸入贮血装置中（抗凝血药由抗凝血药袋的滴管滴入）。当贮血装置的血液达到一定量后，驱动泵自动把血液和静脉用生理盐水按一定的比例注入血液回收器中，对红细胞进行洗涤、过滤、浓缩，经浓缩的红细胞经驱动泵注入血袋备用，洗涤后的液体进入废液袋中按医疗废弃液处理。

（4）将吸出的血液经带过滤网的输血器过滤，即可为患者输入。

（蒋菊琴）

第四节　药物的配伍禁忌

一、静脉药物配制的要求

输液是特殊的注射剂，其特点是使用量大且直接进入血液循环，因此，对浓度、澄明度、pH 值等要求均很严格。一般单糖、盐、高分子化合物溶液输液都比较稳定。静脉配制药物的相容性和稳定性的影响就更为复杂，不仅要考虑药物本身的性质，添加药物的配伍禁忌，还要考虑制剂中的附加剂，它们之间或它们与配伍药物之间可能出现的配伍变化。

静脉配制药物稳定性的影响因素如下：

1. 溶媒组成的改变　当某些含非水溶剂的制剂与输液配伍时，由于溶剂的改变会使药物析出。具有关资料显示，现临床上应用注射用头孢哌酮舒巴坦钠过程中的会出现双硫仑样反应，对12h内有饮酒史者或使用含乙醇成分的药物或食物者，宜暂缓使用。举例如下。

（1）地西泮（安定）注射液含40%丙二醇、10%乙醇，当与5%葡萄糖或0.9%氯化钠或乳酸钠注射液配伍时容易析出沉淀。

（2）间羟胺（阿拉明）加至葡萄糖生理盐水中，一般情况下无变化，但当间羟胺浓度加至200mg/L时，可产生沉淀。

（3）青霉素类用酸性输液葡萄糖注射液稀释，易导致药物稳定性下降。

（4）克林霉素1.2～2.4g仅用100ml输液稀释，浓度超过规定的1～3倍，不但容易发生静脉炎，而且给药速度过快易致心律失常甚至心搏骤停。

2. pH值的改变　pH值对药物稳定性影响极大，是注射的一个重要质控指标，不适当的pH值会加速药物分解或产生沉淀。两药配制，一般两者pH值差距越大，发生配伍变化的可能性也就越大。pH值变化也可以引起颜色的改变。输液本身的pH值范围也是配伍变化的重要因素。各种输液都规定不同的pH值范围，且范围较大。如乳酸环丙沙星pH值在3.5～4.5，在碱性条件下会析出环丙沙星结晶，而头孢拉定溶液pH值为8.0～9.6，两者混合会因pH值产生变化而析出环丙沙星结晶。临床中已知氟喹诺酮类药物与多种碱性药物配伍后，均产生沉淀。因此，建议临床需要先后接瓶滴注时，应更换输液管或在两种药物之间用输液间瓶冲管，以免药物在墨菲滴管内混合而产生沉淀。举例如下。

（1）25%葡萄糖液（pH值为3.2～5.5）与硫喷妥钠（pH值为10.0～11.0）配伍时可产生浑浊。

（2）红霉素在pH值为4以下时效价迅速降低，故与pH值偏低的药液配伍时，其效力则呈逐步下降的趋势。当红霉素与生理盐水或林格液配合时，放置3.5h效价不变。当与pH值为4.5的葡萄糖液配伍时，放置3.5h则减效15%。

3. 缓冲剂　有些药物会在含有缓冲剂的注射液中或具有缓冲能力的弱酸溶液中析出沉淀。如注射用头孢哌酮钠舒巴坦钠与酸制剂、含胺、胺碱制剂配伍会发生沉淀。

4. 离子作用　离子能加速药物的水解反应。通常阳离子药物和阴离子药物配伍时较易发生变化，如氨茶碱、氯丙嗪、四环素等阳离子型药物与碱性较强或具有较大缓冲容量的弱碱性溶液配伍时，可发生沉淀或结晶。而阴、阳离子型药物与非离子型药物（葡萄糖液、右旋糖酐等）配伍时，很少发生变化。

5. 直接反应　药物可直接与输液中的一种成分反应。一般在2种药物混合时产生新的化学物，如氯化钙注射液与碳酸氢钠注射液混合后，可生成难溶性碳酸钙沉淀。

6. 盐析作用　主要指胶体溶液的药物（两性霉素B）中不宜加入盐类药物，否则会发生沉淀。通常可用葡萄糖溶液稀释后静滴。

7. 配制量　配制量的多少影响到浓度，药物在一定的浓度下才出现沉淀。

8. 混合顺序　药物制剂配伍时的混合次序极为重要，可用改变混合顺序的方法来克服有些药物配伍时产生沉淀的现象。输液中同时加入两种药物如氨茶碱与四环素，采取先加入氨茶碱，经摇匀后再加入四环素时，可避免因pH值大幅度改变所发生的沉淀。

9. 反应时间　许多的药物在溶液中反应很慢，个别注射液混合几小时才出现沉淀，故在短时间内使用是完全可以的。注射用头孢哌酮钠舒巴坦钠安太乐、普鲁卡因胺、氨茶碱、丙氯拉嗪、细胞色素C、喷他佐辛（镇痛新）、抑肽酶混合后6h发生外观变化。但也有例外的，已知临床在使用的奥美拉唑钠在室温下必须现配现用，否则溶解后药物会出现红色的改变。

10. 氧气的影响　药物制备输液时，需排除O_2，防止药物被氧化。

11. 光敏感性　药物对光敏感，如注射用水溶性维生素（V佳林、水乐维他）、依诺沙星注射液（诺佳、依诺沙星）、硫辛酸注射液、注射用顺铂、盐酸吡柔比星、两性霉素B等药物。如硫辛酸不能与葡萄糖溶液、林格溶液及所有可能与硫基或二硫键起反应的溶液配伍使用。由于其活性成分对光敏感，应在使用前将安瓿从盒内取出，配好的输液需要避光，6h 内可保持稳定。

12. 成分的纯度　制剂在配伍时发生的异常现象，并不是由于成分本身而是由于成分的纯度不够而引起的。

二、产生配伍禁忌的一般规律

药物相互配伍应用，因受许多因素的影响，会产生物理或化学的配伍禁忌，情况是复杂多样的，但一般说来也有其大体的规律。

（1）静脉注射的非解离性药物常见的是一些糖类，主要是单糖，如葡萄糖等，这些药物很少产生配伍禁忌，但应注意其溶液的 pH 值。

（2）无机离子中的 Ca^{2+} 和 Mg^{2+}，常常会形成难溶性物质而沉淀。阴离子不能与生物碱配伍。已知临床中使用的头孢曲松钠与含钙盐会生成颗粒状的沉淀物。

（3）阴离子型的有机化合物：如芳香有机酸、巴比妥酸类、青霉素类的盐等，这些有机化合物的游离酸溶解度均比较小，与 pH 值较低的溶液或具有较大缓冲容量的弱酸性溶液配合时会产生沉淀。

（4）阳离子型的有机化合物：如生物碱类、拟肾上腺素类、盐基性抗组胺药类、盐基性抗生素类、局部麻醉药等，其游离盐基大都溶解度较小，如与高 pH 值溶液或具有大缓冲容量的弱碱性溶液配伍时可能产生沉淀。

（5）阴离子型有机化合物与阳离子型有机化合物的溶液配合时，也可能出现沉淀。

（6）两种高分子化合物可能形成不溶性化合物，常见的如两种电荷相反的大分子物质相遇时会产生沉淀。高分子化合物如抗生素类、水解蛋白、胰岛素、肝素等。

（7）使用某些抗生素时要注意溶液的 pH 值：如青霉素类、红霉素等，溶液 pH 值应与这些抗生素的稳定 pH 值相近，差距越大，分解失效越快。

（8）不要忽略换药时输液管中的配伍禁忌，已知临床使用中奥硝唑注射剂与头孢菌素类注射液前后接瓶滴注，发生颜色变化。如临床中序贯配伍用时须在两种药物溶液转接过程中，接用一定量的隔离液或生理盐水，将输液器中原药液冲洗干净后，方能进行更换。

三、避免配伍禁忌发生的方法

药物配伍是在药剂制造或临床用药的过程中，将 2 种或 2 种以上药物混合在一起，在配伍时发生不利于质量或治疗的变化则称配伍禁忌。

（1）避免药理性配伍禁忌，除药理作用互相对抗的药物，如：中枢兴奋药与中枢抑制药、升压药与降压药、泻药与止泻药、止血药与抗凝血药、扩瞳药与缩瞳药等一般不宜配伍外，还需要注意遇到的一些药理性配伍禁忌。例如：吗啡与阿托品联合使用时会消除吗啡对呼吸中枢的抑制作用，使药效降低。

（2）避免理化性配伍禁忌，须注意酸碱性药物的配伍问题。已知临床中使用依诺沙星（诺佳）后接瓶滴注丹参酮Ⅱ、磺酸钠（诺新康），输液器的墨菲滴管有较多的砖红色沉淀析出，患者前臂注射部位周围出现皮疹，停止输液约 15min，皮疹渐消退。丹参酮与不少的氟喹诺酮类的药物存在有配伍禁忌，提示在临床用药过程中，当需要丹参针剂与喹诺酮类药物治疗时，应使用不同输液器，避免直接配伍使用。阿司匹林与碱类药物配成散剂，在潮湿时易引起分解；生物碱盐（如盐酸吗啡）溶液，遇碱性药物可使生物碱析出；维生素 C 溶液与苯巴比妥钠配伍，能使苯巴比妥析出，同时维生素 C 部分分解；在混合静脉滴注的配伍禁忌上，主要也是酸碱的配伍问题，四环素族（盐酸盐）与青霉素钠（钾）配伍，可使后者分解，生成青霉素酸析出；青霉素与普鲁卡因、异丙嗪、氯丙嗪等配伍，可产生沉淀等。

（蒋菊琴）

第五节　静脉药物配制中心的质量控制

一、环境的质量控制

PIVAS 的空气净化采用层流净化，各区域分别达到十万级、万级、百级。配置中心的核心部分是洁净度达万级的配置室，每个配置室放置超净台，每个超净台开启后，操作区域的洁净度达百级。其中，放置带有活性炭过滤的生物安全柜的配置室用于配制抗生素和抗肿瘤药物；配置室为水平层流操作台，用于配制营养药物。

为了保证静脉药物配制质量，静脉药物配置中心要远离各种污染源。周围的地面、路面、植物等不应对配制过程造成污染。洁净区采风口设在无污染的相对高处。有防止昆虫和其他动物进入的有效设施。PIVAS 的环境管理要求如下。

（1）私人衣物和物品不得带入洁净室。

（2）食物与饮料不得带入洁净区或存放在洁净区的冰箱。

（3）药品和配好的输液需及时转移至指定的储存区。

（4）工作人员工作前和每天工作结束后，清洁和整理工作台及工作架，保持工作台整洁。

（5）在工作区域内应严禁存放可能导致溢漏或破碎的危险物，对于有毒废物或被污染的设备在收集时要同一般废弃物严格地区分开来。

（6）输液注射剂及其他药品的外包装必须在无菌配置区外的缓冲间拆开，以免微粒散落造成污染。

二、配制过程的质量控制

不正确地配制无菌制剂会对患者造成伤害，因此无菌和配制准确是配制质量控制的关键因素。要求做到以下几点。

1）制订质量管理制度以及配制操作规程。

2）操作人员应及时填写操作规程所规定的各项记录，填写字迹清晰、内容真实、数据完整。更改时，更改人要在更改处签字，更改部分要清晰易于辨认。

3）洁净区的质量管理

（1）定期检查设施与设备是否处于正常状态，温度湿度等是否符合要求，并有检查记录。

（2）定期检测洁净区内空气中的尘粒数、菌落数并有记录。

（3）严格控制进入洁净区操作人员的数目，以保证洁净区内的清洁度。

4）药品和器具的管理

（1）药品应分类按批号、有效期摆放；需冷藏的药品按要求冷藏放置；药品按有效期采取近期先用原则。

（2）配制过程使用的注射器等器具要符合静脉用药要求。

（3）静脉药物配制所用的药品应符合静脉注射要求，不符合静脉注射规格的药品不得参与配制。

（4）注射剂液体出现沉淀、浑浊、变色、分层、有异物的不得使用。

（5）药品有破损、泄漏、无标签或标签不清的不得使用。

（6）定期检查药品有效期，有效期前使用不完的药要及时退库；超过有效期的药品不得使用，应退库销毁并记录。

5）配制过程的质量管理

（1）临床药师应仔细审查处方，对有疑问的处方，应进行查核确定；有配伍禁忌的、超剂量的处方，应与处方医师联系，更正后方可进行配制。

（2）静脉药物的配制应严格遵守相应的操作规程。

（3）在配制过程中，应防止药液喷溅、渗漏而引发交叉污染。

（4）对操作台面摆放的多份药品要有有效的阻隔措施，防止药品混淆。

（5）严格按照药品说明书进行配制，如有疑问，报主管领导或上级技术人员协助解决。

（6）配制过程中出现异常的应立即停止配制，待查明原因后再配制。如不能马上查明原因的，应及时建议医师修改处方，改为各药分别配制。

（7）肠外营养液等多种药物混合的静脉药物要严格按规定的加药顺序进行配制，不得随意改变。

（8）需避光的药品必须加避光罩。

（9）发生配制错误的输液不得使用，必须纠正或重新配制。

（10）配制好的输液成品经质量检查人员检查合格并签字后方可放行。配制好的输液成品如有异物、出现沉淀、变色等异常现象者不得使用。

（11）配制好的输液成品应立即进行包装，并用经消毒的专用封闭式输送车，专人运送到护士站，由主班护士签字验收。

（12）各种原因退回的未使用的已配制好的药品，应销毁，不得再使用。

（13）静脉药物配置中心所配制药物出现热原反应者经查明原因，若属于该批药品的问题，应停止使用该批药品并上报主管部门。

（14）定期抽检，进行热原检查、药物含量测定等，确保所配制药品的质量。

（15）经常与临床联系，改进不合理处方，不断提高用药质量，并有记录。

（蒋菊琴）

第六节　无菌配制技术

一、无菌技术的概念及其意义

无菌技术是指根据生产或操作要求所采取的一系列控制微生物污染的方法或措施，如空气的生物净化技术、灭菌技术等。无菌技术是一个完整的、系统的操作体系，包括无菌环境设施，无菌设备器材及人员的无菌操作等。值得强调的是，整个操作体系的任何一个环节都不能受到微生物的污染。

静脉药物配制的药品将通过静脉给药的方式进入人体内，因此，必须保证药品配制过程中的每一个环节都不会受到微生物的污染，从而为配制药品的安全应用提供保证。

二、无菌配制技术要求

（一）环境要求

静脉药物配制房间的装修材料应具有表面光洁、不反光、易清洁、易消毒、不起尘、经久耐用等特点。房间要求密封性良好，无卫生死角，空气要进行生物净化，较大面积无菌操作区域内空气的洁净度应为万级，在静脉药物配制的核心区域（如无菌操作区内的超静工作台）的空气洁净度应达到百级。需建立两套独立的给排风系统，排风口要远离其他采风口，排风口应经处理达标后方可排入大气。

配制中心内需将抗生素类药物、细胞毒性药物（包括抗肿瘤药物等）和肠外营养液药物及普通药物的配制分开。抗生素类药物和细胞毒性药物（包括抗肿瘤药物等）的配制需要在生物安全柜中进行。肠外营养药物和其他药物的配制需要在层流净化台中进行。

（二）配制器械的无菌要求

静脉药物配制器械要能够耐受高温蒸汽灭菌或化学气体的灭菌，达到无菌程度。

（三）操作人员的要求

操作人员要经过无菌技术培训，并要求工作期间做到以下几点。

（1）身体健康且不得佩戴任何饰物。

（2）保持双手卫生，并进行消毒洗手。

（3）更换无菌服、无菌袜套及工作帽，戴无菌口罩及无菌乳胶手套。

三、无菌技术操作流程

（一）药物配置场地的消毒

药物配制场地一般可分为两部分：非无菌操作区（控制区）和无菌操作区（洁净区）。应有两套清洁用具分别用于清洗控制区和洁净区，这两套清洁用具使用后应分别用2%消佳净（现配现用）进行消毒。

1. 控制区的要求　根据药品自身堆放的要求置于相应的药架上，并定期清洗药架，注意控制区房间的温度、相对湿度、光线和卫生状况等，防止药品发生霉变、氧化。

2. 洁净区的要求　洁净区的清洁消毒分每天清洗、每周清洗和每月清洗。

（1）每天清洗：①整理超净工作台台面。②用75%乙醇擦洗超净台风机，照明灯开关的按键，超净台工作区的顶部，然后从上到下清洁台面的两壁，最后清洁工作台面。③用75%乙醇擦洗和消毒所有不锈钢设备及货架、对讲机、座椅和门等。④用75%乙醇擦洗和消毒垃圾桶，包括里面和外面，然后套上垃圾袋。⑤用75%乙醇擦洗和消毒传递窗的顶部、两把手、台面。⑥用2%消佳净（现配现用）擦洗地面，不留死角。⑦用2%消佳净（现配现用）清洁消毒一更、二更的橱柜。

（2）每周清洗：①完成日清洗的内容。②检查所有设备的不锈钢表面是否有锈迹，如有则用百洁布擦去。③每周总消毒一次，添加一次性医用耗材等。④每周清洗室内出风口滤网。

（3）每月清洗：①各仪器设备的高处除尘。②用2%消佳净（现配现用）擦洗墙面、天花板和玻璃等。

（二）空气生物净化过滤网的更换

根据空气检测的结果定期专人更换。

（三）人员的无菌操作

1. 进入控制区　配制中心工作人员首先在更衣室内换上工作衣和工作鞋、戴上工作帽后方可进入控制区。工作帽必须盖住所有头发。来访者和维修人员进入控制区前，需得到配制中心负责人的同意并按要求更换衣、帽、鞋方可进入。

2. 进入洁净区　进入洁净区的任何人，都应遵从相关的更衣程序进入。来访者或维修人员进入前，必须得到配制中心负责人的同意。用于维修的工具在带入之前先用乙醇消毒。非授权人员不得进入洁净区域。

（1）进入洁净区规程：①一更：首先在更衣室内换上工作衣和工作鞋，去除手及手腕上的所有饰物；使用消毒肥皂对双手和手臂进行消毒，搓揉30s，用水冲洗90s后将手吹干。②二更：穿好经灭菌的洁净鞋套；穿上选好的连体无尘无菌服，保证衣服不要接触地板，工作帽必须整齐，尽量减少毛发、裸露皮肤的暴露。戴上一次性口罩；跨过长凳，选择一次性手套并戴上，并用乙醇消毒手套。在配药过程中应经常用乙醇消毒并保持手套湿润，以减少微粒的产生。

（2）出洁净区规程：①临时外出：脱下洁净鞋套，脱下连体服，并挂在挂钩上，出洁净区；将一次性手套、工作帽和口罩丢入更衣室外的污物桶内；重新进入洁净区必须按照相关的更衣程序进入洁净区域。②工作结束：将脱下的连体服放入更衣室内指定的运送箱里送去清洗；将一次性手套、工作帽和口罩丢入更衣室外的污物桶内；洁净鞋应每天在指定的水槽内清洗、消毒。

（四）药品的无菌配制

操作人员在控制区将要进行配制的药品放进经过75%乙醇擦洗过的药篮中，从控制区放入传递窗内，经过紫外线消毒30min后，由在洁净区内的操作人员取出，进行配制。配制完毕后，操作人员将已完成的配制药物和包装放入药篮，从洁净区放入传递窗内，由控制区的操作人员取出。

四、静脉药物的无菌配制操作规程

1）从排药者处接收已排好的静脉输液药品。

2）核对标签内容与篮子内的药品是否相符。

3）用70%乙醇消毒输液袋的加药口后放置在层流工作台的中央区域。

4）撕开一次性注射器的外包装，旋紧针头连接注射器，确保针尖斜面与注射器刻度处于同一方向。将注射器垂直放在层流工作台的内侧。

5）从安瓿中抽吸药液，加入输液袋中

（1）用70%乙醇消毒安瓿瓶颈，对着层流台侧壁打开安瓿，不要对着高效过滤器打开，以防药液溅到过滤器上，将打开后的安瓿放在注射器的同一区域，距离5cm。

（2）注射器针尖斜面朝上，靠在安瓿颈口，拉动针栓，抽吸药液。将药液通过加药口注入输液袋中，摇匀；整个过程应注意保持处于"开放窗口"（指操作用的洁净操作台处于工作状态，并符合洁净度要求）。

注意：如只抽吸部分药液，则必须有标识注明。

6）溶解西林瓶中的药物，加入输液袋中

（1）用70%乙醇消毒西林瓶口，放在注射器的同一区域，距离5cm。

（2）注射器抽吸适量相应溶解注射液，针尖斜面朝上，挤压西林瓶口的胶塞，再将针筒竖直，穿刺胶塞，注入药液，振荡直至完全溶解。

（3）抽吸药液，将药液通过加药口注入输液袋中，摇匀。整个过程应注意保持处于"开放窗口"。

7）将配制好的输液袋，空西林瓶、安瓿放入篮子内（注意避免扎破输液袋），在输液袋签字确认。

8）所有细胞毒性药物配制操作均应在生物安全柜中进行，非细胞毒药物一般在水平层流工作台上进行，并严格按照无菌操作技术操作，保持处于"开放窗口"。

9）通过传递窗将已配制好的输液袋送出，经核对药师核对。

（蒋菊琴）

第七节　全肠外营养液（TPN）配制操作规程

全肠外营养制剂（TPN）是将机体所需的营养素按一定的比例和速度以静脉滴注方式直接输入体内的注射剂，它能供给患者足够的能量，合成人体或修复组织所必需的氨基酸、脂肪酸、维生素、电解质和微量元素，使患者在不能进食或高代谢的情况下，仍可维持良好的营养状况，增进自身免疫能力，促进伤口愈合，帮助机体渡过危险的病程。同时它又是微生物的良好营养剂，其混合配制需按一定的规程，并严格遵循无菌操作的要求。如在一般环境中配制全静脉营养液则极易遭到污染，输入人体后将引起感染，后果严重。因此，TPN的配制要遵守以下的操作规程。

（1）配制全营养液必须在合格的层流工作台进行。

（2）从排药者处接收已排好的静脉输液药品，核对标签内容与篮子内的药品是否相符。

（3）检查一次性静脉营养输液袋包装是否密封完整和有效期，合格才能使用。

（4）首先将不含磷酸盐的电解质和微量元素加入到复方氨基酸中，充分混匀，以避免局部浓度过高。

（5）将磷酸盐加入到葡萄糖溶液中，并充分振荡混匀。

（6）关闭静脉营养输液袋的所有输液管夹，然后分别将输液管连接到葡萄糖溶液和氨基酸溶液中，倒转这两种输液容器，悬挂在水平层流工作台的挂杆上，打开两根输液管夹，待葡萄糖和氨基酸溶液全部流入到静脉营养输液袋后，关闭输液管夹。

（7）翻转静脉营养输液袋，使这两种溶液充分混匀。

（8）将水溶性的维生素溶解到脂溶性的维生素中，充分混匀后加入到脂肪乳中混匀。

（9）连接第三根输液管到含有维生素的脂肪乳液中，打开输液营养管夹，使脂肪乳全部流入到静脉营养输液袋后，关闭输液管夹。

（10）轻轻摇动静脉营养袋，使内容物充分溶解后，将静脉营养输液袋口朝上竖起，打开其中一路输液管夹，待袋子中多余的空气排出后关闭输液管夹。

（11）用密封管夹关闭静脉营养输液袋口，拆开输液管，用备用的塑料帽关闭静脉营养输液袋袋口。

（12）挤压静脉营养输液袋，观察是否有液体渗出，如有则丢弃。

（13）所有这些操作均应在水平层流工作台上进行，并严格按照无菌技术操作，保持处于"开放窗口"。

（14）将标签贴在静脉营养输液袋上，签名认可后，送出成品间，由药师检查核对。

（15）药师应仔细检查有无发黄、变色、出现浑浊、沉淀、剂量不符等现象出现，如有则须丢弃。核对结束后，将静脉营养输液袋装入避光袋中交给病区，如不马上使用，则应放入冰箱中冷藏保存。

（蒋菊琴）

第八节　化疗药物的安全配制操作规程

化学治疗药物主要包括抗微生物、寄生虫药物和抗恶性肿瘤药物。在普通环境中配制化疗药物，不但不能保证无菌操作，更为严重的是，在配制过程中药物的任何微小散出都将给环境和医护人员的身体造成危害，包括细菌耐药突变与致癌因素污染。因此，化学治疗药物的配制对于人员、环境、设备、工作程序和废弃物的处理等方面都有着特殊要求。

一、化疗药物配制区域及设备准备

（一）化疗药物配制区域和进入人员的要求

（1）只允许授权的工作人员进入，并在区域的入口应有醒目的标记说明只有授权人员才能进入。

（2）尽量避免频繁的物流及人员的进出。

（3）区域内应有适当的警告标签来提醒操作细胞毒药物时应该注意的防护措施。

（4）禁止在药物配制区域进食、喝水、抽烟、嚼口香糖、化妆和储存物品。

（5）区域内张贴化疗药物接触皮肤或眼睛后的处理流程。

（6）在药物配制区域设有水池，并配备冲洗眼睛的喷头，随时准备一些包括生理盐水在内的溶液以备紧急冲洗眼睛用。

（7）所有危险药物的配制都应在生物安全柜中进行。

（8）在配制细胞毒药物时应使用无菌操作。

（二）生物安全柜的准备

（1）所有的细胞毒药物配制工作均应在生物安全柜中完成。在开始配制前先用无菌纱布擦拭安全柜的台面和四壁，用过的纱布与其他生物危害性废物一起处理。将一张一面吸水一面防水的垫布置于安全柜内的工作台面上，该垫在遭溅洒污染或配制工作完成后立即抛弃。

（2）在配制药物前应准备好所有的配制及用药时需要的药品和器材，这样可减少对柜内气流的影响，从而减少对人员的污染。

（3）带有活性炭过滤器的生物安全柜用于配制肿瘤药物。

（三）器材准备

1. 针筒和溶解器

（1）严格固定针筒上可活动部件，防止针栓等与针筒分离。

（2）针筒中的液体不能超过针筒长度的3/4，防止针栓从针筒中滑落。

（3）在配制细胞毒药物过程中使用的针筒和针头应避免挤压、敲打、滑落，在丢弃针筒时无需将针头套上，应立即丢入防刺容器中再处置，以防药物液滴的产生及针刺伤。

（4）应将污染的器材丢置在放于生物安全柜内的一次性防刺容器中。

2. 个人防护器材　包括：一件长袖、有弹性袖口、无絮状物、前面无透过性的工作服；一副无粉末的乳胶手套，工作服的袖口卷入手套之中；呼吸系统、眼睛、面部的保护器材。

严格执行操作规程，在细胞毒药物配制前做好准备工作：首先药剂师应穿上长袖且弹性收口的反背保护衣，戴无粉末的一次性乳胶手套两副，一副戴于反背衣收口下面，另一副戴于收口上面，保证没有手背或腕部皮肤暴露在外。当外手套遭到污染时应立即更换。若手套被刺破或有大片污染时，则内外两副手套均应更换。手术用口罩和帽子可选择使用，但其对于配制细胞毒药物时产生的粉雾并没有保护作用。

（四）生物安全柜的清洁

（1）已受污染的物品都必须放置在位于生物安全柜内的防漏防刺的容器内。

（2）个人防护器材脱卸后放置在位于准备区域的防漏防刺的容器内，操作人员不得将个人防护器材穿戴出准备区域。

二、化疗药物溅洒（溢出）和废弃物的处理

（一）化疗药物溅洒（溢出）的处理

在化疗药物的配制过程中，所有物品均应小心轻放，有序处理，尽量避免溅洒或溢出的发生。当发生化疗药物溅洒（溢出）时要及时处理。

1. 处理原则　如下所述：

（1）在细胞毒药剂制备和储存的地区应具有处理溢出的工具。员工必须熟悉他们的使用方法及程序。

（2）在细胞毒药剂的制备中，可用无菌的塑料包裹有吸收能力的薄布片或有吸收力的麻料来吸收少量的溢出物。

（3）清除溢出物的人员必须穿戴好防护服、双层手套和眼罩。当处理量大时要戴呼吸器。

（4）少量药剂溢出，可用有吸收力强的拖把来清除。较严重的溢出可由吸收力强的垫子或有吸收力的微粒来清除。污染的区域最后用强碱来清洗。

（5）所有被溢出物污染的物料和废弃物必须废弃并按照相关部分列出的处理方法来处理。

（6）被溅出的药剂污染的人员必须脱去被污染的衣服，受到污染的部位必须用肥皂清洗或用清水冲刷。若有针刺伤应按原则处理。

2. 具体操作处理程序　如下所述：

1）少量溢出的处理：少量溢出是指在安全生物柜以外体积小于等于5ml或剂量小于等于5mg的溢出。当发生小量溢出时，首先正确评估暴露在有溢出物环境中的每一个人。如果有人的皮肤或衣服直接接触到药物，必须立即用肥皂和清水清洗被污染的皮肤。处理小量药物溢出的操作程序如下。

（1）穿好工作服，戴上两副无粉末的乳胶手套，戴上面罩。

（2）如果溢出药物会产生气化，则需要戴上呼吸器。

（3）液体应用吸收性的织物布块吸干并擦去，固体应用湿的吸收性的织物布块吸干并擦去。

（4）用小铲子将玻璃碎片拾起并放入防刺的容器中。

（5）防刺容器、擦布、吸收垫子和其他被污染的物品都应丢置于专门放置细胞毒药物的垃圾袋中。

（6）药物溢出的地方应用清洁剂反复清洗3遍，再用清水洗干净。

（7）需反复使用的物品应当由受训人员在穿戴好个人防护用品的条件下用清洁剂清洗2遍，再用清水清洗。

（8）放有细胞毒药物污染物的垃圾袋应封口，再放入另一个放置细胞毒废物的垃圾袋中。所有参加清除溢出物员工的防护工作服应丢置在外面的垃圾袋中。

（9）外面的垃圾袋也应封口并放置于细胞毒废物专用一次性防刺容器中。

（10）记录以下信息：药物名称、大概的溢出量、溢出如何发生、处理溢出的过程、暴露于溢出环境中的员工、患者及其他人员的姓名。

（11）通知相关人员注意药物溢出。

2）大量溢出的处理：大量溢出是指在安全生物柜以外体积大于 5ml 或剂量大于 5mg 的溢出。如果有人的皮肤或衣服直接接触到药物，其必须立即脱去被污染的衣服并用肥皂和清水清洗被污染的皮肤。溢出地点应被隔离出来，应有明确的标记提醒该处有药物溢出。大量细胞毒药物的溢出必须由受训人员清除，处理程序如下。

（1）必须穿戴好个人防护用品，包括里层的乳胶手套、鞋套、外层操作手套、眼罩或者防溅眼镜。

（2）如果是可能产生气雾或汽化的细胞毒药物溢出，必须配戴防护面罩。

（3）轻轻将吸附性强的吸收药物织物布块或防止药物扩散的垫子覆盖在溢出的液体药物之上。

（4）轻轻将湿的吸收性垫子或湿毛巾覆盖在粉状药物之上，防止药物进入空气中去，然后用湿垫子或毛巾将药物除去。

（5）将所有的被污染的物品放入溢出包中备有的密封的细胞毒废物垃圾袋中。

（6）当药物完全被除去以后，被污染的地方必须先用清水冲洗，再用清洁剂清洗 3 遍，清洗范围应从小到大进行。

（7）清洁剂必须彻底用清水冲洗干净。

（8）所有用于清洁药物的物品必须放置在一次性密封的细胞毒废物垃圾袋中。

（9）放有细胞毒药物污染物的垃圾袋应有封口，再放入另一个放置细胞毒废物的垃圾袋中。所有参加清除溢出物员工的个人防护用品应丢置在外面的垃圾袋中。

（10）外面的垃圾袋也应有封口并放置于细胞毒废物专用一次性防刺容器中。

（11）记录以下信息：药物名称，大概的溢出量；溢出如何发生；处理溢出的过程；暴露于溢出环境中的员工、患者及其他人员的姓名。

（12）通知相关人员注意药物溢出。

3）生物安全柜内溢出：在生物安全柜内体积小于 150ml 的溢出的清除过程同小量和大量的溢出。在生物安全柜内的药物溢出大于等于 150ml 时，在清除掉溢出药物和清洗完药物溢出的地方后，应该对整个安全柜的内面进行另外的清洁。处理过程如下。

（1）使用工作手套将任何碎玻璃放入位于安全柜内的防刺容器中。

（2）安全柜的内表面，包括各种凹槽之内，都必须用清洁剂彻底地清洗。

（3）当溢出的药物不在一个小范围或凹槽中时，需用特殊 pH 的肥皂来清除不锈钢上的溢出物。

（4）如果溢出药物污染了高效微粒气体过滤器，则整个安全柜都要封在塑料袋中直到高效微粒气体过滤器被更换。

（二）废弃物品的处理

（1）所有尖的废弃物应放在防穿孔的容器中。

（2）所有细胞毒废弃物必须放在合格的袋中并封口，保证不发生泄漏。所有细胞毒废弃物的容器必须标识，以表示细胞毒废弃物的存在。

附：溢出包

在所有细胞毒药物准备、配发、使用、运输和丢置的地方都应准备有溢出包。包中的物件应有：1 件由无渗透性纤维织成的有袖的工作服；1 双鞋套；2 双乳胶手套；1 双备用乳胶手套；1 副化学防溅眼镜；1 个再呼吸面罩；1 个一次性灰尘盘（收集碎玻璃）；1 个塑料小笤帚（将碎玻璃或其他物质扫入盘中）；2 块塑料背面的吸收手巾；250ml 和 1ml 的 Spill – control pillow；2 块一次性海绵（一块擦除溢出液体，一块擦洗溢出物祛除后的地板等），1 个装尖锐物的容器；2 个大、厚的一次性垃圾袋。

（蒋菊琴）

第二章

静脉输液及注射技术操作并发症的预防及处理

第一节　周围静脉输液法操作并发症的预防及处理

周围静脉输液法是将一定量的无菌溶液或药液经周围静脉输入体内的方法。可能发生的并发症包括发热反应、急性肺水肿、静脉炎、空气栓塞、血栓栓塞等。

一、发热反应

（一）临床表现

输液过程中出现发冷、寒战和发热。

1. 轻者　体温38℃左右，伴头痛、恶心、呕吐、心悸，停止输液数小时后多可自行缓解。
2. 重者　高热、呼吸困难、烦躁不安、血压下降、抽搐、昏迷，甚至危及生命。

（二）预防措施

（1）严格执行查对制度：液体使用前仔细检查，查看瓶签是否清晰、液体是否过期、瓶盖有无松动及缺损，瓶身瓶底及瓶签处有无裂纹。检查药液有无变色、沉淀、杂质及透明度的改变。输液器使用前查看包装袋有无破损；禁止使用不合格的输液器具。

（2）严格遵守无菌技术操作原则：安瓿锯痕后需用酒精棉签消毒一次方可折断，以达到消毒的目的；瓶塞、皮肤穿刺部位规范彻底消毒；重复穿刺要更换针头。

（3）严格执行消毒隔离制度：采用一次性注射器加药，严格执行一药一具，不得重复使用。

（4）加药时斜角进针，以减少胶塞碎屑和其他杂质落入瓶中的机会；加药时避免使用大针头及多次刺穿瓶塞。

（5）两种以上药物配伍时，注意配伍禁忌，配制后观察药液是否变色、沉淀、混浊。配制粉剂药品时充分摇匀，药物完全溶解后方可使用；药液配制好后检查无可见微粒方可加入液体中。液体现用现配。

（6）配液、输液时保持治疗室、病房的环境清洁，减少探陪人员，避免灰尘飞扬。

（三）处理措施

（1）评估发热程度，给予心理安慰。
（2）发热反应轻者，减慢输液速度，发冷、寒战者给予保暖。
（3）高热者立即减慢或停止输液，予物理降温，观察生命体征，并按医嘱给予抗过敏药物及激素治疗。
（4）发热反应严重者即刻停止输液，遵医嘱予对症处理，并保留输液器具和溶液进行检查。如需继续输液，更换液体及输液器、针头并重新选择注射部生进行穿刺。

二、急性肺水肿

（一）临床表现

（1）输液过程中患者突然出现胸闷、气促、呼吸困难、咳嗽、咳泡沫样痰或咳粉红色泡沫样痰。

（2）严重者稀痰液可从口鼻涌出，听诊肺部布满湿性啰音，心率变快伴心律不齐。

（二）预防措施

（1）输液过程中，注意控制输液速度，尤其是老年人、小儿、心脏病患者速度不宜过快，液量不宜过多。

（2）输液过程中加强巡视，避免因体位或肢体改变而使输液速度加快。

（三）处理措施

（1）立即减慢或停止输液，并立即通知医生，进行紧急处理。

（2）病情允许的情况下协助患者取端坐位，两腿下垂，以减少下肢静脉回心血量，从而减轻心脏负荷。

（3）高浓度给氧（6~8L/min），湿化瓶中加入30%~50%乙醇溶液，以减低肺泡内泡沫表面张力，从而改善肺部气体交换，缓解缺氧症状。

（4）遵医嘱给予强心剂、利尿剂、扩血管药、镇静剂、平喘药。

（5）必要时四肢轮流扎止血带或血压计袖带，以减少静脉回心血量。

三、静脉炎

（一）临床表现

（1）沿静脉走向出现条索状红线，局部组织发红、肿胀、灼热、疼痛，常伴有畏寒、发热等全身症状。

（2）发病后可因炎性渗出、充血水肿、管腔变窄而致静脉回流不畅，甚至阻塞。

（二）预防措施

（1）严格遵守无菌技术操作原则，严防输液微粒进入血管。穿刺部位严格消毒，保持针头无菌。

（2）正确选择输液工具；对需长期静脉输液者有计划地更换输液部位。避免同一部位反复穿刺。妥善固定防止针头摆动对静脉的损伤而诱发静脉炎。

（3）尽量避免下肢静脉输液，因其内有静脉窦可致血流缓慢而易产生血栓和炎症；如不可避免选择下肢静脉输液时，抬高下肢20°~30°，以加快血液回流。瘫痪肢体、手术肢体不宜行静脉输液。

（4）输入对血管壁刺激性强的药物时，尽量选用大血管；药物充分稀释并严格控制其输注的浓度和速度。

（5）严格掌握药物配伍禁忌，联合用药时每瓶药液中不宜超过2~3种药物。

（6）使用外周静脉留置针期间，加强对穿刺部位的理疗和护理，如输液时持续热敷穿刺肢体。静脉留置针留置时间在72h以内。

（7）建议使用一次性精密输液器；连续输液者，每24h更换1次输液器。

（三）处理措施

（1）停止患肢静脉输液并抬高患肢、制动。

（2）根据情况进行局部处理：①局部热敷。②50%硫酸镁溶液行湿热敷。③中药如意金黄散外敷。④云南白药外敷。⑤超短波理疗。⑥如并发全身感染，遵医嘱应用抗菌药物治疗。

四、空气栓塞

（一）临床表现

（1）患者突感异常胸闷不适，胸骨后疼痛，眩晕，血压下降，随即呼吸困难，严重发绀伴濒死感。

（2）听诊心前区有持续、响亮的"水泡声"样杂音，重者因严重缺氧而立即死亡。

（二）预防措施

（1）输液前仔细检查输液器的质量及连接是否紧密，有无松脱。

（2）穿刺前排尽输液管及针头内空气。

（3）输液过程中加强巡视并及时更换或添加药液，输液完成后及时拔针。

（4）加压输液时，专人守护。

（三）处理措施

（1）发生空气栓塞时，立即置患者于左侧卧位和头低足高位，以利于气体浮向右心室尖部，避免阻塞肺动脉入口；随着心脏的跳动，空气被混成泡沫，分次小量进入肺动脉内以免发生阻塞。

（2）立即给予高流量氧气吸入，提高患者的血氧浓度，纠正缺氧状态；同对严密观察患者病情变化，如有异常及时对症处理。

（3）有条件者可通过中心静脉导管抽出空气。

五、微粒污染

（一）临床表现

不溶性微粒的大小、形状、化学性质，以及堵塞人体血管的部位、血运阻断的程度和人体对微粒的反应等不同，患者的表现不同。

（1）大于毛细血管直径的微粒可直接阻塞毛细血管，引起局部供血不足，组织缺血、坏死。

（2）红细胞聚集在微粒上，形成血栓，可引起血管栓塞和静脉炎。

（3）微粒进入肺、脑、肾脏等部位的毛细血管内时，可引起巨噬细胞的增殖，形成肉芽肿，引起局部供血不足而影响其功能。

（4）微粒本身是抗原，可引起过敏反应和血小板减少。

（二）预防措施

（1）避免长期大量输液。

（2）配药室采用净化工作台；安瓿锯痕后以酒精擦拭颈段再折断，忌用击、敲的方式开安瓿。

（3）抽吸药液时针头置于安瓿中部，且安瓿不宜倒置；注射器不可反复多次使用；针头不可反复穿刺橡胶瓶塞。

（4）向输液瓶内加药时，将针管垂直静止片刻后注入；输液中尽量避免摆动液体瓶；以减少微粒进入体内。

（5）选择有终端滤器的输液器输液可有效截留输液微粒。

（6）为患者行静脉穿刺时，应用随车消毒液洗手。

（三）处理措施

（1）发生血栓栓塞时，抬高并制动患肢，禁止在患肢输液。

（2）局部热敷、超短波理疗；或采用热量设计功耗（thermal design power，TDP）灯照射，每天 2 次，每次 30min。

（3）严重者手术清除血栓。

六、疼痛

（一）临床表现

（1）药液输入后，患者感觉静脉穿刺部位及周围剧烈疼痛，有时甚至因疼痛难忍而停止输液。

（2）若因药液外漏引起，穿刺部位皮肤可见明显肿胀。

（二）预防措施

（1）注意药液配制的浓度，输注对血管有刺激性的药液时，宜选用大血管进行穿刺，并减慢输液速度。

（2）输液过程中加强巡视，若发现液体外漏，局部皮肤肿胀，拔针后选择其他部位重新穿刺。

（三）处理措施

（1）局部热敷，以减轻疼痛。

（2）疼痛难忍时可遵医嘱采用小剂量利多卡因静脉注射。

（3）因液体外渗引起的局部肿胀，予局部热敷或硫酸镁湿敷。如外渗药液易引起局部组织坏死，使用相应拮抗药物局部封闭治疗。

七、败血症

（一）临床表现

输液过程中患者突然出现畏寒、寒战、高热、恶心、呕吐、腰痛、发绀、呼吸及心率增快；部分患者出现四肢厥冷、血压下降、神志改变等，而全身各组织器官又未发现明确的感染源。

（二）预防措施

（1）配制药液或营养液、维护输液导管时严格遵守无菌技术操作原则。

（2）采用密闭式一次性输液器具。

（3）认真检查输入液体质量；检查瓶身有无裂痕，瓶盖有无松动，瓶签是否清晰及是否过期等。

（4）输液过程中，经常巡视，观察患者情况及输液管道有无松脱等。

（5）不可经输液导管取血化验。

（6）输液器每24h更换1次；经静脉留置针或PICC导管输液时，严格按照规范进行维护。

（三）处理措施

（1）发生败血症后，立即弃用原药液，重新建立静脉通道。

（2）遵医嘱予以抗菌药物治疗。

（3）并发休克者，另外建立一静脉通道给予低分子右旋糖酐扩容，输注血管活性药物维持血压。

（4）并发代谢酸中毒者，给予5%碳酸氢钠纠正酸中毒。

八、神经损伤

（一）临床表现

（1）穿刺时误刺神经、药液外漏损伤神经、夹板固定不当使神经受压等可使受损神经支配的相应肢体出现发冷、发麻、发热、无力、刺痛感等。

（2）重者根据损伤神经的部位，还可出现相应肢体、关节活动功能受限。

（二）预防措施

（1）输入对血管、神经刺激性强的药液时，先用等渗盐水行静脉穿刺，确定针头在血管内后再更换要输注的液体。

（2）输液过程中加强巡视，严密观察药液有无外漏。

（3）选择手背静脉输液时，应熟悉手部神经与血管的解剖结构与走向，进针深度应根据患者体型、胖瘦及血管显露情况而定，尽可能一次成功。长期输液患者应有计划地更换穿刺部位，保护好血管。

（4）使用夹板时，应注意松紧适宜。

（三）处理措施

（1）穿刺中出现剧痛或触电感时，应立即拔针更换穿刺部位，并观察患者肢体有无麻木、疼痛、活动障碍等。

（2）穿刺部位发生红肿、硬结后，严禁热敷，可用冷敷，每天 2 次。

（3）神经损伤后，患肢不宜过多活动，可用理疗、红外线超短波照射，每天 2 次，也可遵医嘱予以营养神经的药物如维生素 B_{12}、维生素 B_1 肌内注射。

九、静脉穿刺失败

（一）临床表现

（1）针头未刺入静脉，无回血，滴注药物有阻力；输液点滴不畅，甚至不滴。

（2）针头斜面滑出血管外或一半在血管外，药液注入皮下，局部疼痛及肿胀。

（二）预防措施

（1）严格检查静脉留置针包装及质量，包装有破损或过期者不能使用。

（2）穿刺时动作要稳，进针要快、准，避免反复穿刺，妥善固定，防止穿刺过程中脱出。

（3）穿刺时观察有无回血，并体会针尖刺入血管时的"落空感"以判断是否进入血管；不要盲目进针或退针。

（4）见回血后平行缓慢顺血管的方向进针 0.1~0.2cm，使外套管的尖端进入血管，再轻轻边退针芯边向血管内送入外套管，但不能将外套管全部送入；如遇阻力，不要强行向内推送，观察静脉走向及有无静脉瓣等，如确定外套管在血管内，即可固定。

十、导管阻塞

（一）临床表现

静脉滴注不畅或不滴，有时可见导管内凝固的血块。

（二）预防措施

（1）穿刺前连接好输液装置，避免导管折叠。

（2）输液过程中加强巡视，防止因输液压力过小或输液管路弯曲、反折导致滴注不畅及血液回流时间过长而凝固在输液管内导致堵塞。

（3）如遇局部肌肉痉挛的患者，避免在此部位输液；全身抽搐发作的患者静脉输液时应及时控制抽搐。

（三）处理措施

导管或针头阻塞时，重新选择静脉进行穿刺。

十一、注射部位皮肤损伤

（一）临床表现

胶贴周围发红、小水疱；部分患者皮肤外观无异常改变，但在输液结束揭去胶带时可见表皮撕脱。

（二）预防措施

（1）使用一次性输液胶贴。

（2）水肿及皮肤敏感者，穿刺成功后，针尖处压一无菌棉球，再改用消毒后的弹力自黏性绷带固定，松紧以针头不左右移动为宜。

（3）输液结束揭去胶贴时，动作缓慢、轻柔，一手揭胶贴，一手按住与胶贴粘贴的皮肤慢慢分离，防止表皮撕脱。如揭除困难，用生理盐水浸湿后再揭。

（三）处理措施

（1）水疱小于5mm时，保留水疱，用生理盐水将皮肤清洗干净，无菌干纱布擦干后覆盖水胶体敷料，每3~4d更换敷料1次。

（2）水疱大于5mm时，络合碘消毒皮肤后用无菌针头抽出水疱内液体，用无菌干纱布擦干后覆盖水胶体敷料，每3~4d更换敷料1次。

（3）表皮撕脱时，用生理盐水清洗创面，并以水胶体敷料覆盖并封闭创面，每3~4d更换敷料1次。

（蒋菊琴）

第二节　头皮静脉输液法操作并发症的预防及处理

头皮静脉输液法常适应于小儿。小儿头皮静脉丰富且分支多、互相沟通交错成网状、表浅易见，穿刺后易于固定，且便于患儿的肢体活动。头皮静脉输液法可能发生的并发症包括误入动脉、发热反应、静脉穿刺失败等。

一、误入动脉

（一）临床表现

（1）穿刺时患儿尖叫，呈痛苦貌。

（2）推药时阻力大，且局部迅速可见呈树枝分布状苍白。

（3）滴注时液体滴入不畅或不滴，甚至血液回流至输液管内造成堵塞。

（二）预防措施

（1）加强基本知识学习，熟悉解剖位置，加强技术操练。

（2）尽量在患儿安静或熟睡的情况下穿刺。

（3）输液过程中加强巡视，密切观察患儿反应。

（三）处理措施

发现误入动脉，立即拔针另选血管重新穿刺。

二、发热反应

（一）临床表现

输液过程中或输液后，患儿出现面色苍白、发冷、发热和寒战，体温可达40~42℃，伴有呼吸加快、脉速、皮肤出现花纹。

（二）预防措施

（1）严格掌握患儿输液指征。

（2）注意患儿体质，早产儿、体弱儿、重度肺炎、痢疾等患儿，输液前应采取适当的保护、隔离措施。

（3）其余预防措施参见本章第一节中发热反应的预防措施。

（三）处理措施

参见本章第一节中发热反应的处理措施。

（蒋菊琴）

第三节　输液泵输液法操作并发症的预防及处理

输液泵输液法是一种通过微电脑控制机械推动液体经输液管路进入体内的方法。输液泵是一种电子机械装置，可精确控制输入液体的速度和单位时间内的总量，并能对输液过程中出现的异常情况通过报警提示，且能及时自动切断输液通路。其临床应用提高了用药的安全性和准确性，减少了临床医护人员的工作强度，提高了工作效率和质量。根据输液泵控制原理可分为蠕动控制型输液泵与针筒微量注射式注射泵。对需快速补液或需严格控制输液量的患者均可应用输液泵，其可能发生的并发症包括：泵管堵塞、药液滴入失控、漏液、触电损伤等。

一、导管阻塞

（一）临床表现

输液泵的各种报警未及时处理而致泵停止工作时间较长，血液回流堵塞导管。此时液体不滴或输注不畅，导管内可见凝固的血块。

（二）预防措施

（1）熟练掌握各种报警指示标识、报警原因及处理方法。

（2）输液过程中加强巡视，及时处理各种报警状态。

（3）告知患者及家属输液泵出现报警时应及时使用呼叫器通知医护人员。

（三）处理措施

（1）查找输液导管、输液泵、患者三方面原因，排除故障。

（2）导管或针头阻塞时，重新选择静脉进行穿刺。

二、药液滴入失控

（一）临床表现

药液滴入快于或慢于病情、药液所要求的速度。

（二）预防措施

（1）使用输液泵时先检查仪器的各功能状态，确保各功能良好后方可使用。

（2）告知患者不要随意触摸输液泵面板，以防改变输液速度。

（3）设置各参数后及时将面板锁定。

（4）输液过程中随时查看输液泵的工作状态，发现问题及时处理。

（三）处理措施

（1）检查输液泵或注射泵的功能是否完好，必要时予以及时更换输液泵。

（2）按要求重设输液速度。

（3）向患者及家属讲解控制输液速度的重要性，嘱其不宜擅自调节控制面板。

三、漏液

（一）临床表现

患者穿刺部位、管路连接处有液体漏出。

（二）预防措施

（1）适当调节输液泵的注入压力，防止压力过高而致管道连接处漏液或管道破裂。

（2）因输液泵无漏液报警提示，较长时间使用输液泵输液加之患者翻身或其他活动易使管道连接处脱落，故应经常检查管路。

（3）输液前应仔细检查各管路及连接部位是否紧密连接。

（三）处理措施

（1）发生漏液后应先查找原因。

（2）更换输液管路。

（王改红）

第四节　皮内注射技术操作并发症的预防及处理

皮内注射技术是将小量药液注入表皮与真皮之间的方法。主要用于药物过敏试验、预防注射、镇痛治疗及局部麻醉的先驱步骤。皮内注射可能发生的并发症包括注射部位疼痛、局部组织反应、注射失败、过敏性休克等。

皮内注射操作并发症的主要临床表现、预防及处理措施如下。

一、疼痛

（一）临床表现

（1）注射部位疼痛：呈刺痛，推注药物时加重，注射后逐渐减轻。

（2）有时伴全身疼痛反应：如肌肉收缩、呼吸加快、出汗、血压下降，严重者出现晕针、虚脱。

（二）预防措施

1. 向患者进行注射前告知和心理护理　向患者说明注射的目的、可能出现的并发症及注意事项，消除紧张心理，取得患者的配合。

2. 尽可能避免产生疼痛的因素　如下所述：

（1）避免使用对组织刺激性较强的药物。

（2）一般选用无菌生理盐水作为溶媒。

（3）准确配制药液，避免药液浓度过高刺激机体而产生疼痛。

（4）选用大小型号适宜的注射器和针头。

（5）注射在皮肤消毒剂干燥后进行。

（6）提高注射技巧，实施无痛注射。

（三）处理措施

（1）评估疼痛：如与注射进针的角度、手法等有关，及时调整手法、角度等。

（2）疼痛轻者：嘱患者全身放松、深呼吸，帮助患者分散注意力，减轻疼痛。

（3）疼痛剧烈者：立即报告医生，予以对症处理。发生晕针或虚脱者，按晕针或虚脱处理。

二、局部组织反应

（一）临床表现

注射部位红肿、疼痛、瘙痒、水疱、溃烂、破损及色素沉着。

（二）预防措施

交代患者，注射后不可随意搔抓或揉按局部皮丘，如有异常不适，随时告知医护人员。

（三）处理措施

（1）局部皮肤瘙痒者，交待患者勿抓、挠，用0.5%聚维酮碘（碘伏）溶液外涂。

（2）局部皮肤出现水疱者，先用1%聚维酮碘溶液消毒，再用无菌注射器将水疱内液体抽出。

（3）注射部位发生溃烂、破损，则按外科换药处理。

（4）发生其他局部组织反应者，进行对症处理，预防感染。

三、注射失败

（一）临床表现

无皮丘或皮丘过大、过小，药液外漏，断针，注射针眼出血，或皮肤上产生两个针眼。

（二）预防措施

（1）评估患者的合作程度：对不合作者，肢体要充分约束和固定，以免发生断针、注射失败等。

（2）充分暴露注射部位：穿衣过多或袖口狭窄者，可在注射前协助患者将选择注射的一侧上肢衣袖脱出；婴幼儿可选用前额皮肤上进行皮内注射。

（3）评估和选择合适的注射部位：避免在硬结、瘢痕、血管丰富、神经末梢多的部位注射。

（三）处理措施

（1）无皮丘，皮丘过大、过小，药液外漏，注射部位两个针眼，可重新进行注射。

（2）注射针眼出血，用无菌干棉签轻拭血迹，切不可用力压迫。

四、虚脱

（一）临床表现

头晕、面色苍白、心悸、出汗、乏力、眼花、耳鸣、心率加快、脉搏细弱、血压下降，严重者意识丧失。多见于体质衰弱、饥饿和情绪高度紧张的患者。

（二）预防措施

询问患者饮食情况，避免在饥饿状态下进行治疗。对以往有晕针史、体质衰弱、饥饿、情绪紧张的患者，注射时宜采用卧位。

（三）处理措施

（1）一旦发现患者出现虚脱临床表现，及时停止注射，立即判断，区别是药物过敏还是虚脱。如果是药物过敏，按过敏处理。

（2）确认患者发生虚脱，将患者取平卧位、保暖，一般休息片刻后缓解，恢复正常。如与饥饿有关，清醒后给予口服糖水等。如休息片刻后未缓解，则给予吸氧，必要时静脉注射50%葡萄糖注射液等措施，症状可逐渐缓解。

（3）安抚患者和家属，保持情绪镇定，减轻恐惧心理。

五、过敏反应

（一）临床表现

（1）胸闷、气促、哮喘与呼吸困难，与喉头水肿、支气管痉挛、肺水肿有关。

（2）面色苍白、出冷汗、口唇发绀、脉搏细弱、血压下降，因周围血管扩张而导致有效循环血量不足引起。

（3）意识丧失、抽搐、大小便失禁等表现，因脑组织缺氧导致。

（4）其他过敏反应表现：荨麻疹、恶心、呕吐、腹痛及腹泻等。

（二）预防措施

（1）注射前充分了解拟注射药物的性质、作用及可能的不良反应。

（2）详细询问患者药物过敏史，避免使用过去引发过敏反应的药物，尤其是有青霉素、链霉素等过敏史者，禁止做青霉素或链霉素过敏试验。有其他药物过敏史或变态反应疾病史者应慎用。进行过敏试验时，应携带盛有肾上腺素、砂轮等的急救盒。

（3）注射过程中随时观察患者病情变化；皮试期间，嘱患者不可随意离开；注意观察患者有无异常不适反应，正确判断皮试结果；若过敏试验结果为阳性，则不可使用该药（破伤风抗毒素除外，可采用脱敏注射）。

（三）处理措施

（1）一旦确认患者发生过敏性休克，立即停药，将患者平卧，就地抢救。同时报告医生。

（2）立即皮下或肌内注射 0.1% 肾上腺素 0.5～1.0mg，小儿酌减。症状不缓解，遵医嘱隔 20～30min 再皮下或静脉注射肾上腺素 0.5mg，直至脱离危险期。

（3）建立静脉输液通道。保暖，防止寒冷加重致循环衰竭。

（4）吸氧，改善缺氧状况；呼吸受抑制时，遵医嘱注射尼可刹米（可拉明）、洛贝林；呼吸停止，行人工呼吸；有条件者可插入气管导管，借助人工呼吸机辅助通气；喉头水肿引起窒息时，应尽快施行气管切开。

（5）遵医嘱静脉注射地塞米松 5～10mg 或氢化可的松琥珀酸钠 200～400mg 加入 5%～10% 葡萄糖溶液 500ml 内静脉滴注；应用抗组胺类药物，如肌内注射盐酸异丙嗪 25～50mg 或苯海拉明 40mg。

（6）遵医嘱静脉滴注 10% 葡萄糖溶液或平衡溶液扩充血容量。如血压仍不回升，可按医嘱加入多巴胺或去甲肾上腺素静脉滴注。如为链霉素引起的过敏性休克，可同时使用钙剂，如 10% 葡萄糖酸钙或稀释 5% 氯化钙溶液静脉注射。

（7）若心搏骤停，应立即给予心肺复苏术。

（8）密切观察病情，记录患者呼吸、脉搏、血压、神志和尿量变化。

（9）不断评估治疗与护理的效果，为进一步处置提供依据。

六、疾病传播

（一）临床表现

传播不同的疾病出现相应的症状。如细菌污染反应，患者出现畏寒、发热等症状；又如乙型肝炎，患者出现厌油、上腹饱胀不适、精神不振、乏力等症状。

（二）预防措施

严格遵循无菌技术操作原则及消毒隔离要求。

（1）严格执行一人一针一管，不可共用注射器、注射液和针头。

（2）使用活疫苗时，防止污染环境。用过的注射器、针头及用剩的疫苗均采取焚烧处理。

（3）操作者为一个患者完成注射后，需进行手消毒后方可为下一个患者进行注射治疗。

（三）处理措施

对已出现疾病传播者，报告医生，对症治疗。

（王改红）

第五节　皮下注射技术操作并发症的预防及处理

皮下注射技术是将少量药液注入皮下组织的方法。适用于不宜口服给药、要求较口服给药作用快或较静脉注射吸收慢的情况。如胰岛素注射、局部麻醉、术前给药、预防接种。皮下注射可发生疼痛、出血、局部组织反应、硬结形成、低血糖反应、虚脱等并发症。由于疼痛、局部组织反应、虚脱的临床表现、预防及处理措施与皮内注射的同类并发症基本相同，在此不重复叙述，请参考本章第一节。

一、出血

（一）临床表现

（1）拔针后少量血液自注射部位针口流出。

（2）对于迟发性出血者，可见注射部位皮下血肿、肿胀、疼痛、皮肤淤血。

（二）预防措施

（1）注射前，评估患者凝血状况，做好注射后按压准备；正确选择注射部位，避免刺伤血管。

（2）注射时，如针头刺破血管，立即拔针，按压注射部位。更换注射部位重新注射。

（3）注射完毕后，做好局部按压。按压部位要准确、时间要充分，尤其对凝血机制障碍者，适当延长按压时间。

（三）处理措施

（1）拔针后，注射部位少量出血者，再次延长按压时间。

（2）皮下血肿者，可根据血肿的大小采取相应的处理措施。皮下小血肿早期采用冷敷促进血液凝固；48h 后应用热敷，促进瘀血的吸收和消散；血肿较大者，早期可采取消毒后无菌注射器穿刺抽出血液，加压包扎；血液凝固后，可行手术切开清除血凝块。

二、硬结形成

（一）临床表现

（1）轻者：局部稍隆起，皮下可扪及硬结。

（2）重者：皮下可扪及硬性肿块，因皮下纤维组织变性、增生、脂肪萎缩引起，更严重者，可出现肿块部位坏死。

（二）预防措施

（1）注射前，仔细评估注射部位，避免皮肤硬结、瘢痕、炎症、皮肤破损处注射。

（2）选择注射点要分散，轮流使用，避免在同一处多次反复注射。

（3）严格执行无菌技术原则，做好皮肤消毒，严格执行一人一针一管，不可共用注射器、注射液和针头，防止注射部位感染。

（4）熟练掌握注射技术：注射时，针头斜面向上与皮肤呈 30°～40°角快速刺入皮下，深度为针梗的 1/2～2/3。

（5）注射药量以少于 2ml 为宜。推药时，速度缓慢，用力均匀，以减少对局部的刺激。

（三）处理措施

（1）对有硬结形成倾向者，注射后可给予局部热敷或按摩，以促进局部血液循环，加速药物吸收，防止硬结形成（胰岛素注射除外）。

（2）对已形成硬结者，可给予局部热敷，如 50% 硫酸镁溶液湿热敷。

三、低血糖反应

（一）临床表现

突然出现饥饿感、头晕、心悸、出冷汗、软弱无力、心率加快，重者虚脱、昏迷、甚至死亡。

（二）预防措施

（1）注射前，做好患者进餐及餐饮准备的评估，避免因进食不及时致低血糖反应。尤其对于糖尿病患者，做好胰岛素注射有关知识指导。

（2）严格遵守给药时间、剂量、方法。

（3）根据患者注射部位的局部组织状况，正确把握进针深度，避免误入肌肉组织。对于体质消瘦、局部皮下脂肪少的患者，应捏起注射部位皮肤并减少进针角度注射。

（4）避免注入皮下血管：推药前要回抽，无回血方可推注。

（5）注射后勿剧烈运动、按摩、热敷、日光浴、洗热水澡等。

（6）注射胰岛素后，密切观察患者情况。

（三）处理措施

（1）如发生低血糖症状，立即监测血糖，同时口服糖水、馒头等易吸收的糖类。

（2）严重者，报告医生，遵医嘱静脉注射 50% 葡萄糖 40～60ml。

（3）症状仍不改善者，积极进行抢救。

四、针头弯曲或针体折断

（一）临床表现

（1）患者感觉注射部位疼痛。

（2）若针体折断，部分针体遗留于注射部位，患者出现情绪紧张、恐惧。

（二）预防措施

（1）注射前，仔细评估注射部位，避免皮肤硬结、瘢痕。

（2）选择型号合适、质量可靠的针头，严格执行针头一次性使用。

（3）协助患者取舒适体位。

（4）熟练掌握皮下注射技术，避免用力过度、进针过深、进针方向不妥等。

（三）处理措施

1. 若出现针头弯曲　处理措施如下：

（1）终止使用弯针继续注射。

（2）分析引起针头弯曲的原因，采取避免再次发生的措施。

（3）更换针头，重新注射。

2. 若发生断针　处理措施如下：

（1）医护人员保持镇静，安抚患者，避免紧张。

（2）立即用一手捏紧局部肌肉，嘱患者放松，保持原体位，勿移动肢体或做肌肉收缩动作，以免残留的针体随肌肉收缩而移动。

（3）迅速用止血钳将断针拔出。

（4）若针体已完全没入体内，需在 X 线定位后通过手术将残留针体取出。

（王改红）

第六节　肌内注射技术操作并发症的预防及处理

肌内注射技术是将少量药液注入肌肉组织内的方法。主要用于由于药物或病情因素不宜口服给药者；要求药物在短时间内发生疗效而又不适于或不必采用静脉注射者；药物刺激性较强或药量较大，不适于皮下注射者。肌内注射可发生的并发症有疼痛、神经性损伤、局部或全身感染、疾病传播、硬结形成、针头堵塞及过敏性休克等，有关过敏性休克、虚脱、疾病传播、硬结形成、针头弯曲或断针等并发症与皮内注射、皮下注射的同类并发症基本相同，其临床表现、预防和处理措施请参考本章第一、二节。

一、疼痛

（一）临床表现

注射局部疼痛、酸胀、肢体无力、麻木。可引起下肢及坐骨神经疼痛，严重者可引起足下垂或跛行，甚至可出现下肢瘫痪。

（二）预防措施

1）注射前，评估和选择好注射部位，避开神经、血管丰富之处。

2）尽可能避免产生疼痛的因素

（1）避免使用对组织刺激性强的药物。

（2）一般选用无菌生理盐水作为溶媒。

（3）选用大小型号适宜的注射器和针头。

（4）一次注射量以2ml为宜，最多不超过5ml。

（5）熟练掌握无痛注射技术，做到"两快一慢"。

（三）处理措施

（1）注射过程中，评估疼痛：如与注射技术有关，及时改进注射技术，减轻注射时疼痛。

（2）疼痛轻者：嘱患者全身放松、深呼吸，帮助患者分散注意力，减轻疼痛。

（3）疼痛严重者：注射后，给予湿热敷、局部按摩，缓解疼痛。

二、神经性损伤

（一）临床表现

（1）注射过程中，出现神经支配区麻木、放射痛。

（2）注射后，除局部麻木外，可出现肢体功能部分或完全受损，下肢受累可发生下肢活动受限或跌倒，上肢受累可出现局部红肿、疼痛，肘关节活动受限，手部有运动和感觉障碍。

（二）预防措施

（1）注射前，评估和选择好注射部位，避开神经、血管丰富之处。

（2）避免注射刺激性强的药物，尽量选用刺激性小、等渗、pH接近中性的药物。

（3）熟练掌握注射技术，杜绝进针部位、深度、方向等不当的现象。

（三）处理措施

（1）注射过程中，及时评估患者的反应，若发现神经支配区麻木或放射痛，应考虑注入神经内的可能性，须立即改变进针方向或停止注射。

（2）对可能有神经损伤者，早期行理疗、热敷，促进炎症消退和药物吸收，同时可使用神经营养药物治疗，促进神经功能的恢复。

（3）对理疗、热敷一段时间无改善，中度以上完全性神经损伤，则采用外科治疗，如手术探查，进行神经松解术。

三、局部或全身感染

（一）临床表现

（1）在注射后数小时局部感染，局部出现红、肿、热和疼痛。

（2）若感染扩散，导致全身菌血症、脓毒血症，患者出现高热、畏寒、谵妄等。

（二）预防措施

预防措施与皮下注射相同。

（三）处理措施

若有全身感染的可能，进行血培养及药物敏感试验，而后选用敏感抗菌药物抗感染。

四、针口渗液

（一）临床表现

推注药液阻力大，注射时有液体自针眼流出，拔针后液体流出更明显。

（二）预防措施

（1）注射前，选择合适注射部位，避开硬结、瘢痕、皮损等部位。多次注射者，每次轮换部位，避免同一部位反复注射。

（2）一次注射量接近5ml时，可采用"Z"字形途径注射法预防药物渗漏至皮下组织或表皮，以减轻疼痛及组织受损。

（三）处理措施

（1）注射后立即用无菌干棉签轻压注射部位数秒，至不渗为止。

（2）对于有硬结的注射部位，注射前后适当给予热敷，加速局部血液循环，促进药液吸收。

五、针头堵塞

（一）临床表现

推药阻力大，无法将注射器内的药液推入体内。

（二）预防措施

（1）根据药液的性质选用粗细合适的针头和肌肉丰富的注射部位。

（2）对于需要混合的注射药物，注射前充分混合药液、检查针头是否通。

（3）注射有可能发生针头堵塞的药物，注射时保持一定的速度，避免停顿导致药液沉积在针头内。

（三）处理措施

注射过程中，发现推药阻力大或无法将药液注入体内，应拔针，更换针头另选部位进行注射。

（王改红）

第七节　静脉注射技术操作并发症的预防及处理

静脉注射技术是指用无菌注射器将一定量的无菌药液注入静脉的方法。因药物可直接进入血液而达到全身，所以是作用最快的给药方法。静脉注射法适用于：药物不宜口服、皮下或肌内注射，需迅速发生药效时；药物浓度高、刺激性大、量多而不宜采取其他注射方法；药物注入静脉进行诊断试验检查；输液和输血；静脉营养治疗。静脉注射可能出现的并发症有：静脉穿刺失败、药液外渗性损伤、血肿、过敏性休克、静脉炎等。其中，药物过敏性休克并发症的预防及处理措施参考本章第四节。

一、静脉穿刺失败

（一）临床表现

（1）针头未进入静脉，无回血，推注药物时有阻力，局部疼痛、肿胀。

（2）针头斜面一半在血管内、一半在血管外，有回血，推注药物时有阻力，局部疼痛、肿胀。

（3）针头穿破血管且针头在血管外，无回血，推注药物有或无阻力，局部疼痛、肿胀。

（二）预防措施

1. 做好注射前评估　具体如下：

（1）选择暴露好、较直、弹性好、清晰的浅表静脉进行静脉注射。

（2）适用型号合适、质量可靠的针头。

（3）评估患者的合作程度，取得患者良好的配合。

2. 熟练掌握静脉注射技术，提高穿刺成功率　具体如下：

（1）穿刺时，当感觉针头进入血管不见回血时，可试抽回血，以防进针过度刺穿血管壁。

（2）对于静脉硬化、弹性差者，穿刺时应压迫静脉上下端，固定后于静脉上方呈30°斜角直接进针，回抽见回血后，轻轻松开止血带，避免弹力过大针头脱出造成失败。

（3）对于四肢末梢循环不良者，注射前可行局部热敷、饮热饮料等保暖措施，促进血管扩张。

（4）对于水肿患者，应先行局部顺血管方向轻柔推压，使血管暴露后穿刺。

（5）对于肥胖患者，应用手摸清血管方向或按解剖方位，沿血管方向穿刺。

（6）对血液呈高凝状态或血液黏稠的患者，可以连接有肝素盐水的注射器，试穿刺时注射器应保持负压，一旦刺入血管即可有回血，因针头内充满肝素，不易凝血。

（7）对于小儿，行头皮静脉穿刺时，选择较小的针头，采取二次进针法，见回血后不松止血带，推药少许，使静脉充盈，再稍进 0.5cm 后松止血带，妥善固定。

（三）处理措施

（1）评估穿刺失败为针头未进入静脉，无回血时，可针头稍退出但不退出皮肤，调整进针角度和方向，穿刺入血管，见回血，无肿胀，则穿刺成功。

（2）评估穿刺失败为针头斜面一半在血管内、一半在管腔外，或者穿破血管，针头在血管外时，立即拔针，局部按压止血。重新选择合适血管穿刺。

二、药液外渗性损伤

（一）临床表现

注射部位出现局部肿胀、疼痛，皮肤温度低。

（二）预防措施

（1）选择合适的血管，避免注射药物外渗。

（2）熟练掌握静脉注射技术，避免因穿刺失败而造成药液外渗。

（三）处理措施

1）注射时，注意观察有无药液外渗：如发生药液外渗，立即终止注射。拔针后局部按压。另选血管重新穿刺。

2）因外渗造成局部疼痛、肿胀者，应根据注射药液的性质不同分别进行处理

（1）血管收缩药（如去甲肾上腺素、多巴胺、间羟胺）外渗：可采用肾上腺素拮抗剂酚妥拉明5～10mg 溶于 20ml 生理盐水中做局部浸润，以扩张血管；同时给 3% 醋酸铅局部湿热敷。

（2）高渗药液（20% 甘露醇、50% 葡萄糖）外渗：可用 0.25% 普鲁卡因 5～20ml 溶解透明质酸酶 50～250U，注射于渗液局部周围，因透明质酸酶有促进药物扩散、稀释和吸收作用。

（3）对于抗肿瘤药物外渗：应尽早抬高患肢，局部冰敷，使血管收缩并减少药物吸收。

（4）阳离子（氯化钙、葡萄糖酸钙）溶液外渗：可用 0.25% 普鲁卡因 5～10ml 做局部浸润注射，可减少药物刺激，减轻疼痛。同时用 3% 醋酸铅和 50% 硫酸镁溶液交替局部湿热敷。

（5）药物外渗超过 24h 未恢复，局部皮肤由苍白转为暗红，禁止热敷。

3）如上述处理无效，组织发生坏死，则由外科处理，预防感染。

三、血肿

（一）临床表现

皮下肿胀、疼痛。2～3d 后皮肤变青紫。1～2 周后血肿开始吸收。

（二）预防措施

（1）注射前评估者有无凝血功能障碍。

（2）选择合适的血管，避免注射药物外渗。

（3）熟练掌握静脉注射技术，避免因穿刺失败而造成药液外渗。

（4）拔针后，注意用无菌棉签或纱布按压注射部位 3～5min。对新生儿、血液病、有出血倾向者，适当延长按压时间，以不出现青紫为宜。

（三）处理措施

（1）血肿早期（24h 内），予以冷敷，以减少出血。

（2）抬高患肢。

（3）24h 后局部给予 50% 硫酸镁溶液湿热敷，每天 2 次，每次 30min，以加速血肿的吸收。

（4）若血肿过大难以吸收，可常规消毒后，用注射器抽吸不凝血液或切开清除血块，防止感染。

四、静脉炎

（一）临床表现

沿静脉走向出现条索状红线，局部组织发红、肿胀、灼热、疼痛，全身畏寒、发热。

（二）预防措施

（1）选择合适的血管，避免采用同一血管反复注射。

（2）掌握药物的性能，尽可能减少药物对血管的不良刺激，如稀释成合适的浓度后注射、缓慢注射、注射刺激性强的药物前后用生理盐水或 5% 葡萄糖溶液快速输注，冲洗静脉等。

（3）输注化疗药物过程中，常规给予硫酸镁沿血管方向湿敷，持续时间 7~8h。湿敷应距穿刺处上方 2~3cm，每 4h 更换 1 次，预防静脉炎。

（4）熟练掌握静脉注射技术，严格无菌技术原则，避免外渗、感染等。

（三）处理措施

（1）一旦发生静脉炎，停止在患肢静脉输液并将患肢抬高、制动。

（2）根据情况行局部湿热毛巾或药物热敷，如 50% 硫酸镁溶液行湿热敷、中药如意黄金散外敷等。

（3）使用微波治疗仪，局部外涂复方七叶皂苷凝胶（利百素）、多磺酸黏多糖乳膏（喜辽妥）等软膏防治静脉炎。

（4）如并发全身感染，遵医嘱应用抗菌药物治疗。

（王改红）

第三章

灌肠和导尿技术

第一节　灌肠技术

肠道是人体参与排便活动的重要器官，主要起到消化、吸收、排出代谢产物的作用。当肠道发生功能或形态改变时，会导致一系列病理变化，出现相应的临床症状，包括腹胀、腹泻、便秘等。灌肠技术（enema）是将一定量的溶液，由肛门经直肠灌入结肠，以帮助患者清洁肠道、排便、排气或由肠腔供给药物，达到确定诊断和治疗目的的方法。根据灌肠目的的不同，可分为不保留灌肠（non - retention enema）和保留灌肠（retention enema），其中，不保留灌肠又可分为大量不保留灌肠、小量不保留灌肠和清洁灌肠。此外，还有简易的肠道清洁技术，包括口服高渗溶液，如口服硫酸镁法、口服甘露醇法等，以及患者可以自行进行的简易通便术，如肥皂栓法、开塞露法等。随着科技的发展，目前临床上广泛应用先进的仪器进行肠道灌洗，如大肠水疗仪、结肠灌洗机等，同样也能达到肠道清洁和治疗的目的。

一、不保留灌肠

（一）大量不保留灌肠

1. 目的

（1）刺激肠蠕动，软化和清除粪便，驱除肠内积气，减轻腹胀。

（2）清洁肠道，为手术、检查或分娩做准备。

（3）稀释和清除肠道内的有害物质，减轻中毒。

（4）灌入低温液体，为高热患者降温。

2. 用物

（1）治疗盘内备灌肠筒1套、肛管24～26号，血管钳或调节夹、弯盘、棉签、润滑剂。

（2）卫生纸、橡胶单及治疗巾、水温计、量杯。

（3）输液架、便器及便器巾、屏风。

3. 常用溶液

（1）0.1%～0.2%肥皂液、生理盐水。

（2）液量：成年人500～1 000ml，小儿200～500ml，1岁以下小儿50～100ml。

（3）温度：39～41℃；降温用28～32℃；中暑降温4℃。

4. 操作方法

（1）备齐用物，携至患者床旁，核对患者并解释，以取得合作。嘱患者排尿，关闭门窗，用屏风遮挡。

（2）助患者脱裤至腿部，取左侧卧位，两腿屈膝，臀部移至床沿。垫橡胶单及治疗巾于臀下，盖好盖被仅露出臀部。左侧卧位有利于液体借助重力作用从直肠流至结肠。肛门括约肌失去控制者，可取仰卧位，臀下垫便器。

（3）挂灌肠筒于输液架上，筒内液面距肛门 40～60cm，弯盘置于臀边。肛管前端涂润滑剂，并与灌肠筒连接。排出肛管内空气，用血管钳夹紧橡胶管。分开臀部露出肛门，嘱患者作排便动作或张口深慢呼吸，同时将肛管轻轻插入直肠内 7～10cm，小儿插入 4～7cm，固定肛管，松开血管钳，使溶液缓缓流入。

（4）观察筒内液面下降和患者的反应，若溶液流入受阻，可前后旋转移动肛管或挤捏肛管。患者如有便意，可将灌肠筒放低，减慢流速，并嘱其做深呼吸，以降低腹压，或夹闭肛管，暂停灌肠 30s，再缓慢进行。

（5）待溶液将要流完时，夹紧橡胶管，用卫生纸包裹肛管轻轻拔出放入弯盘。擦净肛门，助患者穿裤平卧，并尽可能保留 5～10min，以利粪便软化。

（6）不能下床的患者，给予便器，将卫生纸及呼叫器放于易取处。排便后及时取出便器。

（7）整理床单，开窗通气，整理用物。

（8）观察粪便性状，并做记录，必要时留取标本送检。记录于当天体温单的排便栏内。灌肠的缩写符号为 E，0/E 表示灌肠后无排便，1/E 表示灌肠后排便 1 次，1 1/E 表示自行排便 1 次，灌肠后排便 1 次。

5. 注意事项

（1）灌肠溶液的温度、浓度、液量、流速（压力）要适宜，插管动作应轻而稳，有肛门疾病者应小心，以免损伤黏膜。

（2）妊娠、急腹症、消化道出血、严重心血管疾病患者禁忌灌肠。

（3）肝性脑病患者禁用肥皂液灌肠，以减少氨的产生和吸收。充血性心力衰竭和水、钠潴留患者禁用生理盐水灌肠。

（4）伤寒患者灌肠时筒内液面不得高于肛门 30cm，灌入液体量不得超过 500ml。

（5）注意保护患者隐私。操作中随时观察病情，发现患者有脉速、面色苍白、出冷汗或剧烈腹痛、心慌、气急等症状，应立即停止，并及时与医生取得联系，给予处理。

（6）指导患者养成良好的排便习惯，多食蔬菜、水果，多饮水和加强运动。

（7）若为降温灌肠，应保留 30min 后排便，排便 30min 后测温并记录。

（二）小量不保留灌肠

1. 目的

（1）软化粪便，解除便秘。

（2）排除肠道内的气体，减轻腹胀。

2. 用物

（1）治疗盘内备注洗器或小容量灌肠筒、肛管 20～22 号，止血钳，润滑剂，棉签，温开水 5～10ml。遵医嘱准备灌肠液。

（2）弯盘、卫生纸、橡胶单、治疗巾。

（3）输液架、便器及便器巾、屏风。

3. 常用溶液

（1）"1、2、3"溶液：50% 硫酸镁 30ml，甘油 60ml，温开水 90ml。

（2）甘油或液状石蜡加等量温开水。

（3）温度：38℃。

4. 操作方法

（1）备齐用物携至患者床旁，核对患者并解释。

（2）协助患者取左侧卧位，双膝屈曲，退裤至膝部，臀部移至床沿，置橡胶单及治疗巾于患者臀下。

（3）将弯盘置于患者臀边，用注洗器抽吸药液或用小容量灌肠筒代替注洗器，连接肛管，润滑肛管前端，排气夹管。

（4）用卫生纸分开患者肛门，显露肛门口，嘱患者做排便动作或深呼吸，将肛管轻轻插入直肠7~10cm。

（5）固定肛管，松开血管钳缓缓注入溶液。注毕后夹管，取下注洗器后再吸取溶液，松夹后再行灌注，如此反复直至溶液注完。若使用小容量灌肠筒，则筒内液面距肛门30cm，使液体缓缓流入。

（6）注入温开水5~10ml，抬高肛管尾端，使管内溶液全部灌入，夹管或反折肛管，用卫生纸包裹肛管，轻轻拔出，擦净肛门。

（7）助患者平卧，嘱其尽量保留溶液10~20min再排便。

（8）余同大量不保留灌肠。

（三）清洁灌肠

1. 目的

（1）彻底清除肠腔内粪便，为直肠、结肠检查和手术做肠道准备。

（2）协助排除体内毒素。

2. 用物　同大量不保留灌肠。

3. 常用溶液　0.1%~0.2%肥皂液、生理盐水。

4. 操作方法　反复多次使用大量不保留灌肠，首次用肥皂水，以后用生理盐水，直至排出液澄清无粪质为止。每次灌入的溶液量为500ml，灌肠时压力要低，液面距离肛门高度不超过40cm。

二、保留灌肠

（一）目的

向直肠内或结肠内灌入药物，通过肠黏膜的吸收达到治疗的目的。常用于镇静、催眠、治疗肠道感染。

（二）用物

同小量不保留灌肠。选用较细肛管，肛管为20号以下或用导尿管代替。

（三）常用溶液

1. 镇静催眠　10%水合氯醛等。

2. 肠道抗感染　2%小檗碱（黄连素）液、0.5%~1.0%新霉素液、5%大蒜浸液或其他抗生素溶液。

3. 灌肠溶液量　不超过200ml。

4. 温度　38℃。

（四）操作方法

（1）备齐用物携至患者床旁，核对患者并解释。

（2）嘱患者先排便排尿，以利药液吸收。

（3）协助患者垫高臀部10~15cm，使药液易于保留。

（4）根据病情决定卧位：慢性细菌性痢疾病变部位多在直肠及乙状结肠，取左侧卧位；阿米巴痢疾病变多在回盲部，取右侧卧位。

（5）嘱患者深呼吸，轻轻插入肛管15~20cm，筒内液面距肛门30cm，按小量不保留灌肠操作方法将药液注入。

（6）药液注入完毕，拔出肛管，用卫生纸在肛门处轻轻按揉片刻，嘱患者卧床休息，保留灌肠溶液在1h以上。

（7）整理床单位，清理用物，观察患者反应，并做好记录。

（五）注意事项

（1）肠道抗感染以晚上睡眠前灌肠为宜，此时活动减少，药液易于保留吸收，达到治疗目的。

（2）排便后休息30~60min，再行灌肠。

（3）为保留药液，减少刺激，应做到肛管细、插入深、注入药液速度慢、量少，液面距肛门不超过30cm。

（4）肛门、直肠、结肠等手术后的患者或排便失禁的患者均不宜做保留灌肠。

三、简易肠道清洁技术

（一）口服高渗溶液

1. 目的　利用高渗溶液在肠道内形成高渗环境，使肠道内水分大量增加，从而软化粪便，刺激肠蠕动，加速排便，清洁肠道。适用于直肠、结肠检查和手术前肠道准备。

2. 常用溶液　甘露醇、硫酸镁。

3. 方法

（1）甘露醇法：患者术前3日进半流质饮食，术前1日进流质饮食，术前1日下午2：00～4：00口服甘露醇溶液1 500ml（20%甘露醇500ml＋5%葡萄糖溶液1 000ml混匀）。一般服用15～20min，即反复自行排便。

（2）硫酸镁法：患者术前3日进半流质饮食，每晚口服50%硫酸镁10～30ml。术前1日进食流质饮食，术前1日下午2：00～4：00口服25%硫酸镁200ml（50%硫酸镁100ml＋5%葡萄糖盐水100ml），然后再口服温开水1 000～1 500ml。一般口服15～30min，即可反复自行排便，2～3h可排便2～5次。

4. 注意事项

（1）密切观察患者的一般情况及反应。

（2）注意排便的次数及粪便的性状，确定是否达到清洁肠道的目的，并及时记录。

（二）简易通便法

1. 目的　采用通便剂协助患者排便，是一种简便、经济、有效的方法，经过指导患者也可自行完成，适用于老年、体弱久病的便秘者。

2. 常用通便剂　通便剂为高渗液和润滑剂制成，具有吸出水分，软化粪便和润滑肠壁、刺激肠蠕动的作用。常用的通便剂有：开塞露、甘油栓、肥皂栓。

3. 方法

（1）开塞露法：开塞露由甘油或山梨醇制成，装于塑料胶壳内。使用时协助患者取左侧卧位，将开塞露顶端剪去，先挤出少量溶液润滑肛门口，嘱患者深呼吸，放松肛门括约肌，将开塞露的前端轻轻插入肛门后再将药液挤入直肠内，成年人用量20ml，小儿10ml。嘱患者平卧，保留5～10min排便。

（2）甘油栓法：甘油栓是由甘油和明胶制成的栓剂。使用时手垫纱布或戴手套，嘱患者深呼吸，捏住甘油栓底部轻轻插入肛门至直肠，用示指推入6～7cm，并用纱布抵住，轻轻按揉，保留5～10min后排便。

（3）肥皂栓法：将普通肥皂削成圆锥形（底部直径1cm，长3～4cm），使用时手垫纱布或戴手套，嘱患者深呼吸，将肥皂栓蘸热水后轻轻插入肛门至直肠，用示指推入6～7cm，并用纱布抵住，轻轻按揉，保留5～10min排便。注意：肛门黏膜溃疡、肛裂及肛门有剧烈疼痛的患者禁用。

（三）人工取便术

1. 目的　用手指插入直肠，破碎并取出嵌顿粪便的方法，常用于粪便嵌塞的患者采用灌肠等通便术无效时，以解除其痛苦。

2. 方法　患者取左侧卧位，双腿屈曲，臀下垫尿垫。操作者戴清洁手套，倒1～2ml的2%利多卡因于右手示指端，插入肛门停留5min。右手示指指套涂润滑油，嘱患者张口呼吸，轻轻插入肛门，沿直肠壁进入直肠。手指轻轻摩擦，碾松粪块，放入便器，反复进行。取便过程中观察患者反应，如发现患者有面色苍白、出汗、疲惫等表现，暂停取便，休息片刻。取便完毕，清洗且擦干肛门及臀部，若患者病情允许还可行热水坐浴，以促进排便。

四、灌肠技术的研究进展

由于传统的灌肠方法存在肠道清洁不彻底、患者难以耐受等缺点，随着科技的进步，灌肠技术得到长足发展，出现了新的灌肠技术及方法，如结肠灌洗技术，并在临床上得到广泛的应用。

结肠灌洗技术是利用专门的灌洗仪器，如使用结肠灌洗机，从肛门插入一细小软管至直肠，然后注入无菌温水，对大肠进行分段冲洗。充灌时，患者平躺，维持水温为 32～37℃，压力为 375～525mmHg（50～70kPa），流速为每分钟 100～1 300ml，逐段清洁直肠、乙状结肠、降结肠、横结肠和升结肠，作用于整个结肠。当患者有便意时，注入的温水通过污水管排出，当排出物澄清或膀腔压力减轻后再重复充灌。通过反复向肠腔内注水和排水，可使干硬的粪便逐渐软化、松散，同时促进肠黏膜分泌黏液润滑肠道，有助于排便。由于不断注入液体，直肠内压力达到排便阈值后，刺激直肠壁的牵张感受器，产生神经冲动，上传至延髓中的排便中枢，交换信号后，发出传出神经冲动至效应器，引起降结肠、乙状结肠和直肠收缩，从而将粪便排出，这一过程与正常排便反射一致，同样是依靠结肠蠕动收缩将粪便排出，有利于帮助结肠恢复正常功能。

灌肠溶液可以根据灌肠目的的不同而有所选择，目前，临床上较常用的口服灌肠溶液有复方聚乙二醇电解质散。这是一种非渗透性的全肠灌洗液，是以聚乙二醇的多个羟基与水分子形成综合分子，使肠道内的液体保存量增多，粪便的体积增大，从而刺激排便反射，使肠蠕动增加而排出粪便，通常在 1～2h 致腹泻，快速清洁肠道，相比于传统的口服灌肠液，其服用时间快、不良反应小。此外，还可以选用抗生素灌肠，配合治疗肠道感染，如采用诺氟沙星、复方磺胺甲噁唑保留灌肠治疗细菌性痢疾，磷酸钠用于术前肠道准备以及针灸配合中药灌肠等，都能起到很好的临床疗效。

（王改红）

第二节　导尿技术

排尿活动是一种受大脑皮质控制的反射活动，正常情况下是无痛、无障碍、可自主随意进行的，而在某些疾病或创伤情况下，常会出现各种排尿异常，需要运用导尿、留置导尿或膀胱冲洗等护理技术，以协助诊断、治疗疾病和预防并发症的发生。

一、导尿术/留置导尿管术

导尿术（catheterization）是指在严格无菌操作下，将导尿管自尿道插入膀胱，引流尿液的方法。留置导尿管术（retention catheterization）是指在导尿后，将导尿管保留在膀胱内，引流尿液的方法，以避免多次插管引起感染以及反复插管造成患者的痛苦。

（一）目的

1. 导尿术　如下所述：

（1）为尿潴留患者引流出尿液，以减轻痛苦。

（2）协助临床诊断，如留取未受污染的尿标本做细菌培养；测量膀胱容量、压力及残余尿；进行尿道或膀胱造影等。

（3）为膀胱肿瘤患者进行膀胱内化疗。

2. 留置导尿管术　如下所述：

（1）抢救危重、休克患者时正确记录每小时尿量、测量尿比重，以密切观察患者的病情变化。

（2）盆腔脏器手术前排空膀胱，使膀胱持续保持空虚状态，避免术中误伤膀胱。

（3）某些泌尿系统疾病手术后留置导尿管，便于引流和冲洗，减轻手术切口的张力，有利于切口愈合。

（4）昏迷、瘫痪、尿失禁或会阴部有伤口的患者留置导尿管，以保持会阴部的清洁干燥。

（5）为尿失禁患者行膀胱功能训练。

（二）操作前准备

1. 护士　衣帽整洁，修剪指甲、洗手、戴口罩。

2. 评估患者并解释　如下所述：

（1）评估患者：了解患者身体状况（如病情、临床诊断、生命体征等）、导尿的目的、患者的意识状态、合作程度、心理状况、生活自理能力、膀胱充盈度及会阴部皮肤黏膜情况。根据患者的自理能力，指导清洁外阴。

（2）向患者及家属解释导尿的目的、方法、注意事项及配合要点。

3. 患者准备　清洁外阴，留置普通导尿管者剃去阴毛。

4. 用物准备　如下所述：

（1）无菌导尿包：①外阴初步消毒包：弯盘或治疗碗1个，小药杯1个（内盛棉球6个），止血钳或镊子1把，手套1个（左手）。②导尿包：弯盘1个，导尿管10号、12号各1根，小药杯1个（内盛棉球4个），止血钳或镊子2把，内有润滑油的小瓶1个，标本瓶1个，洞巾1个，治疗巾1个，小纱布1块。

（2）其他：治疗盘、弯盘，无菌持物镊2把、无菌手套1副，消毒溶液、消毒棉签，橡胶中单1条、治疗垫1块、浴巾1条，便器及便器巾，治疗车、屏风。

（3）留置导尿管术另备：型号合适的气囊导尿管1根，20mL注射器1副，一次性无菌尿袋1个、橡皮筋1个、安全别针1个。使用普通导尿管者需备宽胶布、剃刀。

5. 环境准备　酌情关闭门窗，保持合适的室温，屏风保护患者。

（三）操作方法

1. 治疗室准备物品　洗手，准备用物，将用物置于治疗车上层，便器及便器巾置于治疗车下层。治疗车推至患者处。

2. 患者准备　核对患者并给予解释，检查环境，保护隐私。操作者站于患者右侧，松床尾盖被，肩部保暖，垫橡胶中单和治疗巾于患者臀下，协助患者脱去对侧裤腿，盖于近侧腿上，并盖浴巾保暖。对侧腿用盖被遮盖。患者取仰卧屈膝位，两腿外展显露外阴。

3. 打开导尿包　无菌导尿包置于患者两腿间，无菌持物镊整理无菌导尿包内的外阴消毒包和导尿包，倒氯己定溶液于外阴消毒包小药杯内。

4. 消毒、导尿　根据男、女患者尿道的解剖特点进行消毒、导尿。

1）女患者导尿术：成人女性尿道短，长4～5cm，富有扩张性，直径0.6cm左右，尿道外口位于阴蒂下方，呈矢状裂。

（1）初步消毒：操作者左手戴手套，右手持血管钳夹取消毒液棉球消毒阴阜、大阴唇，左手分开大阴唇，依次消毒小阴唇和尿道口。消毒顺序为由外向内，自上而下，一个棉球限用一次。污棉球置于弯盘内。消毒后脱手套置于弯盘内，弯盘移至床尾。

（2）整理用物：持物镊打开导尿包，按操作顺序摆放用物，倒消毒液于药杯内，浸湿棉球。

（3）润滑导管：戴无菌手套，垫治疗巾于患者臀下，铺洞巾于会阴部，使洞巾口正对尿道口，并与导尿包包布形成一无菌区。选合适的导尿管，含有润滑油的棉球润滑导尿管前段。

（4）消毒尿道口：盛消毒液棉球的小药杯置患者大腿间外阴处。左手分开并固定小阴唇，右手持血管钳/镊子夹取消毒棉球，由内向外，自上而下依次消毒尿道口、左右小阴唇、尿道口，每个棉球限用1次。污棉球、血管钳/镊子置于床尾弯盘内。

（5）导尿：左手继续固定小阴唇，无菌弯盘置于洞巾口，嘱患者张口呼吸，血管钳夹持导尿管对准尿道口轻轻插入4～6cm，见尿液后再插入1cm，松开左手，下移固定导尿管，将尿液引流至弯盘内。

2）男患者导尿术：男性尿道长18～20cm，有2个弯曲，即活动的耻骨前弯和固定的耻骨下弯，有

3 个狭窄部，即尿道内口、膜部和尿道外口。

（1）初步消毒：操作者左手戴手套，右手持血管钳夹取消毒液棉球依次消毒阴阜、阴茎、阴囊。左手取纱布裹住阴茎略提起，将包皮向后推，暴露尿道口，右手持血管钳夹棉球自尿道口向外向后旋转擦拭尿道口、龟头、冠状沟。一个棉球限用 1 次。污棉球置于弯盘内。消毒后脱手套置于弯盘内，弯盘移至床尾。

（2）整理用物：持物镊打开导尿包，按操作顺序摆放用物，倒消毒液于小药杯内，浸湿棉球。

（3）润滑导管：戴无菌手套，垫治疗巾于患者臀下，铺洞巾于会阴部，使洞巾口正对尿道口，并与导尿包包布形成一无菌区。选合适的导尿管（使用气囊导尿管时检查气囊完整性），用含有润滑油的棉球润滑导尿管前段。

（4）消毒尿道口：盛消毒液棉球的小药杯置患者大腿间。左手用纱布裹住阴茎并提起，使之与腹壁成 60°，将包皮向后推露出尿道口，右手血管钳夹棉球如前法消毒尿道口及龟头。每个棉球限用 1 次。污棉球、血管钳/镊子置于床尾弯盘内。

（5）导尿：左手继续固定阴茎，无菌弯盘置于洞巾口，嘱患者张口呼吸，血管钳夹持导尿管前端对准尿道口轻轻插入 20~22cm，见尿液后再插入 1~2cm（留置导尿管者见尿液后再插入 7~10cm），将尿液引流至弯盘内。

5. 留取尿标本　如需做尿液培养，用无菌试管接取适量尿液，盖好瓶盖，连同小药杯放于治疗车上层。

6. 夹管、倒尿　弯盘内尿液达 2/3 时，血管钳夹住导尿管末端，将尿液倒入便器内，再打开导尿管继续放尿。注意询问患者感觉，观察患者反应。

7. 根据需要拔管或固定导尿管　如下所述：

1）一次性导尿者：倒尿完毕，纱布包裹尿管，轻轻拔出导管，并擦拭尿道口，置于弯盘内，撤洞巾、治疗巾，脱手套，整理导尿包，置于治疗车下层；撤除患者臀下橡胶中单和治疗垫，放于治疗车。协助患者穿裤子，整理床单位。

2）留置导尿管术者

（1）固定导尿管：①气囊导尿管固定法：取注射器向气囊内注入液体 5~10mL，轻拉尿管证实导尿管固定于膀胱内。②普通导尿管胶布固定法：男性患者取长 12cm，宽 2cm 的胶布，在一端的 1/3 处两侧各剪一小口，折叠成无胶面，制成蝶形胶布。将 2 条蝶形胶布的一端粘贴在阴茎两侧，再用两条细长胶布做大半环形固定蝶形胶布于阴茎上，开口处向上，在距离尿道口 1cm 处用胶布环形固定蝶形胶布的折叠端与导尿管上。女性患者：将 1 块宽 4cm、长 12cm 的胶布的一端剪成 3 条，长约胶布的 2/3，将未剪的一端贴于阴阜上，另一端 3 条的中间 1 条螺旋形粘贴于导尿管上，其余 2 条分别交叉贴在对侧大阴唇上。

（2）连接集尿袋：取集尿袋连接于导尿管末端，使集尿袋位置低于膀胱高度，用橡皮筋和安全别针将集尿袋的引流管固定于床单上。注意引流管留出足够的长度，防止因翻身牵拉使尿管脱出。

（3）撤洞巾、治疗巾，脱手套，整理导尿包，置于治疗车下层；撤除患者臀下橡胶中单和治疗垫，放于治疗车。协助患者穿裤子，整理床单位。

8. 整理　清理用物，测量尿量，尿标本贴标签后送检。洗手，记录。

（四）注意事项

（1）必须执行查对制度和无菌操作技术原则。

（2）操作过程中注意保护患者隐私，注意保暖。

（3）老年女性尿道口回缩，插管时应仔细观察、辨认，避免误入阴道。如误插入阴道，应另换无菌导尿管重新插管。

（4）膀胱高度膨胀及极度虚弱的患者，第 1 次放尿不可超过 1 000mL。大量放尿可使腹腔内压急剧下降，血液大量滞留于腹腔内，导致血压下降而虚脱；膀胱内压突然降低，还可导致膀胱黏膜急剧充血，出现血尿。

（5）为避免尿道损伤和导致泌尿系统感染，应掌握男性和女性尿道的解剖特点。

二、膀胱冲洗法

膀胱冲洗（bladder irrigation）是将溶液经导尿管灌注入膀胱，再利用虹吸原理将灌入的液体引流出来的方法。

膀胱冲洗的目的：①保持留置导尿管患者尿液引流通畅。②清除膀胱内的血凝块、黏液等异物，预防感染。③治疗某些膀胱疾病，如膀胱炎、膀胱肿瘤。

膀胱冲洗的常用冲洗液：生理盐水、冲洗用水、0.02%呋喃西林、3%硼酸溶液、0.1%新霉素溶液、氯己定溶液。

（一）开放式膀胱冲洗术

1. 用物　冲洗液、安尔碘、棉签、血管钳、无菌膀胱冲洗器、弯盘、一次性换药碗 2 个、纱布 2 块。无留置导尿管者另备导尿用物。另备橡胶中单和治疗垫。

2. 操作方法

（1）在留置导尿管的基础上，铺橡胶中单和治疗垫于导尿管接头下方，弯盘置近旁。

（2）血管钳夹闭导尿管，分离导尿管和引流管接头，无菌纱布包裹引流管接头，防止污染。

（3）消毒导尿管口（由内自外），取膀胱冲洗器抽吸冲洗液 200~300mL，接导尿管匀速注入膀胱。

（4）取下冲洗器，冲洗液引流至弯盘内或使用冲洗器轻轻抽吸引流。如此反复冲洗，直至流出液澄清为止。

（5）冲洗完毕，取下冲洗管，消毒导尿管口接引流袋，固定导尿管，引流袋位置低于膀胱，以利于尿液的引流。

（6）协助患者取舒适卧位，整理床单位。

（7）整理用物，洗手，记录冲洗液名称、冲洗量、引流量、引流液性质及冲洗过程中患者的反应。

3. 注意事项

（1）每次冲洗均应遵守无菌操作原则。

（2）冲洗抽吸时不宜用力过猛，以免造成黏膜损伤，吸出的液体不得再注入膀胱。

（3）冲洗时注意观察膀胱的充盈度以及患者的反应，冲洗中若患者感到剧痛等不适或引流液中有鲜血时，应停止冲洗，通知医生处理。

（二）密闭式膀胱冲洗术

1. 用物　冲洗液、冲洗导管、安尔碘、棉签、输液架、弯盘，集尿袋。无留置导尿管者另备导尿用物。另备橡胶中单和治疗垫。

2. 操作方法

（1）消毒冲洗液，冲洗用导管连接冲洗液，排气。

（2）连接冲洗。使用三腔气囊导尿管时冲洗导管与导尿管侧腔连接，引流袋与主腔连接；使用双腔气囊导尿管时需使用 Y 形管，一端连接导尿管，另一端连接引流管。

（3）打开冲洗管冲洗，调节滴速。双腔气囊导尿管者先夹闭引流管，开放冲洗管。患者有尿意或滴入 200~300mL 溶液后，关闭冲洗管，开放引流管直至引流出冲洗液量。按需要反复冲洗。

（4）余同开放式膀胱冲洗术。

3. 注意事项

（1）严格执行无菌操作，防止医源性感染。

（2）冲洗时液面距引流管约 60cm，以便产生一定的压力，利于液体的流入。根据引流液的颜色调节冲洗速度，一般为 80~100 滴/min，冲洗速度过快可增加患者膀胱刺激感，膀胱收缩导致冲洗液从导尿管侧溢出尿道外。如果冲洗液为药液，需在膀胱内保留 15~30min 后再引流出体外。

（3）冲洗过程中注意观察冲洗、引流的通畅度，评估冲洗液入量和出量。

（4）注意观察患者的反应，若患者出现腹胀、腹痛、膀胱剧烈收缩等不适症状应减缓冲洗速度，必要时停止冲洗，通知医生处理。

（5）寒冷季节，冲洗液应加温至35℃左右，以免过冷液体刺激膀胱，引起膀胱痉挛。

（王改红）

第四章

给药技术

第一节　口服给药法

药物口服后，经胃肠道吸收，可发挥局部或全身治疗的作用。

一、摆药

（一）药物准备类型

1. 中心药房摆药　目前国内不少医院均设有中心药站，一般设在医院内距离各病区适中的地方，负责全院各病区患者的日间用药。

病区护士每日上午在医生查房后把药盘、长期医嘱单送至中心药站，由药站专人处理医嘱，并进行摆药、核对。口服药摆每日3次量，注射药物按一日总量备齐。然后由病区护士当面核对无误后，取回病区，按规定时间发药。发药前须经另一人核对。

各病区另设一药柜，备有少量常用药、贵重药、针剂等，作为临时应急用。所备的药物须有固定基数，用后及时补充，交接班时按数点清。

2. 病区摆药　由病区护士在病区负责准备自己病区患者的所需药品。

（二）用物

药柜（内有各种药品）、药盘（发药车）、小药卡、药杯、量杯（10~20ml）、滴管、药匙、纱布或小毛巾、小水壶（内盛温开水）、服药单。

（三）操作方法

1. 准备　洗净双手，戴口罩，备齐用物，依床号顺序将小药卡（床号、姓名）插于药盘上，并放好药杯。

2. 按服药单摆药　一个患者的药摆好后，再摆第2个患者的药，先摆固体药再摆水剂药。

（1）固体药（片、丸、胶囊）：左手持药瓶（标签在外），右手掌心及小指夹住瓶盖，拇指、示指和中指持药匙取药，不可用手取药。

（2）水剂：先将药水摇匀，左手持量杯，拇指指在所需刻度，使与视线处于同一水平，右手持药瓶，标签向上，然后缓缓倒出所需药液。应以药液低面的刻度为准。同时有几种水剂时，应分别倒入不同药杯内。更换药液时，应用温开水冲洗量杯。倒毕，瓶口用湿纱布或小毛巾擦净，然后放回原处。

3. 其他　①药液不足1ml须用滴管吸取计量，1ml=15滴。为使药量准确，应滴入已盛好少许冷开水药杯内，或直接滴于面包上或饼干上服用。②患者的个人专用药，应注明床号、姓名、药名、剂量、时间，以防差错。专用药不可借给他人用。③摆完药后，应根据服药单查对1次，再由第2人核对无误后，方可发药。如需磨碎的药，可用乳钵研碎。用清洁巾盖好药盘待发。清洗滴管、乳钵等，清理药柜。

二、发药

（一）用物

温开水、服药单、发药车。

（二）操作方法

1. 准备　发药前先了解患者情况，暂不能服药者，应作交班。

2. 发药查对，督促服药　按规定时间，携服药单送药到患者处，核对服药单及床头牌的床号、姓名，并询问患者姓名，回答与服药本一致后再发药，待患者服下后方可离开。

3. 根据不同药物的特性正确给药　①抗生素、磺胺类药物应准时给药，以保持药物在血液中的有效浓度。②健胃、助消化药物宜在饭前或饭间服。对胃黏膜有刺激的药宜在饭后服。③对呼吸道黏膜有安抚作用的保护性镇咳药，服后不宜立即饮水，以免稀释药液降低药效。④某些由肾排出的药物，如磺胺类，尿少时可析出结晶，引起肾小管堵塞，故应鼓励多饮水。⑤对牙齿有腐蚀作用和使牙齿染色的药物，如铁剂，可用饮水管吸取，服后漱口。⑥服用强心苷类药物应先测脉率、心率及节律，若脉率低于60 次/min 或节律不齐时不可服用。⑦有配伍禁忌的药物，不宜在短时间内先后服用，如呋喃妥因与碳酸氢钠溶液等碱性药液。⑧催眠药应就寝前服用。

发药完毕，再次与服药单核对一遍，看有无遗漏或差错。药杯集中处理。清洁药盘放回原处。需要时做好记录。

（三）注意事项

（1）严格遵守三查七对制度（操作前、中、后查，核对床号、姓名、药名、浓度、剂量、方法、时间），防止发生差错。

（2）老、弱、小儿及危重患者应协助服药，鼻饲者应先注入少量温开水，后将药物研碎、溶解后由胃管注入，再注入少量温开水冲洗胃管。更换或停止药物，应及时告诉患者。若患者提出疑问，应重新核对清楚后再给患者服下。

（3）发药后，要密切观察服药后效果及有无不良反应，若有反应，应及时与医生联系，给予必要的处理。

（王改红）

第二节　注射给药法

注射给药是将无菌药液或生物制品用无菌注射器注入体内，达到预防、诊断、治疗目的的方法。

一、药液吸取法

1. 从安瓿内吸取药液　将药液集中到安瓿体部，用消毒液消毒安瓿颈部及砂轮，在安瓿颈部划一踞痕，重新消毒安瓿颈部，拭去碎屑，掰断安瓿。将针尖斜面向下放入安瓿内的液面下，手持活塞柄抽动活塞吸取所需药量。抽吸毕将针头套上空安瓿或针帽备用。

2. 从密封瓶内吸取药液　除去铝盖的中央部分并消毒密封瓶的瓶塞，待干。往瓶内注入与所需药液等量空气（以增加瓶内压力，避免瓶内负压，无法吸取），倒转密封瓶及注射器，使针尖斜面在液面下，轻拉活塞柄吸取药液至所需量，再以示指固定针栓，拔出针头，套上针帽备用。

若密闭瓶或安瓿内系粉剂或结晶时，应先注入所需量的溶剂，使药物溶化，然后吸取药液。黏稠药液如油剂可先加温（遇热变质的药物除外），或将药瓶用双手搓后再抽吸，混悬液应摇匀后再抽吸。

3. 注射器内空气驱出术　一手指固定于针栓上，拇指、中指扶持注射器，针头垂直向上，一手抽动活塞柄吸入少量空气，然后摆动针筒，并使气泡聚集于针头口，稍推活塞将气泡驱出。若针头偏于一侧，则驱气时应使针头朝上倾斜，使气泡集中于针头根部，如上法驱出气泡。

二、皮内注射法

皮内注射法是将少量药液注入表皮与真皮之间的方法。

（一）目的

（1）各种药物过敏试验。

（2）预防接种。

（3）局部麻醉。

（二）用物

（1）注射盘或治疗盘内盛2%碘酊、75%乙醇、无菌镊、砂轮、无菌棉签、开瓶器、弯盘。

（2）1ml注射器、4½号针头，药液按医嘱。药物过敏试验还需备急救药盒。

（三）注射部位

（1）药物过敏试验在前臂掌侧中、下段。

（2）预防接种常选三角肌下缘。

（四）操作方法

（1）评估：了解患者的病情、合作程度、对皮内注射的认识水平和心理反应，过敏试验还需了解患者的"三史"（过敏史、用药史、家族史）；介绍皮内注射的目的、过程，取得患者配合；评估注射部位组织状态（皮肤颜色、有无皮疹、感染及皮肤划痕阳性）。

（2）准备用物，并按医嘱查对后抽好药液，放入铺有无菌巾的治疗盘内，携物品至患者处，再次核对。

（3）助患者取坐位或卧位，选择注射部位，以75%乙醇消毒皮肤、待干。乙醇过敏者用生理盐水清洁皮肤。

（4）排尽注射器内空气，示指和拇指绷紧注射部位皮肤，右手持注射器，针尖斜面向上，与皮肤呈5°刺入皮内，放平注射器，平行将针尖斜面全部进入皮内，左手拇指固定针栓，右手快速推注药液0.1ml。也可右手持注射器左手推注药液，使局部可见半球形隆起的皮丘，皮肤变白，毛孔变大。

（5）注射毕，快速拔出针头，核对后交代患者注意事项。

（6）清理用物，按时观察结果并正确记录。

（五）注意事项

（1）忌用碘酊消毒皮肤，并避免用力反复涂擦。

（2）注射后不可用力按揉，以免影响结果观察。

三、皮下注射法

皮下注射法是将少量药液注入皮下组织的方法。

（一）目的

（1）需迅速达到药效和不能或不宜口服时采用。

（2）局部供药，如局部麻醉用药。

（3）预防接种，如各种疫苗的预防接种。

（二）用物

注射盘，1~2ml注射器，5~6号针头，药液按医嘱准备。

（三）注射部位

上臂三角肌下缘、上臂外侧、股外侧、腹部、后背、前臂内侧中段。

（四）操作方法

（1）评估患者的病情、合作程度、对皮下注射的认识水平和心理反应；介绍皮下注射的目的、过程，取得患者配合；评估注射部位组织状态。

（2）准备用物，并按医嘱查对后抽好药液，放入铺有无菌巾的治疗盘内，携物品至患者处，再次核对。

（3）助患者取坐位或卧位，选择注射部位，皮肤做常规消毒（2%碘酊以注射点为中心，呈螺旋形向外涂擦，直径在 5cm 以上，待干，然后用 75% 乙醇以同法脱碘 2 次，待干）或安尔碘消毒。

（4）持注射器排尽空气。

（5）左手示指与拇指绷紧皮肤，右手持注射器、示指固定针栓，针尖斜面向上，与皮肤呈 30°~40°，过瘦者可捏起注射部位皮肤，快速刺入针头 2/3，左手抽动活塞观察无回血后缓缓推注药液。

（6）推完药液，用干棉签放于针刺处，快速拔出针后，轻轻按压。

（7）核对后助患者取舒适卧位，整理床单位，清理用物，必要时记录。

（五）注意事项

（1）持针时，右手示指固定针栓，切勿触及针梗，以免污染。

（2）针头刺入角度不宜超过 45°，以免刺入肌层。

（3）对皮肤有刺激作用的药物，一般不做皮下注射。

（4）少于 1ml 药液时，必须用 1ml 注射器，以保证注入药量准确无误。

（5）需经常做皮下注射者，应建立轮流交替注射部位的计划，以达到在有限的注射部位吸收最大药量的效果。

四、肌内注射法

肌内注射法是将少量药液注入肌肉组织的方法。

（一）目的

（1）给予需在一定时间内产生药效，而不能或不宜口服的药物。

（2）药物不宜或不能静脉注射，要求比皮下注射更迅速发生疗效时采用。

（3）注射刺激性较强或药量较大的药物。

（二）用物

注射盘，2~5ml 注射器，6~7 号针头，药液按医嘱准备。

（三）注射部位

一般选择肌肉较丰厚、离大神经和血管较远的部位，其中以臀大肌、臀中肌、臀小肌最为常用，其次为股外侧肌及上臂三角肌。

1. 臀大肌注射区定位法　如下所述：

（1）十字法：从臀裂顶点向左或向右侧画一水平线，然后从该侧髂嵴最高点做一垂直线，将臀部分为 4 个象限，选其外上象限并避开内角（内角定位：髂后上棘至大转子连线）即为注射区。

（2）连线法：取髂前上棘和尾骨连线的外上 1/3 处为注射部位。

2. 臀中肌、臀小肌注射区定位法　如下所述：

（1）构角法：以示指尖与中指尖分别置于髂前上棘和髂嵴下缘处，由髂嵴、示指、中指所构成的三角区内为注射部位。

（2）三指法：髂前上棘外侧三横指处（以患者的手指宽度为标准）。

（3）股外侧肌注射区定位法：在大腿中段外侧，膝上 10cm，髋关节下 10cm 处，宽约 7.5cm。此处大血管、神经干很少通过，范围较大，适用于多次注射或 2 岁以下婴幼儿注射。

（4）上臂三角肌注射区定位法：上臂外侧、肩峰下 2~3 横指处。此处肌肉不如臀部丰厚，只能做小剂量注射。

（四）患者体位

为使患者的注射部位肌肉松弛，应尽量使患者体位舒适。

（1）侧卧位：下腿稍屈膝，上腿伸直。

（2）俯卧位：足尖相对，足跟分开。

（3）仰卧位：适用于病情危重不能翻身的患者。

（4）坐位：座位稍高，便于操作。非注射侧臀部坐于座位上，注射侧腿伸直。一般多为门诊患者所取。

（五）操作方法

（1）评估患者的病情、合作程度、对肌内注射的认识水平和心理反应；介绍肌内注射的目的、过程，取得患者配合；评估注射部位组织状态。

（2）准备用物，并按医嘱查对后抽好药液，放入铺有无菌巾的治疗盘内，携物品至患者处，再次核对。

（3）协助患者取合适卧位，选择注射部位，常规消毒或安尔碘消毒注射部位皮肤。

（4）排气，左手拇指、示指分开并绷紧皮肤，右手执笔式持注射器，中指固定针栓，用前臂带动腕部的力量，将针头迅速垂直刺入肌内，一般刺入2.5~3.0cm，过瘦者或小儿酌减，固定针头。

（5）松左手，抽动活塞，观察无回血后，缓慢推药液。如有回血，酌情处理，可拔出或进针少许再试抽，无回血方可推药。推药同时注意观察患者的表情及反应。

（6）注射毕，用干棉签放于针刺处，快速拔针并按压。

（7）核对后协助患者穿好衣裤，安置舒适卧位，整理床单位。清理用物，必要时做记录。

（六）Z径路注射法和留置气泡技术

1. Z径路注射法　注射前以左手示指、中指和环指使待注射部位皮肤及皮下组织朝同一方向侧移（皮肤侧移1~2cm），绷紧固定局部皮肤，维持到拔针后，迅速松开左手，此时位移的皮肤和皮下组织位置复原，原先垂直的针刺通道随即变成Z形，该方法可将药液封闭在肌肉组织内而不易回渗，利于吸收，减少硬结的发生，尤其适用于老年人等特殊人群，以及刺激性大、难吸收药物的肌内注射。

2. 留置气泡技术　方法为用注射器抽吸适量药液后，再吸入0.2~0.3ml的空气。注射时，气泡在上，当全部药液注入后，再注入空气。其方法优点：将药物全部注入肌肉组织而不留在注射器无效腔中（每种注射器的无效腔量不一，范围从0.07~0.30ml），以保证药量的准确；同时可防止拔针时，药液渗入皮下组织引起刺激，产生疼痛，并可将药液限制在注射肌肉局部而利于组织的吸收。

（七）注意事项

（1）切勿将针梗全部刺入，以防从根部衔接处折断。万一折断，应保持局部与肢体不动，速用止血钳夹住断端取出。若全部埋入肌肉内，即请外科医生诊治。

（2）臀部注射，部位要选择正确，偏内下方易伤及神经、血管，偏外上方易刺及髋骨，引起剧痛及断针。

（3）推药液时必须固定针栓，推速要慢，同时注意患者的表情及反应。如系油剂药液更应持牢针栓，以防用力过大针栓与乳头脱开，药液外溢；若为混悬剂，进针前要摇匀药液，进针后持牢针栓，快速推药，以免药液沉淀造成堵塞或因用力过猛使药液外溢。

（4）需长期注射者，应经常更换注射部位，并用细长针头，以避免或减少硬结的发生。若一旦发生硬结，可采用理疗、热敷或外敷活血化瘀的中药如蒲公英、金黄散等。

（5）2岁以下婴幼儿不宜在臀大肌处注射，因幼儿尚未能独立行走，其臀部肌肉一般发育不好，有可能伤及坐骨神经，应选臀中肌、臀小肌或股外侧肌注射。

（6）两种药液同时注射又无配伍禁忌时，常采用分层注射法。当第一针药液注射完，随即拧下针筒，接上第二副注射器，并将针头拔出少许后向另一方向刺入，试抽无回血后，即可缓慢推药。

五、静脉注射法

（一）目的

（1）药物不宜口服、皮下或肌内注射时，需要迅速发生疗效者。

（2）做诊断性检查，由静脉注入药物，如肝、肾、胆囊等检查需注射造影剂或染料等。

（二）用物

注射盘、注射器（根据药量准备）、7～9号针头或头皮针头、止血带、胶布，药液按医嘱准备。

（三）注射部位

1. 四肢浅静脉　肘部的贵要静脉、正中静脉、头静脉；腕部、手背及踝部或足背浅静脉等。

2. 小儿头皮静脉　额静脉、颞静脉等。

3. 股静脉　位于股三角区股鞘内，股神经和股动脉内侧。

（四）操作方法

1. 四肢浅表静脉注射术　如下所述：

（1）评估患者的病情、合作程度、对静脉注射的认识水平和心理反应；介绍静脉注射的目的、过程，取得患者配合；评估注射部位组织状态。

（2）准备用物，并按医嘱查对后抽好药液，放入铺有无菌巾的治疗盘内，携物品至患者处，再次核对。

（3）选静脉，在注射部位上方6cm处扎止血带，止血带末端向上。皮肤常规消毒或安尔碘消毒，同时嘱患者握拳，使静脉显露。备胶布2～3条。

（4）注射器接上头皮针头，排尽空气，在注射部位下方，绷紧静脉下端皮肤并使其固定。右手持针头使其针尖斜面向上，与皮肤呈15°～30°，由静脉上方或侧方刺入皮下，再沿静脉走向刺入静脉，见回血后将针头与静脉的角度调整好，顺静脉走向推进0.5～1.0cm后固定。

（5）松止血带，嘱患者松拳，用胶布固定针头。若采血标本者，则止血带不放松，直接抽取血标本所需量，也不必胶布固定。

（6）推完药液，以干棉签放于穿刺点上方，快速拔出针头后按压片刻，无出血为止。

（7）核对后安置舒适卧位，整理床单位。清理用物，必要时做记录。

2. 股静脉注射术　常用于急救时加压输液、输血或采集血标本。

（1）评估、查对、备药同四肢静脉注射。

（2）患者仰卧，下肢伸直略外展（小儿应有人协助固定），局部常规消毒或安尔碘消毒皮肤，同时消毒术者左手示指和中指。

（3）于股三角区扪股动脉搏动最明显处，予以固定。

（4）右手持注射器，排尽空气，在腹股沟韧带下一横指、股动脉搏动内侧0.5cm垂直或呈45°刺入，抽动活塞见暗红色回血，提示已进入股静脉，固定针头，根据需要推注药液或采集血标本。

（5）注射或采血毕，拔出针头，用无菌纱布加压止血3～5min，以防出血或形成血肿。

（6）核对后安置舒适卧位，整理床单位。清理用物，必要时做记录，血标本则及时送检。

（五）注意事项

（1）严格执行无菌操作原则，防止感染。

（2）穿刺时务必沉着，切勿乱刺。一旦出现血肿，应立即拔出，按压局部，另选它处注射。

（3）注射时应选粗直、弹性好、不易滑动而易固定的静脉，并避开关节及静脉瓣。

（4）需长期静脉给药者，为保护静脉，应有计划地由小到大，由远心端到近心端选血管进行注射。

（5）对组织有强烈刺激的药物，最好用一副等渗生理盐水注射器先行试穿，证实针头确在血管内后，再换注射器推药。在推注过程中，应试抽有无回血，检查针梗是否仍在血管内，经常听取患者的主诉，观察局部体征，如局部疼痛、肿胀或无回血时，表示针梗脱出静脉，应立即拔出，更换部位重新注射，以免药液外溢而致组织坏死。

（6）药液推注的速度，根据患者的年龄、病情及药物的性质而定，并随时听取患者的主诉和观察病情变化，以便调节。

（7）股静脉穿刺时，若抽出鲜红色血，提示穿入股动脉，应立即拔出针头，压迫穿刺点 5 ~ 10min，直至无出血为止。一旦穿刺失败，切勿再穿刺，以免引起血肿，有出血倾向的患者，忌用此法。

（六）特殊患者静脉穿刺法

1. 肥胖患者　静脉较深，不明显，但较固定不滑动，可摸准后再行穿刺。

2. 消瘦患者　皮下脂肪少，静脉较滑动，穿刺时须固定静脉上下端。

3. 水肿患者　可按静脉走向的解剖位置，用手指压迫局部，以暂时驱散皮下水分，显露静脉后再穿刺。

4. 脱水患者　静脉塌陷，可局部热敷、按摩，待血管扩张显露后再穿刺。

六、动脉注射法

（一）目的

（1）采集动脉血标本。

（2）施行某些特殊检查，注入造影剂，如脑血管检查。

（3）施行某些治疗，如注射抗癌药物作区域性化疗。

（4）抢救重度休克，经动脉加压输液，以迅速增加有效血容量。

（二）用物

（1）注射盘、注射器（按需准备）、7 ~ 9 号针头、无菌纱布、无菌手套、药液按医嘱准备。

（2）若采集血标本需另备标本容器、无菌软塞，必要时还需备酒精灯和火柴。一些检查或造影根据需要准备用物和药液。

（三）注射部位

选择动脉搏动最明显处穿刺。采集血标本常用桡动脉、股动脉。区域性化疗时，应根据患者治疗需要选择，一般头面部疾病选用颈总动脉，上肢疾病选用锁骨下动脉或肱动脉，下肢疾病选用股动脉。

（四）操作方法

（1）评估患者的病情、合作程度、对动脉注射的认识水平和心理反应；介绍动脉注射的目的、过程，取得患者配合；评估注射部位组织状态。

（2）准备用物，并按医嘱查对后抽好药液，放入铺有无菌巾的治疗盘内，携物品至患者处，再次核对。

（3）选择注射部位，协助患者取适当卧位，消毒局部皮肤，待干。

（4）戴手套或消毒左手示指和中指，在已消毒范围内摸到欲穿刺动脉的搏动最明显处，固定于两指之间。

（5）右手持注射器，在两指间垂直或与动脉走向呈40°刺入动脉，见有鲜红色回血，右手固定穿刺针的方向及深度，左手以最快的速度注入药液或采血。

（6）操作完毕，迅速拔出针头，局部加压止血 5 ~ 10min。

（7）核对后安置患者舒适卧位，整理床单位。清理用物，必要时做记录，如有血标本则及时送检。

（五）注意事项

（1）采血标本时，需先用 1 : 500 的肝素稀释液湿润注射器管腔。

（2）采血进行血气分析时，针头拔出后立即刺入软塞以隔绝空气，并用手搓动注射器使血液与抗凝剂混匀，避免凝血。

（王改红）

第五章

手术室护理

第一节　消毒与灭菌原则、要求及常用消毒剂的应用

一、消毒与灭菌原则及要求

（一）选择消毒与灭菌方法的原则

（1）使用经卫生行政部门批准的消毒药、器械，并按照批准使用的范围和方法在医疗机构及疫源地等消毒中使用。

（2）根据物品污染后的危害程度选择消毒灭菌方法。

（3）根据物品上污染微生物的种类、数量和危害程度选择消毒灭菌的方法。

（4）根据消毒物品的性质选择消毒方法。

（二）实施要求

（1）凡进入人体组织、无菌器官、血液或从血液中流过的医疗用品必须达到灭菌要求，如外科器械、穿刺针、注射器、输液器、各种穿刺包、各种人体移植植入物、需灭菌内镜及附件（腹腔镜、胸腔镜、关节镜、胆管镜、膀胱镜、宫腔镜、前列腺电切镜、经皮肾镜、鼻窦镜等）、各种活检钳、血管介入导管、口腔科直接接触患者伤口的器械和用品等。

灭菌方法：压力蒸汽灭菌；环氧乙烷灭菌；过氧化氢低温等离子灭菌；2%碱性戊二醛浸泡10h。

（2）接触破损皮肤、黏膜而不进入无菌组织内的医疗器械、器具和物品必须达到高消毒水平，如体温表、氧气湿化瓶、呼吸机管道、需消毒内镜（胃镜、肠镜、支纤镜等）、压舌板、口腔科检查器械等。

消毒方法：100℃煮沸消毒20～30min；2%戊二醛浸泡消毒20～45min；500mg/L有效氯浸泡30min（严重污染时用1 000～5 000mg/L）；0.2%过氧乙酸浸泡消毒20min以上；3%过氧化氢浸泡消毒20min以上。

（3）一般情况下无害的物品，只有当受到一定量致病菌污染时才造成危害的物品，仅直接或间接地和健康无损的皮肤相接触，一般可用低效消毒方法，或只做一般的清洁处理即可，仅在特殊情况下，才做特殊的消毒要求。如生活卫生用品和患者、医护人员生活和工作环境中的物品（毛巾、面盆、痰杯、地面、墙面、床面、被褥、桌面、餐具、茶具；一般诊疗用品如听诊器、血压计袖带等）。

消毒方法：地面应湿式清扫，保持清洁，当有血迹、体液等污染时，应及时用含氯消毒剂拖洗；拖洗工具使用后应消毒、洗净，再晾干。

二、常用消毒剂的应用

（一）应用原则

1）选择消毒剂的原则

（1）根据物品污染后的危害程度选择：进入人体组织、无菌器官、血液或从血液中流过的医疗用

品为高度危险性物品，必须选择灭菌剂；接触人体黏膜或破损皮肤的医疗用品为中度危险性物品，选择高、中效消毒剂；仅和人体完整皮肤接触的物品为低度危险性物品，选择去污清洁剂或低效消毒剂（无病原微生物污染的环境和场所不必每天使用消毒剂消毒）。

（2）根据消毒物品的性质选择：消毒剂的种类繁多，用途和方法各不相同，杀菌能力和对物品的损害也有所不同。根据消毒物品的性质，选择消毒效果好、对物品损失小的消毒剂。

2）根据使用说明书正确使用：阅读消毒剂使用说明书，了解其性能、使用范围、方法及注意事项。

3）通常情况下需结合消毒对象、污染后危害性及物品性质选择：高危险性物品首选压力蒸汽灭菌法，不能压力灭菌的可以选择环氧乙烷或过氧化氢低温等离子灭菌法，化学消毒剂或灭菌剂是最后的选择。一般情况下，消毒剂浓度高、作用时间长，消毒效果增加，但对物品的损坏性也增加；相反，消毒剂浓度降低，作用时间短，消毒效果下降，对物品的损坏也较轻。

4）加强监测，防止消毒剂及灭菌剂的再污染。

5）充分考虑对消毒剂消毒灭菌效果的其他影响因素，如时间、温度、酸碱度、微生物污染程度、消毒剂的种类与穿透力等；尤其重视物品清洁程度对消毒灭菌效果的影响，确保物品在消毒灭菌前清洗符合要求。

6）配置消毒液应使用量杯，根据要求进行配置。

（二）常用消毒剂应用注意事项

（1）消毒剂对人体有一定毒性和刺激性，对物品有损伤作用，大量频繁使用可污染环境，应严格按照说明书规定的剂量使用。

（2）掌握消毒剂的使用浓度及计算方法，加强配置的准确性；配置及使用时应注意个人防护，必要时戴防护眼镜、口罩和手套等。

（3）注意消毒剂的使用有效期，置于阴凉避光处保存。

（4）对易分解、易挥发的消毒剂，应控制购入及储存量。

（5）消毒剂仅用于物体及外环境的消毒处理，切忌内服，不能与口服药品混合摆放。消毒剂和药品应分开存放。

（三）常用消毒剂的杀菌谱及影响因素

（1）高水平消毒剂：包括含氯消毒剂、过氧乙酸、二氧化氯、甲醛、戊二醛、次氯酸钠、稳定型过氧化氢、琥珀酸脱氢酶，能杀灭芽孢、分枝杆菌、病毒、真菌和细菌。其消毒效果与浓度、接触时间、温度、有机物的出现、pH 值、钙或镁的出现有关。

（2）中效消毒剂：包括酚类衍生物、碘类、醇类和异丙醇类，能杀灭结核菌、病毒、真菌和细菌。其消毒效果与浓度、接触时间、温度、有机物的出现、pH 值、钙或镁的出现有关。

（3）低效消毒剂：包括季胺类、双胍类，能杀灭细菌繁殖体（分枝杆菌除外）和亲脂病毒。其消毒效果与浓度、接触时间、温度、有机物的出现、pH 值、钙或镁的出现有关。

（四）常用消毒剂的配置使用及注意事项

1. 戊二醛　灭菌剂，适用于医疗器械和耐湿忌热的精密仪器等的消毒与灭菌。灭菌使用常为 2% 的碱性戊二醛。

1）使用方法：用于灭菌，2% 戊二醛加盖浸泡 10h；用于消毒，2% 戊二醛加盖浸泡 20～45min。

2）注意事项

（1）本品 pH 值为 7.05～8.50 时杀菌作用强。

（2）对碳钢制品有腐蚀性，金属器械及内镜消毒灭菌时需加防锈剂。

（3）对皮肤黏膜有刺激，可引起过敏性皮炎。

（4）器械消毒灭菌前须彻底清洗干净，干燥后再浸没于消毒液中，以免稀释失效并减少有机物对消毒剂的影响，保证足够的浓度和消毒灭菌时间。

（5）消毒或灭菌时必须加盖，器械使用前必须用无菌蒸馏水或无菌生理盐水冲洗干净残留物，灭菌容器每周灭菌 1 次，2 周更换消毒液或按消毒剂的说明执行；配制及使用过程中应加强消毒剂浓度检测，戊二醛浓度测试卡应在有效期内使用。

（6）打开戊二醛时，须注明开瓶时间及加入活化剂日期，活化后保存时间不能超过 2 周。超过时间，戊二醛聚合效果明显下降或无效。

（7）不能用于空气、皮肤和手的消毒。

2. "84" 消毒液或其他含氯消毒剂　高效消毒剂，有广谱、速效、低毒或无毒，对金属有腐蚀性，对织物有漂白作用，但受有机物影响很大，且水剂不稳定等特点。

1）使用方法

（1）浸泡法：对一般细菌繁殖体污染物品，用含有效氯 500mg/L 的消毒液作用 10min 以上；对分枝杆菌和致病性芽孢菌污染物品，用含有效氯 2 000 ~ 5 000mg/L 的消毒液作用 30min 以上。

（2）擦拭法：对大件不能用浸泡法消毒的物品，可用擦拭法。消毒液浓度和作用时间参见"浸泡法"。

（3）喷洒法：对一般物品表面，用含有效氯 500 ~ 1 000mg/L 的消毒液均匀喷洒作用 30min 以上；对芽孢和分枝杆菌污染的物品，用含有效氯 2 000mg/L 的消毒液均匀喷洒，作用 60min 以上。

2）注意事项

（1）不稳定，易挥发，应置于阴凉、干燥处密封保存。

（2）配置使用时应测定有效含氯量，并现配现用。

（3）浸泡消毒物品时应将待消毒物品浸没于消毒液内，加盖，且在有效期内使用。

（4）消毒剂有腐蚀、漂白、脱色、损坏的作用，不应做有色织物的消毒。

（5）浓度高对皮肤、黏膜有刺激性和氯臭味，配置时应戴口罩和手套。

（6）有机物可消耗消毒剂中有效氯，降低其杀菌作用，应提高使用浓度或延长作用时间。

（7）其他含氯消毒剂按照说明使用。

3. 过氧乙酸灭菌剂　原液浓度 16% ~ 20%。

1）使用方法

（1）浸泡法：一般污染用 0.05% 过氧乙酸作用 30min；细菌芽孢用 1% 消毒浸泡 5min，灭菌 30min；对病毒和结核杆菌 0.5% 作用 30min。

（2）擦拭法：对大件不能用浸泡法消毒的物品，可用擦拭法。消毒液浓度和作用时间参见"浸泡法"。

（3）喷洒法：对一般物品表面，用 0.2% ~ 0.4%，作用 30 ~ 60min 以上。

（4）熏蒸法：按 1 ~ 3g/m³ 计算，当室温在 20℃，相对湿度 70% ~ 90% 时，对细菌繁殖体用 1g/m³，熏蒸 60min；对细菌芽孢用量为 3g/m³，熏蒸 90min。

（5）空气消毒：房屋密闭后，用 15% 过氧乙酸原液 7ml/m³ 或 1g/m³，置于瓷或玻璃器皿中加热蒸发消毒 2h，即可开窗通风；或以 2% 过氧乙酸溶液 8ml/m³，气溶胶喷雾消毒，作用 30 ~ 60min。

2）注意事项

（1）原液浓度低于 12% 时禁止使用。

（2）易挥发，注意阴凉保存，开瓶后，每放置保存 1 个月，浓度减少 3%。

（3）谨防溅入眼内或皮肤黏膜上，一旦溅入，立即清水冲洗。

（4）对金属有腐蚀性，对织物有漂白作用，消毒后立即用清水冲洗干净。

（5）配置溶液时，忌与碱性或有机物混合；注意有效期，稀释液现配现用。

4. 络合碘　中效消毒剂，有效碘含量为 5 000 ~ 5 500mg/L。主要用于皮肤黏膜的消毒。

1）使用方法

（1）外科手术及注射部位皮肤消毒为原液，涂擦 2 次，作用 5min，待干后才能操作。

（2）口腔黏膜消毒为 500mg/L 涂擦，作用 5min。

（3）阴道黏膜消毒以浓度 250mg/L 涂擦，作用 5min。

（4）烧伤创伤消毒 250 ~ 500mg/L 涂擦，作用 5min。

2）注意事项

（1）避光、阴凉、防潮、密封保存，若受热高于40℃时，即分解碘蒸气而使之失效。

（2）对二价金属制品有腐蚀性，不应做相应金属制品的消毒。

（3）碘过敏者忌用本品。

5. 酒精　中效消毒剂，用于消毒其含量为75%。主要用于皮肤消毒。注意事项：

（1）易燃，忌明火。

（2）必须使用医用酒精，严禁使用工业酒精。

（3）注明有效期。

6. 过氧化氢　过氧化氢为高效消毒剂，临床上使用消毒浓度为3%。主要用于外科伤口清洗消毒、口腔含漱及空气消毒。

1）使用方法

（1）浸泡法：物品浸没于3%过氧化氢容器中，加盖，浸泡30min。

（2）擦拭法：对大件不能用浸泡法消毒的物品，可用擦拭法。消毒液浓度和作用时间参见"浸泡法"。

（3）其他方法：用1%过氧化氢漱口，用3%过氧化氢冲洗伤口。

2）注意事项

（1）本品应通风阴凉保存，用前应测有效含量。

（2）稳定性差，现配现用；稀释时忌与还原剂、碱、碘化物等强氧化剂混合。

（3）对金属有腐蚀性，对织物有漂白作用。

（4）使用浓溶液时，谨防溅入眼内及皮肤黏膜上；一旦溅入，立即用清水冲洗。

（5）消毒被血液、脓液污染的物品时，需适当延长时间。

7. 速效手消毒剂　本品为0.5%~4.0%洗必泰酒精，用于外科手消毒、工作和生活中的卫生手消毒。

1）使用方法

（1）接连进行检查、治疗和护理患者时用本品原液3ml置于掌心，两手涂擦1min晾干。

（2）外科洗手完毕后，用5~10ml原液置于掌心，两手涂擦手和前臂3min。晾干后带上无菌手套。

（3）日常工作后的手消毒：先用抑菌液或皂液揉搓双手，冲净后，将3ml原液置于掌心，揉搓1min。

2）注意事项

（1）本品为外用消毒剂，不得口服，入眼。

（2）本品含有酒精，对伤口、黏膜有一定的刺激性。

（3）洗手后，必须将抑菌液或皂液冲净后再使用本品消毒。

（4）本品应置于阴凉、通风处保存；有效期12~24h。详见产品说明书。

（都继微）

第二节　洗手、刷手技术

一、基本概念

外科刷手术：指手术人员通过机械刷洗和化学药物作用以去除并杀灭手部皮肤表面上的污垢和附着的细菌，从而达到消毒手的目的。

外科手消毒：指用消毒剂清除或杀灭手部及上肢暂居菌和减少常居菌的过程。

常居菌：也称固有性细菌，能从大部分人的皮肤上分离出来的微生物，是皮肤上持久的微生物。这种微生物是寄居在皮肤上持久的固有的寄居者，不易被机械的摩擦清除。如凝固酶阴性葡萄球菌、棒状杆菌类、丙酸菌属、不动杆菌属等。

暂居菌：也称污染菌或过客菌丛，寄居在皮肤表层，是常规洗手很容易被清除的微生物。接触患者或被污染的物体表面可获得，可随时通过手传播。

二、刷手前的准备

（1）穿洗手衣裤、隔离鞋，最好脱去本人衣衫；如未脱者，衣领衣袖应卷入洗手衣内，不可外露。

（2）戴口罩、帽子，头发、口鼻不外露。轻度上呼吸道感染者戴双层口罩，严重者不可参加手术。

（3）剪短指甲（水平观指腹不露指甲为度），去除饰物，双手及前臂无疖肿和破溃。

（4）用肥皂或洗手液洗手，清除手上污垢。常用刷手液及使用方法见表5－1。

表5－1 常用刷手液及使用方法

刷手液	消毒液	机械刷手（次/min）	浸泡时间（min）	涂擦	特点
2%肥皂液	75%酒精	3/10	5		偶有过敏现象，耗时，对皮肤有刺激、
0.5%碘伏		2/5		2	着色重
氯己定醇洗手液	—	1/3	—	1	偶有过敏现象，快捷

由于肥皂液在存放过程中容易滋生微生物，加上刷手时间长、繁琐等原因，逐渐被淘汰。目前市售的氯己定醇洗手液最大的特点是方便、快捷，容器多为一次性使用，不易受细菌污染，有的还具有芳香味及护肤作用等特点，已广泛应用于手的刷洗和消毒。

三、外科刷手法

外科刷手方法分3个步骤：机械刷洗、擦拭水迹、手的消毒。下面介绍氯己定－醇洗手液刷手法。

（一）机械刷洗与消毒

1. 刷手方法　如下所述：

（1）取消毒毛刷。

（2）用毛刷取洗手液5~10ml，刷洗手及上臂。顺序为：指尖→指蹼→甲沟→指缝→手腕→前臂→肘部→上臂。刷手时稍用力，速度稍快。范围包括双手、前臂、肘关节上10cm（上臂下1/3~1/2）处的皮肤，时间约3min。

（3）刷手毕，用流动水冲洗泡沫。冲洗时，双手抬高，让水从手、臂至肘部方向淋下，手不要放在最低位，避免臂部的水流向手部，造成污染。

现部分医院采用的是七步揉搓洗手法，先用流动水弄湿双手。取适量洗手液，揉搓双手。方法为：第一步是掌心擦掌心；第二步是手指交叉，掌心擦掌心；第三步是手指交叉，掌心擦掌心，两手互换；第四步是两手互握，互擦指背；第五步是指尖摩擦掌心，两手互换；第六步是拇指在掌心转动，两手互换；第七步是手指握腕部摩擦旋转向上至上臂下1/3~1/2。手朝上，肘朝下冲洗双手。按此方法洗3遍，时间不少于10min。

2. 擦拭手臂　用无菌毛巾或一次性纸巾依次擦干手、臂、肘。擦拭时，先擦双手，然后将毛巾折成三角形，搭在一侧手背上，对侧手持住毛巾的两个角，由手向肘顺势移动，擦去水迹，不得回擦；擦对侧时，将毛巾翻转，方法相同。见图5－1。

3. 消毒手臂　取消毒液按七步洗手法揉擦双手至上臂下1/3~1/2，待药液自行挥发至干燥，达到消毒目的。

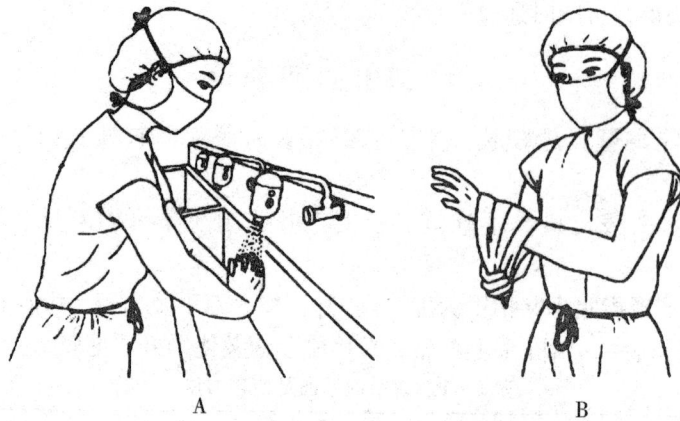

图 5-1 外科刷手法
A. 洗手；B. 擦手

（二）注意事项

（1）修剪指甲，指甲长度不得超过 0.1cm。

（2）用洗手液清洗双手一定要冲洗、擦干后，方能取手消毒液。

（3）刷洗后手、臂、肘部不可碰及他物，如误触他物，视为污染，必须重新刷洗消毒。

（4）采用肥皂刷手、酒精浸泡时，刷手的毛刷可不换，但每次冲洗时必须洗净刷子上原有的肥皂液。

（5）采用酒精浸泡手臂时，手臂不可触碰桶口，每周需测定桶内酒精浓度 1 次。

（6）刷子最好选用耐高温的毛刷，用后彻底清洗、晾干，然后采用高压或煮沸消毒。

四、连台手术的洗手原则

当进行无菌手术后的连台手术时，若脱去手术衣、手套后手未沾染血迹、未被污染，直接用消毒液涂抹 1 次即可。当进行感染手术后的连台手术时，脱去手术衣、手套，更换口罩、帽子后，必须重新刷手和消毒。

（都继微）

第三节　穿手术衣，戴无菌手套，无菌桌铺置原则、方法

一、穿手术衣

常用的无菌手术衣有两种：一种是对开式手术衣；另一种是折叠式手术衣。它们的穿法不同，无菌范围也不相同。

（一）对开式手术衣穿法

（1）手消毒后，取无菌手术衣，选择较宽敞的空间，手持衣领面向无菌区轻轻抖开。

（2）将手术衣轻抛向上的同时，顺势将双手和前臂伸入衣袖内，并向前平行伸展。

（3）巡回护士在其身后协助向后拉衣、系带，然后在手术衣的下摆稍用力拉平，轻推穿衣者的腰背部提示穿衣完毕。见图 5-2。

（4）手术衣无菌区域：肩以下，腰以上的胸前、双手、前臂，腋中线的侧胸。

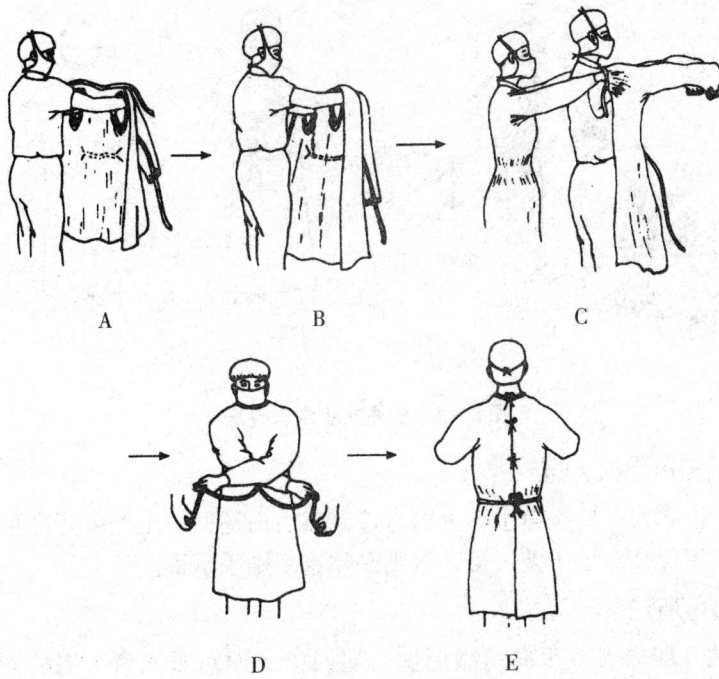

A B C

D E

图 5-2 对开式手术衣穿法

（二）折叠式手术衣穿法

（1）（2）同"对开式手术衣穿法"。

（3）巡回护士在其身后系好颈部、背部内侧系带。

（4）戴无菌手套。

（5）戴无菌手套将前襟的腰带递给已戴好手套的手术医生，或由巡回护士用无菌持物钳夹持腰带绕穿衣者一周后交给穿衣者自行系于腰间。

（6）无菌区域：肩以下，腰以上的胸前、双手、前臂、左右腋中线内，后背为相对无菌区。见图5-3。

（三）注意事项

（1）穿手术衣必须在手术间进行，四周有足够的空间，穿衣者面向无菌区。

（2）穿衣时，不要让手术衣触及地面或周围的人或物，若不慎接触，应立即更换。巡回护士向后拉衣领、衣袖时，双手均不可触及手术衣外面。

（3）穿折叠式手术衣时，穿衣人员必须戴好手套，方可接触腰带。

（4）穿好手术衣、戴好手套，在等待手术开始前，应将双手放在手术衣胸前的夹层或双手互握置于胸前，不可高于肩低于腰，或双手交叉放于腋下。

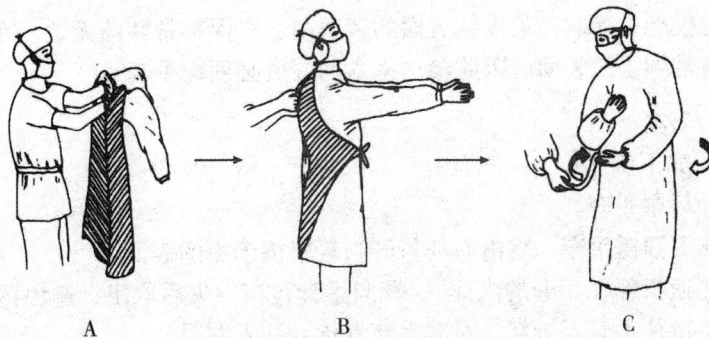

A B C

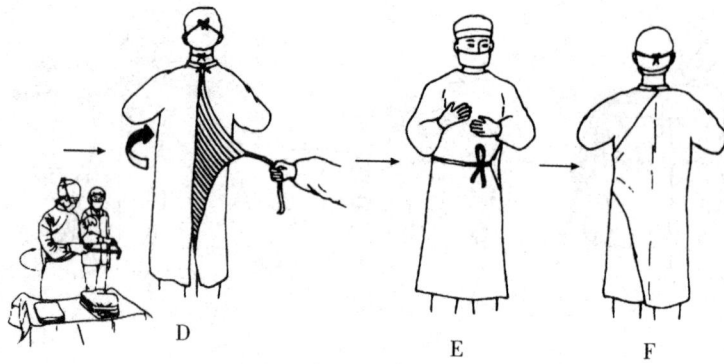

图 5 - 3　折叠式手术衣穿法

（四）连台手术衣的更换方法

进行连台手术时，手术人员应洗净手套上的血迹，然后由巡回护士松解背部系带，先后脱去手术衣及手套。脱手术衣时注意保持双手不被污染，否则必须重新刷手消毒。

（五）脱手术衣的方法

1. 他人帮助脱衣法　脱衣者双手向前微屈肘，巡回护士面对脱衣者，握住衣领将手术衣向肘部、手的方向顺势翻转、扯脱。此时手套的腕部正好翻于手上。见图 5 - 4。

2. 个人脱衣法　脱衣者左手抓住右肩手术衣外面，自上拉下，使衣袖由里向外翻。同样方法拉下左肩，然后脱下手术衣，并使衣里外翻，保护手臂、洗手衣裤不被手术衣外面所污染，将手术衣扔于污物袋内。见图 5 - 5。

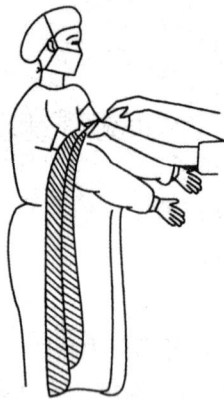

图 5 - 4　他人帮助脱衣法　　　　图 5 - 5　个人脱衣法

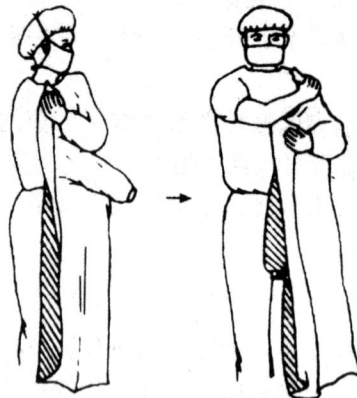

二、戴手套

由于手的刷洗消毒仅能去除、杀灭皮肤表面的暂居菌，对深部常驻菌无效。在手术过程中，皮肤深部的细菌会随术者汗液带到手的表面。因此参加手术的人员必须戴手套。

（一）戴手套的方法

1. 术者戴手套法　如下所述：

（1）先穿手术衣，后戴手套。

（2）打开手套包布，显露手套，将滑石粉打开，轻轻擦于手的表面。

（3）右手持住手套返折部（手套的内面），移向手套包布中央后取出，避免污染。

（4）戴左手，右手持住手套返折部，对准手套五指，插入左手。

（5）戴右手，左手指插入右手套的返折部内面（手套的外面）托住手套，插入右手。

（6）术前将返折部分向上翻，盖住手术衣袖口。见图5-6。

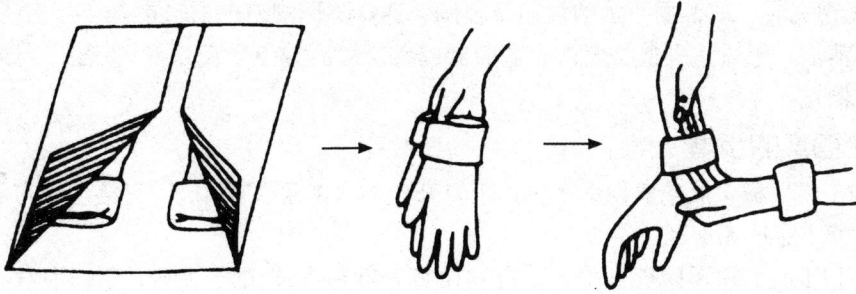

图5-6　术者戴手套法

2. 协助术者戴手套法　如下所述：

（1）洗手护士双手手指（拇指除外）插入手套返折口内面的两端，四指用力稍向外拉出，手套拇指朝外上，小指朝内下，呈外"八"字形，扩大手套入口，有利于术者穿戴。

（2）术者左手对准手套，五指向下，护士向上提。同法戴右手。

（3）术者自行将手套返折翻转压住手术衣袖口。见图5-7。

（二）注意事项

（1）持手套时，手稍向前伸，不要紧贴手术衣。

（2）戴手套时，未戴手套的手不可触及手套外面，已戴手套的手不可触及手套内面。

图5-7　协助术者戴手套法

（3）戴好手套后，应将翻边的手套口翻转过来压住袖口，不可将腕部裸露；翻转时，戴手套的手指不可触及皮肤。

（4）若戴手套时使用了滑石粉，应在参加手术前用无菌盐水冲洗手套上的滑石粉。

（5）协助术者戴手套时，洗手护士应戴好手套，并避免触及术者皮肤。

（三）连台手术脱手套法

先脱去手术衣，将戴手套的右手插入左手手套外面脱去手套，注意手套不可触及左手皮肤，然后左手拇指伸入右手鱼际肌之间，向下脱去右手手套。此时注意右手不可触及手套外面，以确保手不被手套外面的细菌污染。脱去手套后，双手需重新消毒或刷洗消毒后方可参加下一台手术。见图5-8。

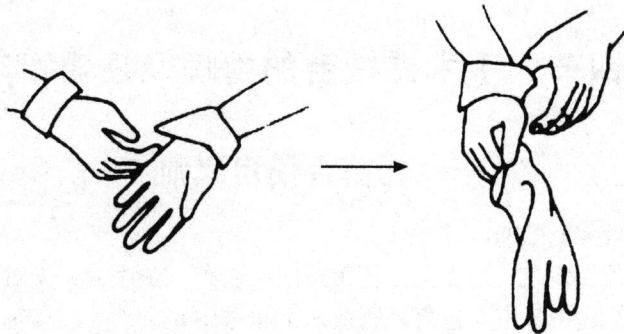

图5-8　连台手术脱手套法

三、无菌桌铺置原则、方法

手术器械桌要求结构简单、坚固、轻便及易于清洁灭菌，有轮可推动。手术桌一般分为大、小两种。大号器械桌长 110cm，宽 60cm，高 90cm（颅脑手术桌高 120cm）。小号器械桌长 80cm，宽 40cm，高 90cm。准备无菌桌时，应根据手术的性质及范围，选择不同规格的器械桌。

无菌桌选择清洁、干燥、平整、规格合适的器械桌，然后铺上无菌巾 4 ~ 6 层，即可在其上面摆置各种无菌物品及器械。

（一）铺无菌桌的步骤

（1）巡回护士将器械包放于器械桌上，用手打开包布（双层无菌巾），只接触包布的外面，由里向外展开，保持手臂不穿过无菌区。

（2）无洗手护士时，由巡回护士用无菌持物钳打开器械布或由洗手护士穿好手术衣，戴好无菌手套再打开，先打开近侧，后打开对侧，器械布四周应下垂 30cm。

（3）洗手护士将器械按使用先后次序及类别排列整齐放在无菌桌上。

（二）铺无菌桌的注意事项

（1）无菌桌应在手术开台前铺妥。

（2）备用（第二、第三接台手术）无菌桌所需用物要用双层无菌单盖好。

（3）铺无菌桌的无菌单应下垂桌缘下 30cm 以上，周围的距离要均匀。桌缘下应视为污染区。

（4）未穿无菌手术衣及戴无菌手套者，手不得穿过无菌区及接触无菌包内的一切物品。

（三）使用无菌桌原则

（1）铺好备用的无菌桌超过 4h 不能再用。

（2）参加手术人员双手不得扶持无菌桌的边缘。因桌缘平面以下不能长时间保持无菌状态，应视为有菌区。

（3）凡垂落桌缘平面以下物品，必须重新更换。

（4）术中污染的器械、用物不能放回原处。如术中接触胃肠道等污染的器械应放于弯盘等容器内，勿与其他器械接触。

（5）如有水或血渗湿者，应及时加盖无菌巾以保持无菌效果。

（6）手术开始后该无菌桌仅对此手术患者是无菌的，而对其他患者使用无菌物品，则属于污染的。

（7）洗手护士应及时清理无菌桌上器械及用物，以保持无菌桌清洁、整齐、有序，并及时供应手术人员所需的器械及物品。

（8）托盘：为高低可调之长方形托盘。横置于患者适当部位之上，按手术需要放 1 ~ 3 个，如为胸部手术，则托盘横过骨盆部位；颈部手术，则置于头部以上。在手术准备时摆好位置，以后用双层手术单盖好，其上放手术巾，为手术时放置器械用品之用。

（都继微）

第四节　手术器械台的整理及注意事项

一、无菌台使用原则

（1）护士应选择范围较为宽敞的区域开台。

（2）护士应徒手打开外层包布，用无菌持物钳开内层包布，顺序为：先对侧、后近侧。

（3）无菌包打开后未被污染又重新包裹，有效期不超过 24h。

（4）无菌巾打开并暴露于无菌环境中超过 4h，应重新更换或加盖无菌巾。

二、开台方法与要求

（一）无菌器械物品桌

为了便于洗手护士了解手术步骤，迅速、准确、有效地传递手术用品，缩短手术时间，避免差错，要特别注意洗手护士配合手术时所站立的位置和手术器械分类摆放顺序的协调一致。一般情况下，洗手护士与术者位置的取向关系是：护士站在术者的对侧，若为坐位正面手术，站其右侧（二者同向）；坐位背面手术，站其左侧（二者相向）。洗手护士与患者位置的取向关系是：仰卧位时站其左侧（盆腔手术站其右侧），侧卧位时站其腹侧，俯卧位时站其右侧。

1. 器械桌的分区　将器械桌面分为4区，按器械物品使用顺序、频率分类摆放，以方便洗手护士拿取物品。各区放置的物品有：Ⅰ区为碗、弯盘、杯、缝针盒、刀片、线束、无菌纱球、KD粒、注射器等。碗在上，弯盘在下，小件物品放于弯盘或杯中；Ⅱ区为刀、剪、镊、持针钳；Ⅲ区为各种止血钳、无菌钳；Ⅳ区为各种拉钩、探针、咬骨钳、纱布、纱垫、皮肤保护巾等。拉钩等零散器械最好用长方形不锈钢盆盛装，保持整齐，不易丢失。如有专科器械桌在检查器械种类是否齐全和器械完整性后应加盖无菌巾，待要使用时再逐步打开使用，以减少污染机会。

2. 无菌桌的建立　无菌桌的铺巾至少4层，四周垂于桌缘下30cm。无菌巾一旦浸湿，应立即更换或加铺无菌巾，以防止细菌通过潮湿的无菌单进入切口。有条件的医院，宜在无菌桌面加铺一层防水无菌巾，保持无菌桌在使用过程中不被水浸湿。

无菌桌的建立有两种方法：一是直接利用无菌器械包的包布打开后建立无菌桌；二是用无菌敷料重新铺盖建立无菌桌。前者是临床上最常用、最简单、最经济、最快的方法，开台时不仅占地小，还节约用物。若采用后者铺设无菌桌，则在已打开的无菌敷料中用2把无菌持物钳（或由穿戴好手术衣、手套的护士执行）夹住双层包布的两端后抖开，然后由远到近平铺于器械车桌面上，同法再铺1块无菌巾，使之达到4层。铺巾时应选择四周范围较宽的区域，无菌巾不要过度打开，无菌物品不要触及他物，以确保无菌桌不被污染。

同时摆放两个器械桌时，宜将专科器械和公共器械分开，器械桌可采用直角形或平行放置，公共器械桌靠近洗手护士侧。当呈直角形放置时，手术人员最好穿折叠式手术衣或在其后背加铺无菌巾，避免手术衣后襟触碰器械桌造成污染。

（二）托盘

托盘是器械桌的补充形式，摆放正在使用或即将使用的物品，以协助护士快速传递物品。因此应按照手术步骤放置物品种类和数量，及时更换，不可大量堆积，以免影响操作。托盘可分为单托盘和双托盘两种。

1. 托盘的分区　托盘可分4区。Ⅰ区为缝合线，将1、4、7号丝线备于治疗巾夹层，线头露出1~2cm，朝向切口，巾上压弯盘，盘中放浸湿或备用的纱布（垫）；Ⅱ区为血管钳，卡在托盘近切口端边缘，弧边向近侧；Ⅲ区为刀、剪、镊、持针钳；Ⅳ区为拉钩、皮肤保护巾等。其中Ⅰ区物品相对固定，Ⅱ、Ⅲ、Ⅳ区物品按手术进展随时更换。若为双托盘，血管钳卡在两盘衔接处边缘上，Ⅱ区留做机动，如放心脏血管手术专用器械、物品等，其他区物品基本不变。

2. 无菌托盘的建立　托盘的铺垫有3种解决方法：①直接将手术衣或敷料包展开在托盘上，利用原有的双层外包布。②使用双层托盘套。③在托盘上铺双层无菌巾。第一种方法简便、节约、实用，经过大单、孔巾的铺设后，盘上铺巾能达到4~6层。若铺双托盘，可用前两种方法铺设单托盘，在此基础上再加盖一层布巾，使托盘衔接紧密。临床上单托盘使用较多，双托盘多用于心脏外科手术。

三、手术野基本物品准备

手术野基本物品指的是手术切皮前切口周围的物品准备。洗手护士应在整理器械桌后，迅速备齐切皮时所用物品，加快手术进程。

1. 准备干纱垫　切口两侧各放1块干纱垫，一是为了在切皮时拭血；二是将皮缘外翻，协助术者对组织的切割。因手套直接接触皮肤，比较滑，固定不稳，皮缘易致电灼伤，影响切口愈合。

2. 固定吸引胶管　一般吸引管长100~150cm，将吸引管中部盘1个约10cm环，用组织钳提起布巾，将其固定在切口的上方，接上吸引头。此环既可防止术中吸引管滑落，又方便术中进行吸引。

3. 固定高频电刀　高频电刀线固定在切口下方，固定端到电刀头端留有50cm。一是方便术者操作；二是不用时电刀头能放回托盘上，以免术中手术人员误踩脚踏或误按手控开关造成患者皮肤灼伤。

四、注意事项

（1）手术室护士穿手术衣、戴手套后，方可进行器械桌整理。

（2）器械桌、托盘的无菌区域仅限于桌面，桌缘外或垂于器械桌缘下视为污染区，不可将器械物品置于其外侧缘。

（3）器械物品的摆放顺序是以手术室护士为中心分近、远侧，以切口为中心分近心端、远心端。

（4）小件物品应放弯盘里，如刀片、线束、针盒、注射器等。一方面保持器械桌整齐，另一方面避免丢失。

（5）妥善保管缝针，缝针细小，术中极易被手套、敷料黏附而丢失，导致物品清点不清。因此缝针应放在针盒内或别在专用布巾上。不可随意摆放在器械桌面上，以免丢失。若缝针离开针盒，必须保持针不离钳。持针器夹持好的针应弯弓向下，放置在无菌台上，以免损坏针尖和针尖穿过布巾造成污染。在术中，回收的针应仔细检查针的完整性，及针有没有因为医生的操作不当而出现倒钩。如出现倒钩应及时更换，如不完整应及时通知医生查找，以免异物遗留体内。

（6）手术人员不能接触桌缘平面以下，凡垂落于桌缘平面以下的物品视为污染，不可再用或向上拉提，必须重新更换。

（都继微）

第六章

医疗质量与医疗安全管理

第一节　医院质量管理概述

一、质量和质量管理

（一）质量的概念

质量（quality），通常是指某种产品或某项服务工作的优劣程度。也可以说，质量是一种产品或一项服务满足规定要求的特征和特性的总和。它有 3 个层次的含义，即规定质量、要求质量和魅力质量。规定质量指产品和服务达到规定标准，要求质量指满足顾客的要求，魅力质量是指产品和服务的特性远超出顾客的期望。以产品（商品）和社会服务为对象的质量概念属于管理领域的质量概念，这种质量也叫做品质，医疗服务质量、医院工作质量、医院的整体质量等均属于这种质量概念。

在国际标准化组织（ISO）的有关描述中，质量被定义为："反映实体满足明确和隐含需要的能力的特性总和。"定义中所说的"实体"即质量有一定的载体。实体的范围很广，从活动或过程，到产品、组织、体系或人，直至以上各项的组合，凡是需要单独描述和研究的事物都是实体，都有一定的质量。质量定义是对质量概念的高度概括。在运用这一定义时，不宜将质量作为一个单一抽象的术语，而必须指明是产品质量、服务质量、工作质量或者是某种实体的质量。产品质量就是产品的适用性和满足用户期望的规定要求。产品是指活动或过程的结果，它可以是硬件产品、软件产品、服务和医疗结果等，以及它们的组合。

产品可以是有形的；也可以是无形的，或是它们的组合。服务质量是指满足服务对象需要能力特性的总和。服务（service）是指满足顾客的需要的活动，即供方和顾客（服务对象）之间接触的活动，以及供方内部活动所产生的结果。工作质量是与产品质量或服务质量有关的工作对于产品、服务质量的保证程度；产品、服务质量取决于工作质量，它是每个单位各方面、各环节工作质量的综合反映，所以工作质量一般称为环节质量。

随着科学技术和经济的发展，人们对质量的需求不断提高，质量的概念也随之不断发生变化。具有代表性的质量概念主要是"符合性质量"，即认为质量只是符合标准的要求，这也是长期以来人们对质量的理解。但是标准不先进，即使是百分之百符合，也不能认为是质量好的产品，于是质的概念在满足符合性的基础上又产生了"适用性"的概念。"适用性质量"是以适合顾客需要的程度作为衡量的依据，即从使用的角度来定义质量，认为产品质量是产品在使用时能成功满足顾客需要的程度。"适用性质量"概念的发展，说明了人们在质量概念的认识上逐渐把顾客的需求放在首位，但是满足顾客使用需要的产品质量还不一定使顾客满意，于是质量的概念向"顾客满意质量"演变。由于顾客（和相关方）满意的"要求"是广义的，它除了适用性外，还可能是隐含的要求，如对汽车来说，顾客要求除了美观、舒适、轻便、省油和方便良好的售后服务等外，还可能有法律法规方面的要求，如发动机排放物符合排放标准、制动器的安全可靠性高等。由此可知，质量的概念是从"符合""适用"到"顾客满意"不断演变的。

（二）质量管理

为了保证组织或单位的产品或服务的质量达到规定标准的要求，或满足客户的需要，组织必须通过系统的活动来达到这一点，即所谓质量管理。质量管理包括为保证某种物质产品或服务工作的质量所进行的调查、计划、组织、协调、控制、处理及信息反馈等各项活动。质量管理是确定和实施以质量为中心的全部管理职能，质量管理的职责由最高管理者承担，也要求组织的全体人员承担义务并参与。质量管理包括战略策划、资源分配和其他有系统的活动。

在漫长的历史时期中，质量管理经历了从自发的、个体的质量管理，到系统的、有组织的质量管理，再到现在的国际化质量标准的演变过程。这种演变过程与整个社会、经济和科学技术发展相适应，但是其根本点都是一样的，因为只有高质量才能保障个人、组织或国家的生存和发展。

总的来说，质量管理按照其发展阶段可以分为 5 个阶段，分别是：操作工质量检验阶段、专职质量检验阶段、统计质量控制阶段、全面质量管理阶段、质量管理的国际化阶段。每一个阶段都是在前一个阶段的基础上有较大的创新和突破，反映了时代发展的要求。

二、医疗质量和医疗质量管理

（一）医疗质量

医疗服务作为服务的一种，其质量定义和范畴与其他服务质量的概念有相似的地方。由于医疗服务直接涉及人的健康和生命，而且很多时候服务的后果是不可逆转的，因此对于医疗服务质量的要求更为严格。

从狭义角度来看，医疗质量主要指医疗服务的及时性、有效性和安全性，又称诊疗质量。从广义角度来看，医疗质量不仅涵盖诊疗质量的内容，还强调患者的满意度、医疗工作效率、医疗技术经济效果以及医疗的连续性和系统性，可称为医疗服务质量（医院服务质量）。

美国医学会把医疗服务质量表述为：有利于改善或保持患者健康；给予患者及时的医疗服务；患者能够参与到自身诊疗的决策中；医院提供人性化服务，照顾患者的心理感受。

不同国家和不同机构对于医疗服务质量概念的表述不尽相同，但要求基本一致，即不仅要提供高质量的临床诊疗和护理服务，而且在服务提供过程中必须尊重患者的价值观，让患者参与到诊疗活动决策中，尽量减少患者安全事故。

（二）医疗质量管理

医疗质量管理是指医院为确保服务质量达到规范要求和使患者满意，并不断改进服务质量的目标，所采取的服务质量方针、质量计划、质量控制、质量保障和质量改进等活动。

1. 医疗质量管理的基本原则　根据全面质量管理的理论，结合社会经济发展后医院所面临的新环境，医院质量管理的基本原则是：患者至上、质量第一、费用合理的原则；预防为主、不断提高质量的原则；系统管理的原则（强调全过程、全部门和全员的质量管理）；标准化与数据化的原则；科学性与实用性相统一的原则。

2. 医疗质量管理的主要内容　医疗质量管理活动涉及医院的方方面面，主要内容包括：制定医疗服务质量方针；明确医疗服务质量管理职责、权限和相互关系；对医疗服务质量资源进行管理；监控医疗服务过程；进行医疗服务质量评价；持续质量改进；建立和完善医疗质量管理文件；对医疗质量管理活动的效果和经济性进行定期评估和分析。

（都继微）

第二节　医疗质量评价

在开展医疗质量管理的过程中，医疗质量评价和评审是非常重要的，也是具有基础性意义的工作。通过评价和评审工作，医院可以更加清晰、全面地了解自身在服务质量方面存在的缺陷，从而为采取质量改进措施提供依据。

医院评审一般属于外部评审，如美国 JCI 的医院评审、中国医院评审、ISO 标准评审等。这些评审实际上是基于一套系统的医院质量管理和评价体系，来对某一个具体医院的实际情况进行评价，其本质还是属于医院质量评价的范畴，因此本书不予详细介绍，有兴趣者可直接参考相关资料。

一、医疗质量评价理论

美国学者 Avedis Donabedian 于 1968 年首次提出质量评价的 3 个层次理论，即卫生服务系统的基本框架是由结构（structure）、过程（process）和结果（outcome）动态构成。

（一）结构评价

结构评价也称基础条件质量评价，反映提供医疗服务的基础、规模和潜在能力，是对医疗服务潜在质量的静态评价，也是医疗质量评价的基础环节。结构评价的主要因素有：人力资源因素、医疗技术、药品物质、设施设备等。

目前在结构评价方面的趋势是弱化规模评价，强调内涵发展能力的提高，包括资源配置结构与比例。目前国际上对于医疗机构是否能够及时根据社区需要而调整资源配置（社区反应性）的评价比较重视，是结构评价中比较重要的内容。

（二）过程评价

过程评价也称工作环节质量评价，反映组织全部的医疗活动和辅助医疗活动。根据 Donabedian 的定义，医疗行为的过程指对患者做了什么，是对医疗工作顺序及其协调性进行考核，以检验治疗程序与专业标准是否相符合。从管理工作上来看，过程评价是对医院整个服务流程的组织进行评价。

从质量保障体系的角度来看，过程质量的高低直接影响结果质量，如果过程良好，那么预期的结果质量也就会比较理想。单纯针对结果的测量是传统质量检验的手段，在医疗服务行业，过程和结果往往同时发生，而且往往没有"重来一次"的机会，因此过程质量评价和控制尤为重要。

过程评价涉及组织的全员、全部门和全过程，所需数据量大，数据要求准确可靠，因此比较费时、费力。过程评价的局限性在于对健康结局的敏感性比较差，存在相同过程但结果不同的情况，也存在不同过程但结果相同的情况。

在现代医院质量管理中，过程评价往往和流程化管理、标准化管理工作结合在一起进行。

（三）结果评价

结果评价也称服务终末质量评价，结果评价反映医疗行为的结果，如健康状况的改善和患者满意度等。在实际工作中，需要测算患者的健康状况因医疗保健而发生的净变化。近来，健康结果（health outcome）测量由原来的临床结果测量（中间结果指标）发展到包括最终结果测量（终末结果指标）。中间指标大多采用疾病专一性指标，包括归因死亡率、各种转归、症状的出现和消除、平均住院天数等，这些指标容易获得，测量范围小，对医疗因素敏感，医务人员参与积极性高；其局限性在于忽视了过程质量和患者的生命质量，比如对一些转归差的疾病，即使过程质量完美无缺，但结果评价的得分仍较低，对转归好、医疗要求低的疾病，即使过程中存在某些缺陷，但结果评价得分仍较高。

终末结果指标测量则着眼于患者接受医疗过程后的生命质量，通常采用健康状况的效用指标来表示，常见的如健康调整生命年（QALYS）、失能调整生命年（DALYS）等。健康状况测量包括身体、心理、社会、自身感受和疾病特征因素，通过专用量表等来获得结果，因此容易受非医疗因素影响。

在开展医疗质量评价的时候，应把这三者进行良好的结合，针对不同评价目的有所侧重。

二、医疗质量评价方法

在具体实施医疗质量评价中，可以应用不同方法，医疗质量评价一般可以分为单指标评价和综合评价。此外，患者满意度调查也是目前医疗质量评价的重要组成部分。

（一）单指标评价

单指标评价是罗列医院在结构、过程和结果方面的各种统计指标，计算每个指标值来进行考察。单指标评价的优点是计算简单、直观易懂；缺点是不能得到一个比较综合的印象，也不易进行综合的横向比较和纵向比较。

一般在单指标评价中，会对各种统计指标进行分类，如人员类、物质类、设备类、工作质量类、工作效率类、经济效益类、科教类等。

（二）综合评价

为了克服单指标评价的缺陷，研究者提出了各种各样的多指标评价方法，一般称为综合评价。

常见的综合评价方法包括加权指数平均法、秩和比法、模糊评价法、TOPSIS 法、灰色关联分析法、Ridit 法、功效系数法等。这些方法各有优缺点，具体请参考相关教材。

虽然以上的综合评价方法已能满足大部分医疗质量管理工作的需要，但是它们仍未很好地排除一些混杂因素的影响，包括医院规模和条件的差异、病种分布的差异、医疗效果评判标准的差异、医疗资源分布的差异、医疗服务对象和范围的差异等。目前研究者们通过一些方法来消除这些混杂因素的影响，包括病例组合指（case – mix index，CMI）、临床服务单位（clinical service unit，CSU）、资源利用组（resource utilization groups，RUGS）、价值系数等。

（三）患者满意度调查

不管是从功利的角度还是从实际效果的角度，让患者满意是医院服务的宗旨，也是减少医院风险和医疗纠纷的重要手段。因此，对医院的服务工作展开患者满意度调查是医疗质量评价的重要一环。

患者满意度调查一般可分为门诊患者满意度调查、住院患者满意度调查以及社区公众满意度调查。在开展方式上，可以是院内调查（包括入口处问卷调查和出口处问卷调查）、院外调查（包括电话调查、信函调查和上门调查）；在开展的时间间隔上，可以是一过性的，也可以是连续性的患者满意度监测。

在实际工作中，如果条件许可，那么建立连续性的患者满意度监测系统是最佳选择。这可使医院监测到患者满意度的变化情况，并及时查找原因和提出应对措施。

（都继微）

第三节　医疗质量管理模式

医院质量管理模式往往借鉴企业质量管理模式。因此，企业管理中有多少种质量管理模式，医院质量管理就有多少种模式。

在众多医院质量管理模式中，最为人熟悉的是全面质量管理模式、持续质量改进模式、标准化管理模式、流程管理模式等。本节对其中的全面质量管理模式和流程管理模式做一个概要介绍。

一、全面质量管理

医院全面质量管理（total quality management，TQM）是通过专门的部门来制定质量计划，在整个医院组织系统内开展连续的医疗服务改善活动，使服务的质量满足患者的期望。

全面质量管理的思想强调质量第一、用户第一，一切以预防为主，用数据说话，按 PDCA 循环办事。它既体现了质量管理的基本思路，也反映出管理理论的精髓。虽然在医疗卫生领域，更多研究者倾向于使用持续质量改进（continuous quality improvement，CQI）这个词汇，但是其基本概念和思路都源自于全面质量管理的思想。

全面质量管理模式为医院带来了很多新的观念，并对一些旧的概念进行了内涵的扩充。

1. 拓展了顾客的概念　传统上，人们认为患者才是医疗机构的顾客；而在全面质量管理体系下，所有服务的使用者都可以称为顾客。例如，除了患者之外，医生因为需要医技、辅助部门的服务，因此医生是医技、辅助部门的顾客；医院是外部供应商的顾客。

2. 医院服务宗旨的重新诠释　传统上，人们认为医疗机构和医务人员的职责就是提供高质量的诊疗服务，而全面质量管理模式认为除此之外，还应该提供人性化的服务，应该尊重患者的权利。

3. 在医疗质量中加入了成本的概念 在很多国外文献中，全面质量管理强调"价值"的概念，所谓价值，即健康结果与投入之比，这个比值越高，医疗服务的价值越大。也就是说，高质量的医疗服务不仅意味着良好的临床效果和患者安全，还包括服务效率和服务成本。

4. 重视患者满意度 在传统比较重视临床质量指标的基础上，目前人们还强调患者对医院和医务人员的满意度，强调患者感受到的"主观质量"，并成为医疗质量评价的一个重要方面。

5. 零缺陷的概念 由于很多情况下健康和生命的不可逆性，因此在医疗服务质量管理中，强调"零缺陷"的概念。尽管医院可能永远也做不到这一点，但医院管理人员和医务人员必须以此来要求自己。

6. 质量保证和质量控制相辅相成 全面质量管理模式要求组织从封闭型向开放性管理转变，同时关注质量保证和质量控制。质量保证（quality assurance）是确保某一产品或服务能满足规定质量要求所采取的全部计划或活动。质量控制则强调具体的操作，包括为达到质量要求所采取的具体技术活动，监控产品或服务过程，并排除在各个环节中存在缺陷的地方。

总的来说，全面质量管理模式在医院质量管理的发展中具有非常重要的意义，流程管理和标准化管理等都是在此基础上发展起来的。

二、流程管理

医院流程管理是 20 世纪后期在国外兴起的一种质量管理模式。根据流程管理的观点，医疗机构的效率不够高、质量不够好的主要原因是流程不尽合理，或者流程中的某些环节存在问题。通过对医院各项流程的鉴别和分析，能够帮助医院改善效率，提高质量。

医院流程一般可以分为管理流程、医疗服务提供流程和后勤支持流程，三者一起构成医院总流程。医疗服务流程管理是以规范化的医院服务流程为中心，以持续提高医院绩效为目的的系统化方法。它包括两方面的含义：维持、优化、重组医疗服务工作流程，确保资源的顺畅、有序流动；持续动态地监控、管理医疗服务过程各个环节的质量，使医疗服务满足规定和顾客潜在的需要。

1. 医院服务流程管理的意义

（1）有利于监督和规范医疗行为，明确责任，降低医疗风险，保障和改善医疗质量。

（2）有助于医疗费用控制和监管。

（3）能够更好地帮助患者作出知情决策，有助于医患沟通和改善医患关系。

（4）能够更好地帮助资源配置，有利于利用决策，有助于提高工作效率。

2. 我国医院服务流程中的问题 受历史遗留问题影响，我国公立医院的组织形式与运转模式更多的是在政府指令下建立的，没有真正做到以患者需要为中心来建设和改革医院服务模式和运转模式。随着社会经济发展，患者的需求会越来越高，原有管理和运作模式与患者需求间的冲突愈发激烈，导致了许多问题。当前医院服务流程中的主要问题如下。

（1）诊疗流程缺乏规范，质量难以控制，出现问题时的责任认定也存在问题。

（2）患者管理环节存在不合理的地方，在出入院的管理流程上有可以优化的地方。

（3）传统建筑和一些新的建筑设置未能根据"以患者为中心"的原则来进行设计，未能与医疗流程有机结合。

（4）不同科室间、临床科室和医技科室之间的配合存在一些问题。

3. 医院流程管理的实施 要解决我国医院管理中长期存在的一些问题，引进流程管理是一种较好的选择。但要真正做好医院流程管理，必须注意以下几个方面。

（1）必须从根本上转变思想观念和思维方式，以"一切以患者为中心"作为改革流程的出发点。上自管理层，下至后勤支持人员，医院全员必须真正重视以患者为中心的经营理念，并通过制度建设、员工培训与考核等措施来改变旧有习惯。此外，医院还要认真分析患者的需求，分析热点问题产生的原因，听取临床第一线工作人员的建议，广泛征求社会意见，找出存在的不足，拓宽服务领域。

（2）加强相关机制和制度建设，确保流程管理的实施。

（3）要明确优化医院服务流程的阶段目标和步骤。医院所涉及的流程非常多，应该通过分步走的方式来进行医院流程管理改革。医院可通过确定优先需要改革的领域，确立分步改革的时间表和阶段考核目标。

医院服务流程优化主要包括以下6个步骤：了解医院目前患者的医疗服务流程，绘制成流程图；确定流程优化目标；确定流程优化组织机构的人员和实施整合的方法；建立目前医疗流程模型并对其进行分析，找出流程的"瓶颈"，明确关键质控点，确定流程改善环节的优先次序；确定解决方法，建立新的流程并进行模拟运行，重新设计现有流程可以对现有服务单元进行清除、简化、整合以及医院管理的自动化、数字化；根据优化目标修正新的流程并加以实施，对修正后的流程图，流程管理人员和实施人员了然于胸。

（4）在对医院原有服务流程进行优化与整合时，须寻找最关键环节作为突破口。这个关键环节就是在整个流程优化中必须优先解决的子流程。改善医疗服务质量和医疗服务效率的重点应放在解决"关键少数因素"上。这些关键环节主要包括：与患者关系最密切的流程，如门诊流程、急诊流程、入出院流程等；不合理的、对整个流程优化阻碍最大的流程，如科室的功能设置、空间布局等；最容易成功、最能获得员工支持和参与、增强员工自信心的流程。

（5）要更好地利用现代信息通讯技术和管理技术，追求最佳的医院服务流程优化效果。

（都继微）

第四节 医疗质量管理常用工具

在现代医疗服务质量管理中，所面对的数据量、数据类别和问题种类都非常惊人，因此，需要有比较系统的、科学的方法来进行处理。这一节将对其中一些常用方法进行介绍。

一、诊断树

诊断树（diagnosis tree）方法是现代质量管理中查找问题原因和讨论解决措施的常用方法。一般在确定需要解决的问题以后，通过关键知情人访谈（key informant interview）、德尔菲法（Delphi法）、头脑风暴法（brain storming）和焦点组访谈（focused group discussion）等方法，收集必要的信息和数据，确定导致问题的原因和"原因的原因"，并层层推进，直到找到可以解决的原因为止。由于根据这种方法所画出的图形类似一棵树，因此被称为诊断树法。

二、流程图

流程图（flow chart）可以用图示的方式，比较形象地展示具体步骤。其基本要素包括投入、步骤和产出。

流程图特别适合于在一个组织中统一标准和认识，也适用于查找质量管理中存在的问题。在流程图的绘制过程中，需要注意几点：针对比较复杂的、主要的质量问题进行绘图，比较直观和简单的质量问题不一定须用绘图来解决；要确定图的起点和终点（投入是什么？最终结果是什么？）；要明确流程图的要素（投入来自哪里？谁使用这些投入？需要做出哪些决策？产出是什么？）；要注意在图上标示真实情况，而不是理想情况。

三、鱼刺图

鱼刺图（fish bone diagram）又称为因果分析图，因形状类似鱼刺而得名。这也是一种由结果找原因的方法，即根据反映出来的质量问题来寻找造成这种结果的大原因、中原因和小原因，然后有针对性地采取措施，解决质量问题。

诊断树方法实质上是鱼刺图法的变形和改进。

四、排列图

排列图又称为帕雷托图（Pareto chart），反映了"关键的少数和次要的多数"的观点，同于现代管理理论中的"20/80"理念。在影响质量的因素中，少数一些关键问题重复发生，并成为影响医院质量的最重要因素。排列图就是寻找少数关键因素的方法。

排列图实际上是对于统计知识的一种比较简单的、直观的应用。其绘制步骤一般如下：收集一定时期的质量数据；把收集的数据按原因分层，并计算各种原因的频数；绘制排列图；寻找少数关键因素，采取措施。

排列图一般由两个纵坐标、一个横坐标、几个直条图和一条曲线（帕雷托线）组成。左边纵坐标表示频数、右边纵坐标表示累计频率，横坐标表示影响质量的各种因素。直条表示不同因素的频数多少，从左向右按大小依次排列于横坐标上。帕雷托线是在各因素上的累计频率点的连线。

绘制完成后，在右边纵坐标（累计频率）的80%和90%处画水平线，把图区分为A、B、C 3个区域，落入A区的累计频率点所对应的因素即为关键因素，一般不超过3个，否则就失去了查找主要原因的意义。

五、控制图

控制图（管理图）在质量控制中应用广泛，效果明显。其实质也是统计理论的一种较简单和直观的应用。控制图是通过收集质量数据并用图示方法表示，来反映医疗质量的中心趋势和离散趋势，以便及时发现超限的异常状态，从而可以加以"控制"。

控制图可以分为单值控制图、平均值控制图、中位数控制图、离散指标控制图，以及单位、平均值–范围控制图。此外，结合回归分析方法，可以有选择地去除一个或几个非控因素，这种控制图叫做选控图。

六、甘特图

甘特图（Gantt chart）是对质量改善的系列步骤进行时间控制的方法。甘特图对计划工作很有帮助，各项行动、执行时间表、行动之间的时间顺序关系可以非常清楚地表达出来。

本节所介绍的是一些医院质量管理中比较经典、比较常用的工具。在现代质量管理中，还充分应用了各种各样比较复杂的统计知识和模型，有兴趣的读者可以参看相应的统计和管理学专著。

除了统计知识和模型之外，现代医院质量管理者还必须对定性方法有一定的了解，包括个人访谈、专家会议法、头脑风暴法、一致性意见形成方法等。这些方法有助于为定量研究提供信息，也有助于对定量分析结果进行解释和落实。

（都继微）

第五节　医疗安全概论

在医疗服务提供过程中，医院或医务人员总会由于种种原因出现某种过错，而这种过错可能会导致患者的损害，并严重影响医疗服务质量。因此，认识这种过错的发生，分析这种过错发生的原因，并采取措施来减少或避免这种过错的发生，对于加强医院质量管理来讲是非常重要的。

一、患者安全概述

（一）患者安全问题的历史发展

一直以来，人们对于医疗机构中发生的导致患者伤残甚或死亡的医疗事故都有所耳闻，但一般以为这是个体偶然事件，医院总体上应该是很安全的地方。对于医院服务中差错的发生频率和严重程度以及可能导致的损失等的系统研究报告于1991年在美国首次公布。这份名为《哈佛医疗实践研究》的报告，分析了纽约州 30 000 个出院患者中发生的医疗差错类型和严重程度。该研究发现住院患者在住院过程中曾经因医疗管理方面的原因而遭受伤害的比例为 2.9%。后来在美国不同的几个州都开展了类似的较大规模研究，也都得到了类似的结果，其中犹他州研究报告的比例为 3.7%。更令人震惊的是，研究发现这些伤害中有一半以上是可以预防的，即是由于医疗方面的差错而引起的。纽约州研究报告的可预防比例是 59%，而犹他州研究报告的可预防比例是 53%。

1994 年，美国波士顿环球报的一位健康专栏作者 Betsy Lehman 因服用过量化疗药物而死于 Daria Farber 癌症研究所。在其后两年内，美国国内又发生了多起类似的悲剧性事件，包括一位 7 岁小男孩在接受扁桃体手术时死于过量注射肾上腺素，一位男性本来健康的腿被错误地截取而有问题的腿则被保留了。这些事件都在第一时间内登上了全美主要媒体的头版头条，引起了大众的广泛关注，并开始讨论医疗服务机构是否足够安全这个问题；美国的各有关机构也都开始了他们各自在这个问题方面的努力。1996 年美国健康保健促进研究所启动了一个"减少药物不良作用项目"。这个项目表明大多数错误是可以通过解决"系统性问题"来得到解决的，而仅仅谴责个人或质疑医务人员的个人能力则于事无补。1997 年美国卫生保健机构联合认证委员会启动了一项自愿报告政策。

患者安全（patient safety）真正被国际社会广泛认识和重视是 20 世纪 90 年代中后期。1999 年美国医学研究所发布了一份里程碑式的报告"是人就会犯错：创建一个更安全的卫生系统"。该报告估计美国医院中每年死于可预防的医疗差错的患者在 4.4 万~9.8 万人之间，而许多专家认为死于可预防的医疗差错的病人数远远高于此估计，因为死于护理院、门诊机构或家庭病房的患者都没有被统计进去。这份报告在世界上广为流传，引起了各国和世界卫生组织对患者在医院中的安全性问题的高度关注。

2002 年 1 月，世界卫生组织执行委员会对患者安全问题进行了广泛而深入的讨论。2002 年 5 月，在第 55 届世界卫生大会上通过了 WHA55.18 决议；号召会员国对患者安全问题给予最密切的关注，并呼吁各成员国采取适当的行动来改善患者安全，提高医疗质量。自此，全球许多国家已经开始重视患者安全问题了。2004 年 9 月，世界卫生组织在中国上海召开了全球患者安全联盟日活动。同年 11 月，世界卫生组织在美国纽约正式启动了全球患者安全联盟。

我国对于患者安全问题尚没有进行广泛而深入的研究，但考虑到我国的总体医疗水平以及地区之间的不平衡，应该说患者安全也是一个很大的潜在问题，需要我们及时采取措施，以保障人民群众的健康和生命，促进我国有限的医疗卫生资源能得到更有效的利用。

（二）患者安全与医疗差错

如前所述，患者安全问题有一半以上是由可预防的医疗差错（medical error）引起的。因此，解决患者安全问题的重点应该放在医疗差错的预防。而要预防医疗差错，首先要认识医疗差错。

医疗差错可以定义为："没有达到应该达到的效果的一项行动或一系列行动组合。"在这个定义下，医疗差错可以进一步分为以下几种情况。

1. 产品方面　主要指医用产品本身存在的、可能引起患者安全问题的缺陷。

（1）药品：药物和各种医用生物生化制剂本身存在的质量问题，如消毒溶液没有达到应有的消毒浓度、使用了假药或劣药、药品中有毒物质含量超标等。

（2）医疗器械：医疗器械本身的质量和安全性，如放射性设备对人体的影响、陈旧设备。

2. 服务方面

（1）诊断方面：如诊断错误或诊断延迟，没有进行针对性的实验室检查，使用了过时的查或诊标准等。

（2）治疗方面：如在一项医学程序（如手术）的执行过程中出现错误，治疗方案管理过程中存在过错，药物剂量或使用方法错误，检查结果出来后治疗措施的无故延迟，无针对性的治疗措施等。

（3）预防方面：如没有提供预防性的治疗措施，没有做好随访。

（4）其他方面：沟通问题引起的不良后果，其他系统性过错，如火灾、食物中毒、废弃物污染等。

在界定医疗差错的时候，必须与医学科学的局限性所引起的一些问题相区分。例如，青霉素皮试阴性但注射时为阳性反应的现象不属于医疗差错，因为医学上无法完全避免这种现象；但如果医院在给患者注射完青霉素之后就放任不管，没有对这种情况采取针对性的措施导致严重后果，则属于医疗差错。前者是不可预防的，而后者是可以控制和预防的，也是改善患者安全工作的重点。

二、风险与医院风险概述

（一）风险与医院风险概念

1. 风险和医院风险的定义　对于风险的定义由来已久，我国《现代汉语字典》把风险定义为"可能发生的危险"，美国《韦伯字典》将风险定义为"遭受伤害或损失的可能性"。两者的意思基本统一，都指"可能带来损失的不确定性事件"。

根据上述风险的定义，如果单纯从医院管理角度出发，那么可以把医院风险理解为"可能给医院带来额外资源消耗的不确定性事件"。必须注意的是，这里的"额外资源消耗"除了医院的经济赔偿支出之外，还包括处理医疗纠纷和投诉所消耗的人力、物力和时间，以及医务人员的情感冲击和伤害、医院和医务人员声誉的下降等无形资源消耗。后者对整个卫生服务提供体系的伤害可能远远大于前者。

但是，由于医院服务的对象是特殊的健康和生命，因此从凸显人的生命的神圣性的角度，医院风险的定义必须反映"对患者健康和生命的不应有的损害"的内容。也就是说，医院风险管理中应该重点关注的是"患者安全"，应重点预防和控制的也是对患者安全造成威胁的那些医疗风险。

结合以上两点，我们可以给医院风险定义为："医院风险是指那些可能会给患者安全造成威胁的，或者可能会给医院带来额外资源消耗的事件。"在这个定义中，前者实际上包含在后者之中，突出前者是为了强调医院风险管理中以患者为中心的理念。但是，认为医院风险仅仅是指前者的观点是不正确的，因为很多医疗纠纷中医院实际上并没有对患者造成不应有的损害，但纠纷还是给医院带来了经济、人力、时间、情感等方面的额外资源消耗。从实际的角度，对医院而言，医院风险的最终表现形式是医患关系的破裂。美国一项为期15年的研究也发现，医疗诉讼的最根本原因之一是医方没有能力与患方建立和谐的关系，而不是医院的技术能力和病情的复杂程度。因此，从实际管理的角度来看，后者才是医院风险的真正内涵。

2. 医院风险与不良事件、医疗质量、医疗纠纷和医疗事故的区别　医院风险需要与医院管理中其他一些重要概念相鉴别。

（1）医院风险与不良事件（adverse event）：不良事件是医院风险的外显，是已经确实发生了不良后果的事件。不良事件显然属于风险，但是更多的风险没有表现为不良事件。例如，手术患者术后院内感染是不良事件，但是消毒溶液使用期限过长则是一个风险事件，因为这个事件不一定百分之百引起伤口感染，只是一个高度风险的事件。不良事件一般由医院自行界定，主要包括较大的医疗差错、患者投诉等。

（2）医院风险与医疗质量：医院风险与医疗质量是一体两面，避免风险是保证医疗质量的前提。但是，风险的控制并不一定意味着高质量，因为质量与风险有着不同的内涵。例如，假设有一个患者到两家不同的医院，都没有发生不良事件，但是在甲医院的治疗结果好于乙医院，则我们说甲医院质量比乙医院好。质量强调好结果的出现，风险强调坏结果的避免。

另外，医院风险管理虽然也强调真实质量，即客观诊疗质量的提升，但风险管理的另外一个重要理念是"认知质量"，并认为医院如果能够提升"认知质量"，那么真实质量也会自然而然得到显著改善。所谓"认知质量"，是指患者及家属心目中医院的服务质量如何，而不是从客观的角度来描述医疗质量。之所以强调这一点有两个理由。首先，患者与医院医生的信息是不对称的；患者一般并不知道自己的病能被治成什么样，他们很多时候是通过医务人员的一些语言、态度、行为等方面来做间接观察的，如果医务人员的言行等给了患者及家属很不负责任、很冷漠、很不专业等消极感受，那么他们就会觉得这个医院质量不怎么样；如果治疗结果不太理想，可能就会引起纠纷。其次，从医院的角度来看，快速提升医疗水平是很困难的，但通过改善态度等方式改变"认知"质量是比较容易的，而且事实也已经证明医务人员如果更加关注患者，那么很多错误都是可以避免的，也就是说整体医疗质量是可以得到改进的。

（3）医院风险与医疗纠纷和医疗事故：医疗纠纷和医疗事故是医院风险的极端外显形式，是"浮出水面的冰山"，而整个冰山则是医院风险。单纯在发生医疗纠纷和医疗事故之后进行处理属于"事后处理"，并没有减少医院的额外资源消耗，也不能预防未来的再次发生；而风险的管理则是试图减少整个冰山的体积，从而减少额外资源消耗。此外，医院风险管理中的医院风险一般不包括其他一些也很重要的风险领域，如医院财务风险等。医院风险管理中的医院风险一般是指直接与医患关系有关的风险。

（二）医院风险分类

符合上述定义的医院风险种类还是非常多的。医院风险可以按不同的分类方式进行分类。

1. 按科室分类　按科室分类，医院风险可以分成麻醉科风险、外科风险、手术室风险、药房风险、妇产科风险等。各个科室的风险有各自不同的特点，但也有共性。在进行风险分析和控制的时候，应该根据各个科室的情况有针对性地采取措施。

2. 按医院责任分类　按医院是否承担责任，医院风险可以分为可容许风险和不可容许风险。如无过错输血感染属可容许风险，但是在法律上要证明是可容许风险则要求医院必须能提供无过错证据；而手术刀留在腹腔内、去左肾变成了去右肾属不可容许风险，这种事件不管医院提出何种理由都是不可容许的。

3. 按可预防的程度分类　按可预防程度分类，医院风险可以分为可预防风险、一般可预防风险、可管理风险、非预防性风险和不可预防性风险。

（1）可预防风险：这一类风险在花费必要成本时就可以防止，其发生成本远远大于管理成本，如对错误的患者进行手术、将大块处界物体遗留在手术患者的体内、陈旧设备导致患者健康受损等。这种风险一般属于不可容许风险，其发生是不可接受的，将让人们对医院的服务质量和管理水平产生严重质疑。这种风险发生之后，无论如何不得隐瞒，应尽早报告、尽早处理，否则一旦隐瞒之后再被发现，将导致非常严重的后果。

（2）一般可预防风险：这类风险尽管不能完全预防，但在适当努力之后，风险频率或严重性可极大减轻，如患者从病床上跌落、院内感染等。一般可预防风险往往是大部分医疗纠纷的基础，这是因为任何一般可预防风险的发生都可能是医务人员疏忽的结果。对于这一类风险，首先医院应做好适当的预防措施，如消毒技术的正确应用等；其次应做好详细记录，以便未来发生纠纷时可以做一为医院无过错的证据，如输血前检查的记录等。

（3）可管理风险：与一般可预防风险类似，但需要花费更大成本去控制，其发生的原因往往也不是医院员工的疏忽所引起的。最典型的例子如给医院职工接种乙型肝炎疫苗以预防员工感染乙型肝炎。是否对这种风险进行控制取决于医院决策层的价值取向和其他方面的考虑。

（4）非预防性风险：医院和医务人员不是有意允许这种风险发生，而只是没有采取任何行动来防止其发生。如一个患严重疾病但外表并不显得生病的人到医院急诊看病，由于症状不明显且不能支付费用，因此遭到急诊分检护士的拒绝，患者在未得到及时诊疗后死亡；再如医院由于医保使用总额已经超限而不收医保患者、只收自费患者引起的纠纷。如果说前者的焦点可能是护士能否做出正确判断与决定；那后者实际是医院的一种无奈做法。对这种风险的性质认定取决于国家有关法律的规定和行业内通行做法，与医院是否采取措施来预防无关。

（5）不可预防性风险：它是指地震、洪水、战争等超出医院能力范围之外的事件。只要医院采取了合理的防范措施减轻后果，就不必对此类风险负责。如医院已经按要求建立了发生洪水时的紧急预案，但还是有患者来不及转移被淹死，则医院不应承担责任。

4. 按基本特征分类　按基本特征分类，医院风险可以基本分为医疗差错（medical error）、沟通风险、安全性风险和程序性风险四类。

（1）医疗差错：医务人员没有完成计划中的行动；使患者遭受不应有的痛苦和伤害的事件。医疗差错一般可分为诊断类差错、治疗类差错、预防类差错和其他差错。诊断类差错如诊断错误、延迟诊断、做了不恰当的诊断试验等；治疗类差错如药物使用中的错误（剂量、配伍、用法、针对性等）、手术错误、没有及时根据诊断试验的结果采取行动、麻醉过错、使用消毒不彻底的手术器械等；预防类差错指没有进行及时的随访和监控，没有提供适当的预防服务等；其他差错主要指医疗设备故障引起的伤害事件，如手推车散架引起患者跌落骨折等。医疗差错是损害患者安全的主要事件，是医院风险的主要来源之一。

（2）沟通类风险：由于医患双方没有进行有效而及时的沟通所引起的风险。如药物剂量改变、用药方式改变而没有与患者沟通；不同的医生给患者不同的解答；医院员工态度恶劣；对患者及家属的问题不理不睬等。沟通类风险也是医院风险的主要来源之一，在某种意义上甚至可以理解为是决定性的风险。如果医务人员对患者有足够的爱心和关怀、足够负责的话，一些差错往往是可以避免的；其次，患者并不一定知道一些医疗差错是否发生了，但是由于态度和沟通上的问题，他们可能会"觉得"医院犯了错，并提起了医疗诉讼，最终可能发现确实存在医疗差错。因此，对于医院风险管理来说，沟通类风险的界定和控制是最重要的内容之一。这种风险会严重影响患者对于医院的"认知质量"，应该得到高度重视。

（3）安全性风险：如危险废弃物和有毒药物、消防火警管理、意外伤害事件、实验室安全事件、危机应急事件、工作场合暴力、医院食物中毒等。这一类风险与医疗服务没有直接关系，发生的频率一般也很低，但是一旦发生的后果可能会非常严重。

（4）程序性风险：程序性风险往往不是指医院或医生犯了什么医学上的错误，而是在整个服务提供过程中的程序上存在一些问题。如红包事件、病史记录不全、拒绝医保患者、大处方等。这些事件往往也会成为医疗纠纷的诱因。

（三）医院风险特点

1. 医院风险的多样性　在医院服务过程中，可能涉及上千种药物、数百种技术程序、数以百计的设备和材料，每个患者的病情和身体特征不一样，不同医生由于不同的背景对同样疾病的判断和治疗措施也可能不一样。因此，医院风险的种类是非常多样的，要一一列举是一项长期的、艰苦的、近乎不可能的任务。这一点也决定了医院风险管理工作应该是阶段式的和成长式的，首先从本医院发生最频繁、导致损失最严重的风险抓起，然后一步步地完善整个风险管理体系。

2. 医院风险的累积性　除了少数严重的医疗差错如做错手术等之外，患方提起医疗争议或纠纷或诉讼的原因往往是多方面的，是多种风险事件累积的结果。例如，一个住院患者，在接受检查的时候可能就对工作人员的态度不满意，但是他可能选择了忍受；然后在治疗过程中，医务人员在解答患者的疑问时态度很差，他也忍受了；医务人员可能还收红包，他也忍受了；但如果最后医疗结局低于期望值，所有这些不满累加在一起就可能促使患方提起纠纷。如果治疗过程中的这些不满都尽可能地消除了，那么即使最后医疗结局低于期望，医患纠纷的可能性也会大大降低。

3. 医院风险的情感性　医院风险与其他风险的很大不同在于医院风险往往包含情感冲击性。现代医院和医务人员可能过分重视了技术的作用，但忽视了医患关系本身是一种人文关怀的关系，而不仅仅是机械修理工与机器之间的关系。因此，如果患者及家属觉得自己没有得到应该得到的关怀，那么不管医疗处理有没有问题，他们在情感上的不满仍然可能会导致他们提起医疗诉讼。医院管理者和医务人员必须充分重视医患关系的人文特征。

4. 医院风险的难以归因性　由于医疗服务的特殊性，医疗后果与医学措施之间的因果关系往往是很难建立的。因此，在我国的文化传统和司法环境下，更要求医院应该遵守医疗指南，按照逻辑顺序详细地撰写病史，并按法律要求在必要的条件下获得患者的知情同意。

（杜丽英）

第六节　医院风险管理

传统上，世界各国医院医疗安全管理的实践主要集中在医疗纠纷和医疗事故的处理上，对如何防范风险没有进行深入、系统的探讨。目前我国有些医院则似乎认为医院风险管理的中心内容就是为医院或医务人员购买医疗责任险（medical liability insurance）。这里其实存在一个误区，因为两者都只属于

"事后处理"，只解决了发生纠纷和事故后的处理和赔偿责任问题，却并没有避免或者说消除不良后果的发生。因此在患者安全方面、在减少社会资源消耗方面几乎没有任何改进作用。美国医院风险管理的发展历史表明，单纯购买医疗责任险远不是处理医疗风险的最佳途径。

一、医院风险管理的历史发展

在 20 世纪 70 年代中期以前，美国几乎没有一个医院有"风险经理"这样的职位，医院和医生防范风险的主要措施就是购买医疗责任险，发生医疗事故争议后由保险公司来处理赔偿事宜。当时的医院并没有建立系统的事前风险预防和管理机制。进入 70 年代中期之后，随着医疗诉讼数量和法院判决赔偿数量的大量增加以及医疗责任险保费计算方式的转变，医院和医生购买责任保险的成本大大上升，形成了所谓的"责任保险危机"。这时，医院的经营者认识到只有开展全面的风险管理项目和质量保证项目才能避免医院风险、减少事故的发生，从而更好地保障患者的安全，减少医院购买责任保险的保费支出，维护医院的声誉。时至今日，美国医院在向保险公司购买医疗责任险时，保险公司都会到医院检查该医院是否有全面的医院质量改进和医院风险管理项目，并从而确定是否签订保险合同以及保险费率的核定。美国卫生保健组织认证联合委员会（joint commission on accreditation of healthcare organizations, JCAHO）在对医院进行认证的时候，很重要的一部分内容也是考察医院是否建立了医院质量控制和风险管理体系。

二、医院风险管理组织

从国际的经验来看，要真正建设一个全面的医院风险管理项目，医院应至少在以下方面进行努力。

（1）医院领导层要给予真正的重视和支持，提供风险管理所需的人、财、物等资源。医院领导层应真正认识到风险管理工作在提高质量、促进患者安全、维护医院资源和声誉方面的作用，并从而提供坚实的支持。要从医院领导层出发来发动全院职工，让职工都认识到医院风险管理工作的重要性，打消职工的顾虑。

（2）医院应制定风险管理活动的各种相应规章制度，如不良事件（adverse event）报告制度、信息共享和保密制度、基于各科室的教育制度和奖惩制度等。没有相应的规章制度，风险管理体系就无法顺利运行。

（3）由于医院风险管理工作涉及医院各部门，风险事件每天都可能发生，风险事件的处理和信息分析需要相应专业知识，以及风险信息涉及保密性等，医院应任命专人具体负责风险管理工作的开展和协调，构建医院风险管理工作的组织体系。同时，各个科室应该有风险协调员（一般可由高年资护士担任），负责与风险管理专员沟通协调。

（4）医院应该积极提高妥善处理内外部关系的能力，这种关系主要包括与保险公司或医疗保险局的关系、与律师的关系、与法院的关系等。

（5）医院应该建立一套完整的风险识别系统，做好不良事件的报告和分析、医疗纠纷和医疗事故的处理和原因分析、患者及家属不良情绪的报告和原因分析、科室医疗分析自评等工作；并认真研判第三方认证组织的评价报告和建议。医院风险识别应该是一个动态的、连续的过程。

（6）医院应该建立完整的风险评价体系，评价被识别出来的风险是否高发、是否容易导致不良后果、能否控制、控制的成本是多少等，为进一步采取风险控制措施做准备。

（7）医院应建立完善的风险控制体系，这种控制体系包括基于科室的教育项目、部门间风险信息的共享、定期自查病史记录和进行患者满意度调查、定期进行医院绩效改进研究、制定风险控制的规章制度和具体程序、对风险控制活动进行监督评价等。

（8）医院应加强对医疗保险患者的医疗服务的监管，以避免遭受医疗保险公司拒付等损失。

（9）医院应该定期对已开展的风险管理工作进行评价，分析工作的效果和效率，以决定工作重心的转移，对项目进行修正。

（10）医院应该购买适当的医疗责任险，并定期对医疗责任保险合同进行评价。

医院在发展医院风险管理项目的时候，一般可以先从一个或几个重点科室做起，然后慢慢延伸至全院。建立医院风险管理项目的步骤是：项目的描述和范围界定；配套发布有关政策；组织架构建设；建设风险管理职能部门；风险信息委员会和信息交流渠道建设；风险管理相关的政策；风险筹资；索赔管理；工伤补偿项目管理；安保管理项目。

从风险管理的组织架构上来看，目前发达国家中开展风险管理的医院一般都设有风险管理经理一职。风险管理经理直接向医院的一主管领导报告，而下面所有科室和工作人员以及风险管理协调员则直接向风险管理经理报告医院风险及其管理状况。风险管理经理应该具有跨学科的知识，如对医学、法律、护理、理学、社会学、沟通技巧、公共关系、保险、流行病学、统计学等应该有所了解。

三、医院风险识别、分析评价和控制

（一）医院风险识别

1. 医院风险识别的原则

（1）第一个发现风险的医院员工应该在第一时间向风险管理人员报告：当发现医院风险事件后，及时地报告有助于及时采取应对措施，避免事态恶化；不是所有的风险事件都会产生不良后果，但是如果患者及家属知道了存在的风险事件之后，会增加未来纠纷的可能性，因此应该进行秘密报告。

（2）风险识别只为风险管理服务：风险识别的主要目的是为了改进医院内部工作，一般不对外公开、不用做公共科研、不作为人员考核和奖惩的直接依据。不恰当地对外公开这些信息可能会引起患者不必要的怀疑或担忧；而如果把风险的报告作为对员工的考核依据，则可能会使当事员工不愿意报告一些风险事件。因此，除了严重违反规章制度的事件，对报告风险的员工不应据此作出惩罚。

2. 识别医院风险的途径

（1）不良事件报告、跟踪和变化趋势分析：不良事件（adverse event）指计划外的、未曾预料到的，已经引起或可能引起对患者的伤害、导致医院需要消耗额外资源的事件。对不良事件的报告、跟踪和分析可以帮助医院识别一些可能会重复发生的风险行为或风险因素，从而在很大程度上避免或者减少这些因素对医疗保健质量和结局的影响；也能帮助医院更好地对所涉及的患者及其家属进行安排，以免事态恶化、升级，导致更大的损失；也有助于医院更好地评价自身的总体风险状况，在购买医疗责任险的时候，能做到心中有数。

国外发达国家大多数医院都有一套完整的不良事件报告、跟踪和分析体系。

（2）患者及家属的不良情绪报告和满意度调查：不管医务人员如何努力，不是所有患者都能恢复得很好，也不是所有患者及家属都对医务人员的服务感到满意，更何况有时服务上可能确实存在问题。患者及家属的不良情绪，包括埋怨、哀伤、愤怒、绝望等情绪，可能会对医疗结局产生不良影响，是引发医疗争议和纠纷的主要原因之一，特别是在医疗结局不是很理想的情况下。因此，患者及家属的不良情绪本身就属于风险事件，对不良情绪的及早发现、及早处理能够在很大程度上减少医疗争议和纠纷的发生；而对患者及家属为何会产生不良情绪原因的分析和研究，能有助于医院发现服务中存在的风险因素（主要指医务人员的行为模式等），如是否存在医务人员对患者及家属不够关注、不够温暖、不愿意倾听患者及家属的讲述、不愿意和患者及家属详细交谈、不愿意回答问题等情况，医院的服务程序是否存在不合理性等。医务人员在与患者及家属的日常接触中可以发现他们的不良情绪；此外，定期进行患者满意度调查也是很好地发现医务人员行为问题的工具。

（3）绩效改进研究：医院绩效评价一般可以分成综合性绩效评价和病种绩效评价，是对医院工作的各个方面进行的评价，包括医院在临床效果方面、以患者为中心方面、员工发展方面、安全性方面、反应性方面、费用/效率方面等的表现。医院绩效评价指标与参照标准指标的比较、自身历史比较或者与其他同类医院的比较，有助于让医院认识到自身工作中存在的不足，这种不足可能就是医院工作中潜在的风险，如临床流程设计上的不合理、医院安全管理工作的疏漏等。

（4）对医疗纠纷和医疗事故的分析：医疗纠纷或医疗事故的发生就意味着医院额外的资源支出，是医院风险的具体化。因此，对医疗纠纷和医疗事故的原因分析，能帮助医院认识到自己工作中存在的很多风险因素。值得指出的是，既有文献中对医疗纠纷原因的分析很多是从医院的角度来分析的，常见的表述方式如把"患者不理解"作为医疗纠纷的很重要的原因。但是，实际上大多数"患者不理解"可能是由于医务人员没有与患者或家属进行足够的、良好的沟通所引起的。因此，对医疗纠纷和医疗事故的原因分析应注意从患者一方的角度来进行，只有这样才能找到那些容易引起纠纷的医院工作中的风险因素。

（5）安全性报告：医院工作中存在很多安全性因素，这些因素可能和医疗服务没有直接关系。但是，一旦安全性因素出现了问题，可能会引发极大的损害。因此，医院有必要定期进行安全检查，排除安全风险因素。医院的安全性检查内容一般包括：危险废弃物管理；火警管理；意外伤害事件报告和调查；实验室安全；应急反应；危险物资管理；生物医学工程项目；安全措施；工作场合暴力预防。在进行安全性检查的时候，必须注意方法的有效性。例如，如果要进行医院工作人员消防知识的检查，不能仅仅询问医务人员是否接受过相关培训，而应该设计一些最重要的问题让医务人员来回答。对消防通道和指示标记的检查也不能停留在询问负责人员上，而应该进行实地检查。

（6）科室报告：由于医院各个科室所面临的风险因素有所不同，因此可以要求各个科室自查工作中存在的风险因素。一般在自查中，以有关标准、程序、规章制度为依据，检查本科室的工作是否存在不符合规定的情况。例如，药房应定期检查冷冻柜的温度，外科应定期检查外科护士的基本操作技能和知识等。

（7）口头报告：已有的医院风险识别体系不可能已经识别出了所有的风险，新的风险也会不断出现。因此，如果医院员工在日常工作中感觉某种行为或情况可能在风险，也应该向风险管理人员报告。这种口头报告的风险可能是患者的某种异常情况，也可能是后勤工作中临时碰到的一些新问题，或者是新技术应用后的新问题等。

（8）第三方认证报告：医院的科室自查能发现很多潜在的风险行为和因素，但是由于医务人员长期处于同样的环境下，对很多因素和行为已经从心理上和行为上习惯了，因此自查有时会忽略一些问题。例如，在对某医院的药房进行随机检查的时候，发现储藏药品的冷柜里放了一些药房工作人员早上刚买的猪肉；又如一些医院消毒完毕的器具直接就放在敞开式的手推车里，通过露天环境运送至临床科室。类似这种风险行为；由于在个别医院已习以为常，因此医院自查可能查不出这些问题。而第三方认证报告则从局外人的角度，或者从标准的角度，对医院进行更客观的检查，如国内有些医院通过 ISO 认证，检查出医院更多的安全风险问题。

（9）对保险合同的回顾：一般来说，医疗保险公司和医疗保险局都会定期对住院病史进行检查，发现是否存在不合理服务的地方，如大处方、检查过多等。如果发现医疗有问题的，可能就会部分拒绝或者全部拒绝支付医疗费用。那么，对这些被拒绝支付的病史的回顾和检查，能够发现医院在病史书写规范和质量方面的问题，能够找到哪些科室或者哪些疾病的医疗服务程序上存在问题等，从而可以有针对性地进行改善，有助于将来降低医院被拒付的风险。

需要指出的是，医院风险识别不是一个一劳永逸的过程。由于新技术、新设备、新药物等的不断应用、医院人员的更替及患者病情的变化发展，新的风险事件会不断出现，医院管理者需要设计一个较好的、全面的风险识别机制，来应对这种风险的变化。

（二）医院风险分析评价

在找出医院风险之后，接下来的一个重要环节就是对风险进行分析和评价。医院风险分析和评价工作的核心内容是要回答以下问题：哪些风险应该进行调查、采取针对措施？在明确了上述一点后，要回答：发生了什么风险事件？这个事件是怎么发生的？为什么会发生这种事件？我们从这个风险事件中应该吸取什么教训？我们应该据此采取什么行动？

1. 风险原因分析的原则

（1）查找"根本原因"：不良事件的发生可能是偶然的，但是导致不良事件发生的背后却可能存在必然性。因此，识别医院风险时不能简单地找到表面风险就结束了，而应继续查找引起该不良事件的根本原因是什么（root cause analysis）。如果单单把冰山露出水面的部分削掉，水面下的冰山又会浮出，这样做并不能消除风险。当发生不良事件之后，简单的谴责或处罚直接当事人当然是最容易的做法，但是这种做法已经被证明并不是最好的办法。美国医学研究所的研究报告表明，虽然医疗服务机构中发生的错误大多数与人的错误有关（少部分是机器、设备等发生故障），但真正完全由于个人原因所致的比例很小，大多数错误存在系统性原因。只有找到这种系统性原因并采取针对措施，才有可能在未来避免这种风险的再度发生。

（2）医院风险原因的多重性：研究表明，不良事件的发生往往不是单一因素的结果，而是多重原因协同作用的结果。在深圳妇儿医院感染事件中，医生不及时报告固然是事件恶化的重要原因，但是让不合格的消毒溶液进入医院，并且这种溶液还能长期被使用也是更重要的原因。患者挑起医院纠纷固然可能有对医疗结局不满的原因，但绝大多数情况下也有对医务人员和医院的服务态度等不满意的原因。

（3）医院风险原因分析应是"链条式"层层深入的：由于医疗服务工作的高度复杂性，因此发生医疗错误的根本原因往往不是一步就能找到，而需层层深入分析。以我国1998年深圳市妇儿医院的重大院内感染事故为例，查找"根本原因"的链条是从主刀医生，到被污染的手术刀，到浓度远远不够的消毒溶液，到消毒溶液消毒前为何没有进行检查，到浓度不够的溶液如何能进入医院。最后的根本原因可以归结为医院在制度上的设计不合理：消毒溶液采购的把关和监督制度，消毒溶液使用中的检测登记制度，发生感染后的报告分析制度等。

2. 分析不良事件原因的框架　目前，在医院风险管理中所应用的风险分析和评价的理论和方法基础来自于其他领域，如航空、石油和核工业等（这些领域中的风险管理理论和方法已经相当完善）。由于医疗卫生服务行业的高度复杂性，医院风险管理的理论和框架则还没有完全建立。下面介绍两个被广泛讨论并在改进后用于医院风险分析和评价的框架。

1）DEPOSE框架：在探索不良事件原因的方法上，Perrow提出了一种非常有效的DEPOSE指导框架，即通过设计（design）、设备（equipment）、程序（procedures）、操作人员（operators）、物资（supplies and materials）和环境（environment）这6个方面来寻找不良事件发生的可能原因。

（1）设计：主要考虑在医疗服务的某个过程的设计上是否存在缺陷。例如，手术器具的清点核对制度是否设计合理，消毒程序设计是否合理等。

（2）设备：主要考虑在医疗服务的某个过程中所用到的设备是否存在缺陷。例如，病房手推车是否工作正常，X射线设备是否工作正常等。

（3）程序：主要考虑在医疗服务的某个过程的操作程序上是否发生了错误。例如，伤口消毒时是否顺序颠倒等。

（4）操作人员：主要考虑在执行医疗服务的某个过程的人员是否存在缺陷。例如，该人员的技术水平和经验，该人员当天的情绪状况等。

（5）物资：主要考虑在医疗服务的某个过程所涉及的物资是否存在缺陷。例如，消毒溶液浓度是否符合规定，使用时间是否符合规定等。

（6）环境：主要考虑在医疗服务的某个过程所处的大环境是否存在缺陷（包括整个机构的因素）。例如，工作人员的服务量是否太大了，患者转院模式，医院对某具体服务的管理支持等。

当然，DEPOSE只是提供了一个分析的思路，发生不良事件不一定是上述所有的6个环节都发生了错误。

2）Reason模型（Reason's Model）：这个模型被扩展后成为分析不良事件各种原因的一个框架。

（1）患者因素：医疗服务行业区别于其他行业的一个本质区别之一，每个患者都是不一样的。因此，患者的身体情况对医疗服务的结果有最直接的影响，而其他患者因素如性格、语言和残疾等也很重要，因为这些因素都会影响患者与医务人员的沟通，从而影响不良事件的发生概率。

（2）员工个人因素和团队因素：个人因素包括医务人员的知识、技术、经验及身体和精神方面的健康程度等。由于医务服务的提供是一种团队行为，因此团队中的每个人都对服务过程和服务结果能否令患者满意产生影响。一个医生的水平再高；如果护士水平很差，也很难想象出现好的结果。团队因素包括工作人员间的语言沟通、书面沟通、督察和寻求帮助、团队的结构等。

（3）工作任务因素：包括一项任务的设计和权责结构的清晰程度，是否有相应的规范，是否采用了这种规范等。

（4）工作环境因素：包括医院员工构成（水平、种类等），工作量，设备的设计和维护，管理和行政支持等。

（5）组织和管理因素：财政资源和限制，组织结构，政策目标，安全性文化等。

（6）宏观背景因素：经济和立法背景，国家卫生服务管理，医疗事故处理体系，医疗保险体系等。

3. 医院风险分析评价的步骤　医院风险分析评价可以分为两个层面：一个是个体不良事件分析评价层面，一个是整体层面。前者是指在发生一件具体的医疗差错之后，进行分析和评价的步骤；后者则指医院管理层回顾医院在过去一段时间内的总体状况，以及确定优先干预领域。

1）个体不良事件分析评价：个体不良事件分析评价一般按照回顾事件记录、确定调查内容、开展访谈、形成分析报告和建议4个步骤进行。

（1）回顾事件记录：主要是对病史、患者投诉记录、保险公司或保险局拒付记录等进行回顾。这个步骤的主要目的是对问题有一个概括的了解，界定本次服务提供中最可能存在的问题；形成事件序列表（按时间顺序记录一些重要节点的事件）。

（2）确定调查内容：主要根据"问题最早出现在哪里"这一条来确定对该次服务提供全过程中的哪一个环节进行调查。

（3）开展访谈：书面中的记录经常并不能完全反映事件的发生和发展情况以及背后的原因，因此对患者和医务人员的访谈是非常重要的。访谈一般要了解以下内容。

发生了什么事情：建立事件序列表和结局。

怎么会发生的：界定服务提供过程中存在的问题。

为什么会发生：找出影响因素。

区分特殊的和共性的影响因素。

（4）形成分析报告和建议：包括对事件的描述、定性、相应建议。

2）医院整体风险分析评价：医院整体风险分析评价的主要目的是确定优先干预领域、并可以作为阶段性地评价前一段风险控制工作的工具。整体风险分析评价一般包括以下内容。

（1）各类风险发生的频率：有些风险的发生频率很高，例如医务人员的态度问题；有些风险的发生频率很低，例如患者跳楼自杀。

（2）各类风险后果的严重程度：后果包括对患者健康的损害程度，医院的赔偿程度等。

（3）各类风险控制的难易程度：有的风险很容易控制，有的风险很难控制。例如，在药房的冷柜里放猪肉这个风险事件是很容易得到控制的，只要进行教育、不定期检查和建立惩罚制度就可以了。而有的风险，比如与技术水平有关的风险，则很难在较短时间内降低或消除，只能循序渐进。

（4）各类风险控制的成本如何：对于医院来说，如果控制风险的成本大于风险避免后所减少的额外支出，那么这种风险控制可能从经济学角度是没有必要的。例如，有一个院长决定对医院所有员工进行乙型肝炎疫苗接种以避免员工感染乙型肝炎，这种做法的成本很大，但避免的风险损失则很小，因此从经济学的角度并不可取。而上述冷柜猪肉事件的风险控制成本则很低。

（5）医院目前是否具备控制某些风险的条件和能力：例如，医务人员的技术能力决定是否能够避免某些技术风险，医院感染控制人员的能力决定医院是否能够合理控制院内感染风险，医院的信息系统完善程度决定医院是否能够在何种层面上对风险进行识别、分析和评价等。

简言之，医院风险管理中必须强调不良事件的根本原因和多重原因，要认识到对事件原因的分析往往是层层深入而不是一步到位的。风险分析和评价一方面有助于医院确定优先的干预领域，另外一方面也有助于医院根据特定的风险类型制定有针对性的控制措施。

（三）医院风险控制

医院风险管理循环中的最后一步是对风险进行控制，即在风险识别及风险分析和评价的基础上，采取相应的措施来降低风险，减少医院损失，增进患者安全。风险控制既是最后一环，同时也涵盖了前面环节的内容。

医院风险控制一般包括：制定风险管理政策、规章制度和操作程序，强调部门间风险信息共享，对一些不良事件的即时处理，在风险识别和分析的基础上开展基于科室的教育项目，采取有效的措施对医生和其他工作人员的行为方式进行监督和控制，定期评阅病史、进行满意度调查、进行绩效改进研究，对风险控制措施效果的监督和反馈。

1. 制定风险管理政策、规章制度和操作程序　实施良好风险控制的前提是制定完善的、有执行力的政策、制度和程序。这包括建立医院风险管理的组织架构，风险报告、分析评价和控制制度，风险信息流动和保密制度，奖惩制度，教育制度，监控制度；临床指南和操作程序等。风险管理的各个环节都应建立相应的制度来保障实施。

随着各种风险事件的出现，医院必须随时制定相应的具体风险管理制度。例如，一个患者在医院里可能会不仅仅询问主治医生的意见，而非主治医生提供的意见有可能与主治医生相左，这有可能在最后引发纠纷。基于此，医院可以制定一项制度，严禁非主治医生向患者私下提供诊断和治疗意见，即使他确实觉得其他医生的诊断和治疗有错误，也应该向上级医生汇报或者直接与患者的主治医生沟通。

2. 部门间风险信息共享　在医院风险控制工作中，部门间和人员间信息共享是非常重要的。例如，CT室的CT发生故障，那么CT室应立即把有关信息传送到各病房或科室，不然如果等患者来到CT室吃了闭门羹，容易引发不满情绪。又如一个实际的案例，南京一位老太太到医院做手术，家属事先跟负责医生打过招呼，声明患者胆子特别小，要求医院隐瞒情况，只说是一个很小的手术，医生同意了。结果麻醉师来术前检查的时候，告诉患者这是个大手术，有相当的危险，结果患者当即心脏病突发死亡。虽然这个结果不一定完全是由这番话引起的，但由此引起了医患双方长期的激烈纠纷。这就是风险信息没有及时沟通的结果。

医疗服务是一种高度集合化的团队行为，其最终结果受到团队中各个因素的影响。因此，医院各部门和各有关人员必须及时共享信息，以避免不必要的风险。这种信息涵盖患者病情、当前的情绪状况、特殊的要求、某部门的工作负荷、设备运行状况等各种可能影响服务提供的信息。

3. 一些不良事件的即时处理　风险事件的处理一般包括对不良事件的即时处理和对风险进行分析评价并采取措施预防未来再次发生。不良事件是风险因素的显性表露，发生后应该进行即时的处理。例如，在发生了新生儿死亡、患者死在手术台上、患者投诉、患者情绪极度抑郁或激动等各种情况时，当事工作人员都应该立即向风险管理负责人报告，并立即采取行动来进行处理。对这些情况的延迟或拖延处理可能会引起更严重的后果或医患矛盾。

4. 基于科室的教育项目　基于科室（department‐based）的教育项目和下面将要讨论的医务人员行为方式监督控制是医院风险控制中最重要的技术性内容。

之所以要强调基于科室的教育项目而不是全院性的教育项目是因为不同科室在所面临的风险上存在很大差异。例如，麻醉科、手术科、妇产科、内科、药房、挂号等所面临的具体风险有各自特点，所以需要基于各个科室的自身情况进行有针对性的教育。

教育项目主要目的：首先，让各个科室的员工理解本科室、本工作岗位和本人在工作中所存在的不足之处和潜在风险；其次，通过临床指南、操作程序、行为规范等的制定和培训，让员工能够尽量采取风险避让行为。教育项目的形式可以是科室内部培训（技术层面）、考试（如"三基"考试、培训后考试等）、外请培训（患者心理、职业礼仪、沟通技巧、医事法律常识等）及同行评议等。

要强调的是，"知识‐态度‐行为"（KAP）的转变不是通过一次教育项目就可以完成的。教育项目不是一次性的，而是应该持续、定期地进行，但每次的重点可以根据风险控制的进展情况而有所不同。教育项目进行之后必须进行考核和监控，并有相应的奖惩措施来保障。

5. 医务人员行为方式监督和控制　行为方式监督和控制主要不是针对医务人员的技术水平，而是关注于他们的言行、态度等是否职业化、是否体现出了医务人员应该具备的素质，是否让患者及家属满意。

对行为方式的监督和控制很难通过自评、科室检查等方式来实行。医院可向驾驶员的记分制度学习，在医院实施"医务人员道德记分卡"制度。其做法是在医院中设立24h热线，采取措施让每个患者及家属都了解这个热线，并接受患者及家属的投诉。投诉的主要内容不是医务人员的技术水平（事实上这方面患者也很难判断），而是医务人员和医院的行为、态度等"软服务"。例如，患者或家属是否能够很快地找到医生和护士、医生护士回答问题的态度、药房工作人员的态度、医生在看病时有没有接电话等，都可能成为投诉的内容。医院在接到投诉后，应立即核实、采取纠正行动，并根据事先设定的评分表，在医生的道德记分卡上记分，达到一定分数之后，医院应采取相应的惩罚措施和教育行动等。

6. 风险控制措施的监督评价和反馈　风险控制措施实施之后必须进行定期的评价，了解所采取的措施是否产生了效果，实施中还存在哪些问题，制度上是否还存在缺陷，未来进一步应该采取什么措施等。

风险控制的监督评价主要采取前后对照的办法，对于各个科室在采取风险控制措施前后潜在风险的减少情况、不良事件的发生情况、员工的满意度、患者的满意度等进行评价。具体的办法可以是定期评阅病史（病史是否完整、规范；质量情况等）、进行员工和患者满意度调查、开展绩效改进研究、召开焦点组访谈（科室负责人、各个科室的质量控制和风险管理协调人等）等。

必须强调的是，风险控制不是一步到位的，而是一个不断完善的过程。医院的人员更替在不断发生、新的技术、新的药物、新的设备和新的程序在不断出现，疾病谱和社会文化特征也在不断演变，法律环境等大环境也在不断变化，因此新的风险总是会出现。在这个过程中，从医院的长期发展来看，制度和标准的建设是最为重要的。完善的制度和标准，可保证医院的新老员工了解风险知识，约束他们采取符合风险控制要求的行为。

（杜丽英）

第七节　医疗纠纷与医疗事故

如上文所述，如果不对医疗风险进行适当防范和处理，那么就可能引发不良事件，并最终可能导致医疗纠纷和医疗事故。此外，不是所有风险都是可以防范的，而且医学上客观存在意外，医务人员也有犯错的时候，因此医疗纠纷和医疗事故就可能会发生。在发生医疗纠纷和医疗事故之后，需要医院及时做出反应和适当的处理，从而使医疗纠纷和医疗事故所带来的损失最小化。

一、医疗纠纷

自20世纪90年代以来，我国医疗纠纷的例数持续快速上升，成为许多医疗机构和医务人员的一大困扰，消耗了医疗机构和医务人员大量的时间、精力、财力和情感。一些恶性医疗纠纷事件对医疗机构的正常工作秩序带来了很大的破坏，并造成恶劣的社会影响。因此，如何尽量减少医疗纠纷是医院所必须面临的课题。

（一）医疗纠纷的概念

传统上，我国把医疗纠纷（medical dispute or medical tangle）定义为发生在医患双方之间因患者方对医务人员或医疗机构的不满意而与医方发生的争执。

医疗纠纷根据原因可以分成很多种，其中冲突最大、最难处理的一类是那些医患双方对医疗后果认定有分歧，而分歧焦点在于双方对医疗后果（主要指不良后果）产生的原因、性质和危害性的认识差距的医疗纠纷。对于这一类纠纷，患者及其家属往往要追究发生不良后果的责任；并要求对造成的损害进行经济赔偿。其他不涉及医疗后果判的医纠纷相对较易处理。

（二）医疗纠纷的原因

对于医疗纠纷原因的研究非常多，以往研究大多数集中在从医院方面的角度来进行分析，从患者及家属方面去研究为何患者会发起医疗纠纷的不多。事实上，绝大多数（如果不是全部）医疗纠纷是由患者发起的，因此，我们必须从管理学的角度，调查患者发起医疗纠纷的原因，并进一步分析深层次的原因，找出解决的可能方案。

综合患者发起医疗纠纷的原因，不外乎以下 4 类。

1. 医疗结局与期望不符　这包括：医疗结果正常，但患者期望过高或医务人员给予过高期望；结果不正常，且存在医疗差错、患者不配合、病情意外变化或医疗意外。

2. 对求医过程不满意　患者可能对医护人员态度、医疗环境、医疗过程中难找到医生、医疗费用高、入院难、红包事件等不满意。

3. 对医疗处理存疑　患者对医疗过程不信任、存在疑问，如蓝色药品怎么换成白色的了？手术怎么又不做了？不同的医生怎么不同说法呀？诊断怎么又换了？两天让我做 3 次 CT？

4. 其他诉求　患者期望得到经济赔偿、需要得到同情、需要亲人的关心等，也可能导致医患纠纷。

对于上述第二和第三类原因，其中所包含的内容繁多，无法一一列举。实际上，患者及家属挑起医疗纠纷的原因往往是上述多种原因的综合。首先有求医过程中的一些不满意和不痛快，但因为种种原因没有向院方提起；然后在诊疗过程中可能也有一些疑问，或者医务人员没有很好的解答，患者及家属也会积蓄一些不满；如果最后结果不如预期，那么所有累积的不满将会有一个大的爆发，从而引发医疗纠纷。

中国地域广大，文化传统千差万别，引起医疗纠纷的原因也有很多。在浙江省的某一个县，家属挑起医疗纠纷的一个重要原因居然是显示他们有身份、有能力，因为如果不闹一闹，就显得家属没有能力。因此，医院管理者还需要根据实际情况，对原因进行深入分析，研究是否有缓解或解决医疗纠纷的方案。

根据世界卫生组织所推荐的诊断树（diagnosis tree）方法，对每一个列出的事件原因，应该继续深入分析"导致原因的原因"，直到所找出的原因可以通过制度化的措施来加以解决为止。

二、医疗事故及医疗事故处理

在众多医疗纠纷中，真正属于医疗事故的只占极少数。但是，一旦被判定为医疗事故，也往往意味着医院大量的经济支出和声誉受损。

医疗事故（medical malpractice）是一个法律专用名词。一些医疗结果不良，医院也存在过错的事件，实质上可能都属于医疗事故，但由于患者及家属没有"发现"，因此，也就被免于追究，也没有被认定为医疗事故。实际上，根据哈佛大学医学院的一项研究，在医院及医务人员存在过错的不良医疗事件中，真正被患者发现并最后赔偿的案例只占 10% 左右。根据有关研究，我国的情况也大致如此。医疗纠纷越多，医院的过错被发现的可能性就越多，如果医院和医务人员能够改善服务态度，增强责任心，在患者及家属心目中的"认知质量"提高，也会使医疗纠纷减少，很多差错就可以避免。

（一）医疗事故的界定

不同国家的司法体系或有不同，但在认定医疗事故方面，一般强调 3 个要件，即过错、伤害以及过错和伤害之间的因果关系。其他还有一些围绕 3 个要件的要求。

根据我国 2002 年 9 月 1 日生效、目前实行的《医疗事故处理条例》（下简称为《条例》），医疗事故被定义为：医疗机构及其医务人员在医疗活动中，违反医疗卫生管理法律、行政法规、部门规章和诊疗护理规范、常规，过失造成患者人身损害的事故。

这个定义界定了我国确定医疗事故的基本要素：在取得资格的医疗场所内；拥有资质的医务人员；医疗行为存在违反规定（医疗卫生管理法律、行政法规、部门规章和诊疗护理规范、常规）的情况；存在过失，但不是故意；存在人身损害，并与过失有因果关系。

违反前两项的案件，属于我国《刑法》下的非法行医罪范畴（《刑法》第三百三十六条，未取得医生执业资格的人非法行医；情节严重的，处三年以下有期徒刑、拘役或者管制，并处或者单处罚金；严重损害就诊人身体健康的，处三年以上十年以下有期徒刑，并处罚金；造成就诊人死亡的，处十年以上有期徒刑，并处罚金）。如果是医务人员严重不负责任，虽非故意，则纳入《刑法》下的医疗事故罪范畴（《刑法》第三百三十五条：医务人员由于严重不负责任，造成就诊人死亡或者严重损害就诊人身体健康的，处三年以下有期徒刑或者拘役）。这两者皆不纳入医疗事故处理范畴。

此外，根据医学的特殊情况和"紧急避险"的原则，《条例》还规定了一些例外情况，即尽管符合上述要件，但不认定为医疗事故。这些例外情况包括：在紧急情况下为抢救垂危患者生命而采取紧急医学措施造成不良后果的；在医疗活动中由于患者病情异常或者患者体质特殊而发生医疗意外的；在现有医学科学技术条件下，发生无法预料或者不能防范的不良后果的；无过错输血感染造成不良后果的；因患方原因延误诊疗导致不良后果的；因不可抗力造成不良后果的。

（二）医疗事故的分级分类

被判定为医疗事故的，需要根据伤害情况确定医疗事故等级。按照《医疗事故处理条例》及其附件，医疗事故被分为四级十等。其中一级乙等至三级戊等对应伤残等级一至十级。具体请参看《条例》。

（三）医疗事故的处理程序

按照《条例》，发生医疗争议之后，应根据步骤进行处理。具体卫生行政部门是否受理、医学会是否受理的条件，首次鉴定和再次鉴定的情况，专家库的建立，鉴定程序、技术鉴定书等内容，请参看《条例》。

在事故鉴定中，涉及的一个重要环节是确定赔偿。在确定事故赔偿中，主要参考3个方面的影响因素，即事故等级、医疗过失行为在损害后果中的责任程度，以及损害后果与患者原有疾病之间的关系。在具体赔偿项目及其标准计算方面，也请参考《条例》及其附件。与《条例》实施前的有关法规相比，一个明显的变化是增加了精神赔偿。

（杜丽英）

第八节　医疗事故责任保险

医疗事故责任保险一般是指医院为医务人员或医务人员为自己向专业责任保险公司投保，以便在发生医疗事故需要支付赔偿时，避免医院或医务人员的巨额经济负担。医疗事故责任保险一般会确定责任上限，既确定最高赔偿限额，超出部分，仍然需要由医院或医务人员，自己承担。

医疗事故责任保险在国外的历史非常悠久，例如在美国，医务人员和医院购买责任保险已经有百年的历史。而在我国，20世纪90年代发展医疗责任保险的呼声非常高，最近则慢慢平息下来。

回顾，国外的医疗事故责任保险历史是非常有意义的，这将对我国开展这方面的工作提供有价值的参考。

一、美国医疗责任保险历史

传统上（一直到20世纪70年代），医生和医院自行购买责任保险，保费很低，判决赔偿数量也很少。自20世纪70年代中后期开始，美国责任险的成本大大增加，主要是由于责任事故和被判决案例数量大大增加（趋势上），同时美国责任保险采用了新的"发生险"计费方式，导致保费大大增加。

在美国传统的医疗责任保险中，也存在大锅饭问题，仔细认真的医生和马虎医生保费一样，认真进行质量控制的医院和马虎的医院保费一样。后来，随着质量认证体系和医院风险管理体系的推进，对于未曾通过两个体系验收的医疗机构，保险公司或者不予购买，或者提高了保费。

到了21世纪初期，根据美国医学会的一份报告，美国的医疗责任保险危机已经蔓延全国。2001年，美国的医疗责任保险公司每收入1美元，却要支出1.65美元；这样的收支状况已经让责任保险公司几乎无法生存。根据有关分析，美国认为摧毁医疗责任保险行业的罪魁祸首是律师，而未来发展方向主要有3个：进一步进行风险分摊、当地的医疗责任保险市场崩溃或向政府寻求保护。

美国目前的例均医疗事故赔偿已经达到了几百万美元，因此，如果医疗责任保险市场崩溃，那么对于美国独立执业的医生管理体系，而言是灭顶之灾。因为任何医生只要遭受一次医疗事故，可能就意味着破产。

二、关于我国开展医疗责任保险的若干考虑

从我国近几年的医疗事故赔偿判决来看，尽管数量上距离美国还非常遥远，但增长势头也相当快速，从而对医院和医务人员也构成了一定的威胁。但是，这是不是意味着国内的医疗机构也一定要购买医疗责任保险呢？

从 20 世纪末和 21 世纪初开始，我国不同地区的医疗机构都纷纷开始购买医疗责任保险，一些地区是政府行为（如北京），一些地区则是医疗机构自身行为。有部分人士认为：医疗责任保险在国内似乎是多此一举，没有太大必要。

发生这种情况的主要原因很简单，即我国和美国的医疗服务组织体系是不一样的。美国的医生大多数是独立执业的、财务上也完全独立，如果发生医疗事故赔偿，可能就此破产；医疗机构则往往实行预算管理，因此，如果发生大的医疗事故赔偿案例，医疗机构将无法顺利运行，而购买医疗责任保险的支出可以作为常规项目列入财务报表，便于监管和预测。因此，在美国，医疗机构和医务人员都要购买医疗责任保险。

在国内，医生和医疗机构是一体的，发生医疗事故赔偿后，医生自身所需要承担的责任并不大，对于公立医疗机构而言，到最后终究还有政府托底。从风险分散的角度来看，国内较大规模的医院都有几百上千的医务人员，已经是一个比较好的风险分散规模，自身具备较强的抗风险能力，向保险公司购买保险的支出和赔偿支出最终也不会有太大差异。此外在很多地方医疗机构向保险公司索赔的申请会被明确列入医疗事故案件计数，并最终影响、政府对医院的考核，因此，很多医疗机构即使买了保险，最后也没有向保险公司索赔。

综上所述，在目前国内的状况下，医院要降低医疗事故的风险，最重要的应该是加快医院质量管理体系和风险管理体系的建设，从而减少风险和事故的发生。

（杜丽英）

第七章

心血管科疾病的护理

第一节　心律失常

一、窦性心律失常

窦性心律是指心脏冲动起源于窦房结的心律。当心律仍由窦房结所发出的冲动所控制，但频率过快、过慢或不规则时称为窦性心律失常。包括窦性心动过速、窦性心动过缓、窦性心律不齐、窦房结折返性心动过速、窦性停搏、窦房传导阻滞及病态窦房结综合征等类型。

（一）窦性心动过速

在正常情况下，窦性心律的频率为 60～100 次/min，成人窦性心律的频率超过 100 次/min，为窦性心动过速。

1. 临床表现　如下所述：

（1）无明显自觉症状或有心悸、出汗、头晕、眼花、乏力，或有原发疾病的表现。

（2）可诱发其他心律失常或心绞痛。

（3）心率多为 100～150 次/min，偶有高达 200 次/min。大多心音有力，或有原发性心脏病的体征。

（4）心电图显示窦性心律，P 波形态正常，心率大于 100 次/min，PR 间期 0.12～0.20s，P－P 间期小于 0.60s。

2. 心电图检查（图 7－1）　①窦性 P 波。②P 波频率大于 100 次/min（P－P 间隔小于 0.6s）。③通常逐渐开始与终止。

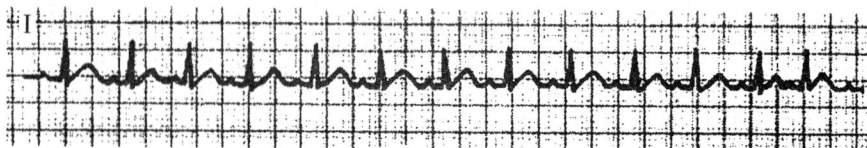

图 7－1　窦性心动过速

3. 治疗原则　如下所述：

1）治疗原则

（1）消除诱因，治疗原发病。

（2）对症治疗。

2）用药原则

（1）由生理或心外因素引起者，大多数无需特殊治疗。窦性心动过速的治疗应主要治疗原发病，必要时辅以对症治疗。由充血性心力衰竭引起的窦性心动过速，应用洋地黄制剂、利尿药和血管扩张药等。窦性心动过速的纠正，常作为左心衰竭控制的指标之一。

（2）非心力衰竭所致窦性心动过速的治疗：如甲状腺功能亢进症所引起的窦性心动过速，应用洋地黄不能使心率减慢。注意：洋地黄过量也可引起窦性心动过速。以交感神经兴奋和儿茶酚胺增高为主所致的窦性心动过速患者，可选用 β 受体阻断药、镇静药等。

（3）急性心肌梗死患者的治疗：在无明确的心功能不全时，窦性心率持续大于 110 次/min 时，为减慢心率，可临时试用小剂量 β 受体阻断药（如口服美托洛尔）或钙拮抗药（如口服地尔硫䓬），需要时可 8~12h 服 1 次。继发于左心衰竭的窦性心动过速，应主要处理心力衰竭。

4. 护理诊断　如下所述：

（1）活动无耐力：与心律失常导致心悸或心排血量减少有关。

（2）焦虑：与心律失常反复发作、疗效欠佳有关。

（3）潜在并发症：心力衰竭。

5. 护理措施　如下所述：

1）休息：患者休息时应尽量避免左侧卧位，以防加重不适。

2）饮食：给予高热量、高维生素而易消化的食物，平时可服用益气养心的药膳，如人参粥、大枣粥、莲子粥等。应戒烟忌酒，避免食用过硬不消化及刺激性的食物。

3）病情观察：密切观察患者的呼吸、心率、心律的变化，若患者出现心悸、头晕、眼花或心律失常等及时通知医生处理。

4）药物护理：窦性心动过速通常不需特殊治疗，主要是针对病因进行处理。如患者心悸等症状明显，可选用以下药物。

（1）利血平：①作用：利血平能使交感神经末梢囊泡内的神经递质（去甲肾上腺素）释放增加，并能阻止神经递质进入囊泡，因此囊泡内的神经递质逐渐减少或耗竭，使交感神经冲动的传导受阻，因而可使心率减慢。②用法及剂量：0.125~0.25mg，口服，2~3 次/d。

（2）普萘洛尔：①作用：普萘洛尔为 β 受体阻断药，可阻断心肌的 β 受体，故可使心率减慢。②用法及剂量：5~10mg，口服，3 次/d。

（3）维拉帕米：①作用：能抑制窦房结及房室交界区的自律性，延长房室结传导（A-H 间期延长），使心率减慢。②用法及剂量：40~80mg，口服，3 次/d。此外，尚可配合应用镇静药物。

5）心理护理：嘱患者保持情绪稳定，必要时应遵医嘱给予镇静剂，保证患者充分的休息和睡眠。

6）治疗过程中的应急护理措施

（1）急性肺水肿：立即将患者扶起坐在床边，两腿下垂或半卧位于床上，以减少静脉回流。同时注意防止患者坠床跌伤。立即高流量鼻导管吸氧，病情特别严重者可用面罩呼吸机持续加压给氧，也可用 50% 的乙醇湿化，以降低肺泡内泡沫的表面张力，使泡沫破裂，改善通气功能。根据医嘱应用相关药物。

（2）心力衰竭：立即协助患者取坐位，双腿下垂，以减少静脉回流，减轻心脏负担。立即高流量鼻导管给氧，对病情特别严重应采用面罩呼吸机治疗。迅速开放两条静脉通道，遵医嘱正确使用强心、利尿、扩血管的药物，密切观察用药疗效与不良反应。医护人员在抢救时必须保持镇静、操作熟练、忙而不乱，使患者产生信任与安全感。护士应安慰患者，解除患者的恐惧心理。严密监测血压、呼吸、血氧饱和度、心率、心电图，检查电解质、血气分析等，观察呼吸频率和深度、意识、精神状态、皮肤颜色及温度、肺部湿啰音的变化。

（3）心源性休克

a. 先扩充血容量，若并发代谢性酸中毒，应及时给予 5% 碳酸氢钠 150~300ml，纠正水、电解质紊乱。根据心功能状态和血流动力学监测资料估计输液量和输液速度，一般情况下，每天补液总量宜控制在 1 500~2 000ml。

b. 若休克仍未解除，应考虑使用血管活性药物，常用的如多巴胺、多巴酚丁胺、间羟胺、去甲肾上腺素、硝酸甘油和硝普钠等。

c. 心电监护和建立必要的血流动力学监测，留置尿管以观察尿量，积极对症治疗和加强支持疗法。采用休克卧位，镇静，密切观察患者病情变化。

（二）窦性心动过缓

成人窦性心律的频率低于 60 次/min，称为窦性心动过缓。

1. 临床表现　窦性心动过缓如心率不低于 50 次/min，通常无明显症状。当严重心动过缓引起心排出量下降并造成各脏器和组织供血不足时，患者会出现头晕、乏力、心悸、胸闷等症状，甚至出现黑矇、晕厥或诱发心绞痛、心功能不全。

心电图显示窦性 P 波，心率低于 60 次/min，PR 间期一般正常（0.12～0.20s）。

2. 心电图检查（图 7-2）　①窦性 P 波。②P 波速率小于 60 次/min（P-P 间隔大于 1.0s）。

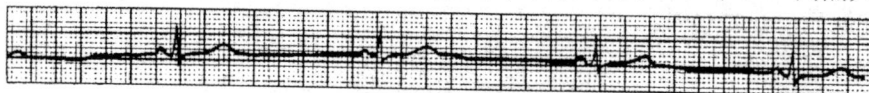

图 7-2　窦性心动过缓

3. 治疗原则　如下所述：

1）治疗原则

（1）窦性心动过缓如心率不低于 50 次/min，无症状者，则无需治疗。

（2）若心率低于 50 次/min，且出现症状者可用提高心率药物（如阿托品、麻黄碱或异丙肾上腺素），或可考虑安装起搏器。

（3）显著窦性心动过缓伴窦性停搏且出现晕厥者应安装人工心脏起搏器。

（4）针对原发病的治疗。

（5）对症、支持治疗。

2）一般治疗

（1）对窦性心动过缓者均应注意寻找病因，大多数窦性心动过缓无重要的临床意义，不必治疗。

（2）对器质性心脏病（特别是急性心肌梗死）患者，由于心率很慢可使心排血量明显下降而影响心、脑、肾等重要脏器的血液供应，症状明显，此时应使用阿托品（注射或口服），甚至可用异丙肾上腺素静脉滴注，以提高心率。也可口服氨茶碱。

（3）对窦房结功能受损所致的严重窦性心动过缓的患者，心率很慢、症状明显，甚至有晕厥发生，药物治疗效果欠佳者，需要安装永久性人工心脏起搏器，以防突然出现窦性停搏。

（4）对器质心脏病伴发窦性心动过缓又并发窦性停搏或较持久反复发作窦房阻滞而又不出现逸搏心律、发生过晕厥或阿-斯综合征、药物治疗无效者，应安装永久性人工心脏起搏器。

5）由颅内压增高、药物、胆管阻塞等所致的窦性心动过缓应首先治疗原发病，结合心率缓慢程度以及是否引起心排血量的减少等情况，适当采用提高心率的药物。

4. 护理诊断　如下所述：

（1）活动无耐力：与心律失常导致心排血量减少有关。

（2）头晕：与心排血量下降引起脑供血不足有关。

（3）焦虑：与心律失常反复发作、疗效欠佳有关。

5. 护理措施　如下所述：

1）休息：合理的运动锻炼能促进侧支循环的建立，提高体力活动的耐受量而改善症状，最大活动量以不发生心绞痛症状为度，要避免竞赛活动及屏气用力动作（如排便时过度屏气）。活动中一旦出现异常情况，应立即停止活动。

2）饮食：给予低热量、低脂肪、低胆固醇和高纤维的饮食，要避免饱食，禁烟酒，避免食用过硬不易消化及带刺激的食物。

3）病情观察：密切观察患者的呼吸、心率、心律的变化，若患者出现心悸、头晕、眼花或心律失常等及时通知医生处理。

4）药物护理：器质性心脏病（特别是急性心肌梗死）患者由于心率很慢可使心排血量明显下降而影响心、脑、肾等重要脏器的血液供应，症状明显，此时应使用阿托品（注射或口服），甚至可用异丙肾上腺素静脉滴注（1mg 加入到 5% 葡萄糖液 50ml 中缓慢静滴，应根据心率快慢而调整剂量），以提高心率。亦可口服氨茶碱 0.1g，3 次/d。使用阿托品时常有口干、眩晕，严重时出现瞳孔散大、皮肤潮红、心率加快等不良反应，应密切观察，患者如有不适立即通知医生并及时处理。

5）心理护理：嘱患者保持情绪稳定，必要时遵医嘱给予镇静剂，保证患者充分的休息和睡眠。

6）治疗过程中的应急护理措施

（1）晕厥：患者一旦发生晕厥，应立即通知医生，将患者平卧，抬高下肢，解开衣领，保持呼吸道通畅，防止其他人员围观，保持患者周围空气流通。根据临床症状迅速做出判断，遵医嘱行相关实验室检查，包括：静脉采血查血细胞计数及血生化，了解有无贫血、低血糖或电解质紊乱，查心肌酶谱；行 12 导联心电图了解有无心律失常、传导阻滞等。配合医师进行急救处理：立即给予氧气吸入；建立静脉通道，根据医嘱快速有效地给予药物治疗，如低血糖者静脉注射高渗葡萄糖，高血压者应用降血压药物；行心电监护监测心律、心率、血压及血氧饱和度。病情观察：专人护理，注意观察有无心律失常，监测心率、血压、血氧饱和度、面色、呼吸等，并做好记录；观察发病的频度、持续时间、缓解时间、伴随症状及有无诱发因素等；观察急救处置效果。护理人员要保持镇静，技术操作要熟练，操作中随时观察患者，询问有无不适症状。医护人员有条不紊且行之有效的工作对患者是最好的心理支持。

（2）心绞痛：患者心绞痛发作时立刻停止活动，一般休息后症状即缓解；缓解期一般不需卧床休息，遵医嘱使用药物；不稳定型心绞痛者，应卧床休息，并密切观察。减少和避免诱因，不吸烟，不受凉等。

6. 健康教育 如下所述：

（1）积极治疗原发病，消除诱因，是减少心动过缓发作的关键。

（2）避免精神紧张，戒烟酒，减少本病诱发因素；起居有常，饮食适宜，勿过劳；适当体育锻炼，防止感冒。

（3）教会患者自测脉搏的方法以利于自我监测病情。告知患者药物可能出现的不良反应，如有异常及时就诊。

（三）窦性心律不齐

窦性心律周期长短不一，同一导联最长 P–P 间期减去最短 P–P 间期之差大于 120ms 即为窦性心律不齐。

1. 临床表现 窦性心律不齐常见于年轻人，特别是心率较慢或迷走神经张力增高时。窦性心律不齐随年龄增长而减少。窦性心律不齐很少出现症状，但有时两次心搏之间相差较长时，可致心悸感。

2. 治疗原则 窦性心律不齐大多没有明显的临床意义，一般无需特殊治疗，活动后心率增快则消失。如严重的窦性心动过缓并发窦性心律不齐者，可对症相应处理。

3. 护理诊断 如下所述：

（1）活动无耐力：与心律失常导致心悸或心排血量减少有关。

（2）头晕：与心排血量下降引起脑供血不足有关。

（3）焦虑：与心律失常反复发作、疗效欠佳有关。

（4）潜在并发症：窦房阻滞。

4. 护理措施 如下所述：

1）生活护理：要生活规律，养成按时作息的习惯，保证睡眠，因为失眠可诱发心律失常。运动要适量，量力而行，不勉强运动或运动过量，不做剧烈及竞赛性活动，可做气功、打太极拳。洗澡水不要太热，洗澡时间不宜过长。养成按时排便习惯，保持大便通畅。饮食要定时定量。避免着凉，预防感冒。不从事紧张工作，不从事驾驶员工作。

2）重点护理：观察患者没有出现其他不适症状，不需要特别治疗。部分患者可伴有窦性心动过缓，如心率不低于 50 次/min，无需治疗。如心率低于 40 次/min，且出现症状者可用提高心率药物（如阿托品、麻黄碱或异丙肾上腺素）。严重患者可植入心脏起搏器。

3）心理护理：保持平和稳定的情绪，精神放松，不要过度紧张。精神因素中尤其紧张的情绪易诱发心律失常，患者要以平和的心态去对待，避免过喜、过悲、过怒，不看紧张刺激的电视、比赛等。

4）治疗过程中的应急护理措施

（1）窦房阻滞：一般一度房室传导阻滞不会对心脏功能产生影响，通常也不需要特殊处理，注意定期复查；严重的二度Ⅱ型和三度房室传导阻滞心室率显著缓慢，可能会影响到心脏功能，引起缺血、缺氧等症状，此时需要考虑植入起搏器。

（2）心动过缓：合理的运动锻炼可促进侧支循环的建立，提高体力活动的耐受量而改善症状，最大活动量以不发生心绞痛症状为度。饮食给予低热量、低脂肪、低胆固醇和高纤维的食物，要避免饱食，禁烟酒，避免食用过硬不易消化及带刺激的食物。患者保持情绪稳定，必要时遵医嘱给予镇静剂，保证患者充分的休息和睡眠。积极治疗原发病，消除诱因，是减少心动过缓发作的关键。

5. 健康教育　如下所述：

（1）积极防治原发病，及时消除原发病因和诱因是预防该病发生的关键。

（2）若窦性心律失常以窦性心动过缓为主，应警惕病态窦房结综合征的发生，进一步检查以明确诊断。

（3）注意生活规律，合理膳食，保持心情舒畅。

（四）窦房结折返性心动过速

窦房折返性心动过速（SNRT）也称窦房结折返性心动过速，是指折返激动发生在窦房结内及其毗邻的心房组织之间，特别是窦房结有病变的患者。该病可见于任何年龄，好发年龄在40～60岁。常见于老年人，男性较多。心动过速发作呈阵发性，即突然发生、突然终止，每次发作持续时间不等。

1. 临床表现　窦房折返性心动过速可见于任何年龄，老年患者更多见。心动过速发作呈阵发性，即突然发生、突然终止，每次发作持续时间不等，发作时心率为100～200次/min，多数为100～130次/min。常因情绪激动、紧张、运动等诱发，部分病例无明显诱因。其临床症状与心动过速时的心率、持续时间有关，心率较慢时可无症状或症状较轻，而心率较快时（大于120次/min）可出现心悸、气短、头晕甚至晕厥等表现。

2. 治疗原则　窦房结折返性心动过速在临床虽不少见，但因发作时频率不快、持续时间较短，因此，多数患者无明显症状不需治疗，少数症状明显者可应用β受体阻断药、维拉帕米等药物治疗。极少数药物疗效不佳而症状明显者，可考虑射频消融术。

3. 护理诊断　如下所述：

（1）活动无耐力：与心律失常导致心悸或心排血量减少有关。

（2）焦虑：与心律失常反复发作、疗效欠佳有关。

（3）潜在并发症：心力衰竭。

4. 护理措施　如下所述：

1）生活护理：饮食应限制高脂肪、高胆固醇食物，如动物内脏、动物油、肥肉、蛋黄、螃蟹、鱼子等，禁用刺激心脏及血管的物质，如烟酒、浓茶、咖啡及辛辣调味品。谨慎食用胀气的食物，如生萝卜、生黄瓜、圆白菜、韭菜、洋葱等，以免胃肠胀气，影响心脏活动。患者适宜多吃富含B族维生素、维生素C及钙、磷的食物，以维持心肌的营养和脂类代谢。应多食用新鲜蔬菜及水果，以供给维生素及无机盐，同时还可防止大便干燥。合理适度活动。

2）重点护理

（1）β受体阻断药：一般选用口服制剂即可。例如：普萘洛尔（心得安）每次10～20mg，3次/d，口服；阿替洛尔（氨酰心安）12.5～25.0mg，2～3次/d；美托洛尔（倍他乐克）12.5～25.0mg，2～3次/d。β受体阻断药对一部分患者有较好的治疗效果，服用后能够预防发作，但治疗一段时间后需增加药物剂量才能维持原来疗效。长期服用β受体阻断药者，不能突然停药，应逐渐减量维持才能停药。

（2）钙拮抗剂、洋地黄、胺碘酮等：钙拮抗药（维拉帕米）、洋地黄、胺碘酮等药物对多数患者有稳定的疗效。①维拉帕米（异搏定）每次40～80mg，3次/d。②地高辛每次0.125～0.25mg，1次/d。③胺碘酮200mg，3次/d，口服，心动过速控制后减至200mg，1～2次/d，3d后每周服5d，1次/d，每次200mg。

（3）腺苷：腺苷6mg或ATP 10mg迅速静脉推注，若用药2～3min无效，可再按前述剂量迅速静脉注射。ATP单剂量不宜超过30mg。腺苷对其他类型的房性心动过速终止无效。

3）心理护理：避免精神紧张和过度劳累，做到生活规律、起居有常、精神乐观、情绪稳定。

4）治疗过程中的应急护理措施

（1）窦性心动过速：积极治疗原发病消除诱因，是减少窦性心动过速发作的关键。避免精神紧张，戒烟酒，减少本病诱发因素；生活规律，饮食适宜，勿过劳；适当体育锻炼，防止感冒。

（2）房室结折返性心动过速：患者宜多吃对心脏有益的食物，如全麦、燕麦、糙米、扁豆、洋葱、蒜头、香菇、茄子等。宜多吃鹅肉、鸭肉等。多吃纤维类食物。少吃油炸食品、忌烟酒。慢性治疗期间，药物治疗可能通过直接作用于折返环，或通过抑制触发因素，如自发性期前收缩而控制复发，药物慢性治疗的适应证包括发作频繁、影响正常生活或症状严重而又不愿或不能接受导管射频消融治疗的患者。对于偶发、发作短暂或者症状轻的患者可不必用药治疗，或在心动过速发作需要时给予药物治疗。

5. 健康教育　如下所述：

（1）应避免精神紧张和过度劳累，做到生活规律、起居有常、精神乐观、情绪稳定，均可减少该病的复发。

（2）忌食辛辣、刺激性食物；戒烟酒、咖啡；食宜清淡。

（3）慢性治疗期间，遵医嘱按时服药，定期复查。

（五）窦性停搏

窦性停搏或窦性静止是指窦房结在一个不同长短的时间内不能产生冲动。导致心房及心室电活动和机械活动停或中断的现象。

1. 临床表现　过长时间的窦性停搏如无逸搏发生，可令患者出现晕眩、黑蒙或短暂意识障碍，严重者甚至发生抽搐。

多数窦性心动过缓，特别是神经性因素（迷走神经张力增高）所致者心率在40～60次/min，由于血流动力学改变不大，所以可无症状。但当心率持续而显著减慢，心脏的每搏量又不能增大时，每分钟的心排血量即减少，冠状动脉、脑动脉及肾动脉的血流量减少，可表现气短、疲劳、头晕、胸闷等症状，严重时可出现晕厥，冠心病患者可出现心绞痛，这多见于器质性心脏病。

心率持续而显著减慢还使室性异位节律易于产生，器质性心脏病患者，尤其是急性心肌梗死患者容易发生。

心电图特征：在较正常PP间期显著长的间期内无P波发生，或P波与QRS波群均不出现，长的PP间期与基本的窦性PP间期无倍数关系。长间歇后可有交界性或室性逸搏。

2. 心电图检查（图7-3）　①很长一段时间内无P波发生，或P波与QRS波群均不出现。②长的P-P间期与基本的窦性P-P间期无倍数关系。③长时间的窦性停搏后，下位的潜在起搏点，如房室交界处或心室可发出单个逸搏或逸搏性心律。

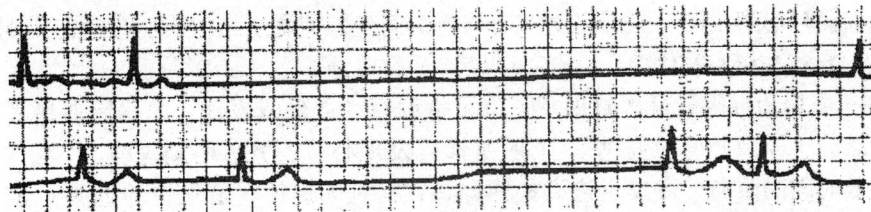

图7-3　窦性停搏

3. 治疗原则　若病因为可逆性，少数窦性停搏患者可以转为正常，但因其有致心脏性猝死的可能性，应早期、积极地采取相应治疗措施。偶尔出现或无症状的窦性停搏无需治疗，有症状者应针对病因治疗，如纠正高钾血症、停用引起心动过缓的药物。药物治疗可尝试使用异丙肾上腺素、阿托品等。对反复发作晕厥或阿-斯综合征者应植入人工心脏起搏器。

4. 护理诊断　如下所述:

（1）活动无耐力: 与心律失常导致心排血量减少有关。

（2）头晕: 与心排血量下降引起脑供血不足有关。

（3）焦虑: 与心律失常反复发作、疗效欠佳有关。

（4）潜在并发症: 猝死。

5. 护理措施　如下所述:

1）一般护理: 注意劳逸结合, 保证睡眠充足。不吸烟, 不饮酒, 饮食不宜过饱, 少吃刺激性食物。

2）重点护理: 活动后无症状的慢性患者可适当活动, 伴有严重心脏病或有明显症状者需服用抗心律失常药物。

3）治疗过程中的应急护理措施

（1）晕厥: 患者一旦发生晕厥, 应立即通知医生, 将患者平卧, 抬高下肢, 解开衣领, 保持呼吸道通畅, 防止其他人员围观, 保持患者周围空气流通。根据临床症状迅速作出判断, 遵医嘱行相关实验室检查, 包括: 静脉采血查血细胞计数及血生化, 了解有无贫血、低血糖或电解质紊乱, 查心肌酶谱; 行 12 导联心电图了解有无心律失常、传导阻滞等。配合医师进行急救处理。立即给予氧气吸入; 建立静脉通道, 根据医嘱快速有效地给予药物治疗, 如低血糖者静脉注射高渗葡萄糖, 高血压者应用降血压药物; 行心电监护监测心律、心率、血压及血氧饱和度。病情观察: 专人护理, 注意观察有无心律失常, 监测心率、血压、血氧饱和度、面色、呼吸等, 并做好记录; 观察发病的频度、持续时间、缓解时间、伴随症状及有无诱发因素等; 观察急救处置效果。护理人员要保持镇静, 技术操作要熟练, 操作中随时观察患者, 询问有无不适症状。医护人员有条不紊且行之有效的工作对患者是最好的心理支持。

（2）猝死: 对心源性猝死的处理是立即进行有效的心肺复苏。①识别心脏骤停: 出现较早并且方便可靠的临床征象是意识突然丧失, 呼吸停止, 对刺激无反应。②呼救: 在心肺复苏术的同时, 设法（呼喊或通过他人应用现代通信设备）通知急救系统, 使更多的人参与基础心肺复苏和进一步施行高级复苏术。③心前区捶击复律: 一旦肯定心脏骤停而无心电监护和除颤仪时, 应坚决地予以捶击患者胸骨中下 1/3 处, 若 1~2 次后心跳未恢复, 则立即行基础心肺复苏。④基础心肺复苏: 畅通气道、人工呼吸、人工胸外心脏按压。⑤高级心肺复苏: 心肺复苏成功后, 需继续有效地维持循环和呼吸稳定, 防止心脏再次骤停, 处理脑缺氧、脑水肿、肾功能不全和继发性感染等, 纠正酸中毒。要积极查明心源性猝死的原因并加以处理, 预防再次发生猝死。

6. 健康教育　如下所述:

（1）经常定期用仪器检测心率, 注意相关指标与自觉症状的变化, 及时就医诊治。

（2）保持心情愉快, 避免情绪激动; 合理饮食, 忌饱餐; 忌烟酒及辛辣刺激食物; 劳逸结合, 慎防感冒。

（六）窦房传导阻滞

窦房传导阻滞简称窦房阻滞, 是因窦房结周围组织病变, 使窦房结发出的激动传出到达心房的时间延长或不能传出, 导致心房心室停搏。

1. 临床表现　窦房传导阻滞可暂时出现, 也可持续存在或反复发作。窦房阻滞患者常无症状, 也可有轻度心悸、乏力感以及心搏"漏跳", 心脏听诊可发现心律不齐、心动过缓、"漏跳"（长间歇）。如果反复发作或长时间的阻滞, 可发生连续心搏漏跳, 而且无逸搏（心脏高位起搏点延迟或停止发放冲动时, 低位起搏点代之发放冲动而激动心脏的现象）出现, 则可出现头晕、晕厥、昏迷、阿-斯综合征等。另外, 尚有原发病的临床表现。

2. 辅助检查　体表心电图不能显示一度和三度窦房阻滞。二度窦房阻滞: ①莫氏Ⅰ型: P-P 间期渐短, 直至出现一长 P-P 间期, 长 P-P 间期短于 2 个基本 P-P 间期。②莫氏Ⅱ型: 长 P-P 间期为基本 P-P 间期的整数倍, P-R 间期固定。

3. 治疗原则　如下所述：

（1）治疗窦房传导阻滞时，主要是针对原发病进行治疗。

（2）对暂时出现又无症状者可进行密切观察，不需要特殊治疗，患者多可恢复正常。

（3）对频发、反复、持续发作或症状明显者，可口服或静脉注射、皮下注射阿托品。另外，可口服麻黄碱或异丙肾上腺素（喘息定）。

（4）严重病例可将异丙肾上腺素加于5%葡萄糖溶液中静脉泵入。

（5）对发生晕厥、阿－斯综合征并且药物治疗无效者应及时植入人工心脏起搏器。

4. 护理诊断　如下所述：

（1）活动无耐力：与心律失常导致心排血量减少有关。

（2）头晕：与心排血量下降引起脑供血不足有关。

（3）焦虑：与心律失常反复发作、疗效欠佳有关。

（4）潜在并发症：血压下降。

5. 护理措施　如下所述：

1）一般护理：注意休息；饮食清淡；少肉多素；戒烟戒酒；无特殊禁忌；适度活动。

2）重点护理：对暂时无症状可进行密切观察，无需特殊治疗，患者多可恢复正常。对频发、反复、持续发作或症状明显者可口服阿托品0.3~0.6mg，3次/d；或静脉注射、皮下注射阿托品0.5~1.0mg。口服麻黄碱25mg，3次/d；口服异丙肾上腺素（喘息定）10mg，3次/d。严重病例可将异丙肾上腺素1mg加于5%葡萄糖50ml溶液中静脉泵入。遵医嘱正确使用药物并密切观察药物的不良反应。

3）治疗过程中的应急护理措施

（1）阿－斯综合征：发现晕厥患者时应采取以下护理措施。①应立即将患者置于头低足高位，使脑部血供充分。将患者的衣服纽扣解松，头转向一侧，以免舌头后倾堵塞气道。②局部刺激，如向头面部喷些凉水或额部放上湿的凉毛巾，有助于清醒。如房间温度太低，应保暖。③在晕厥发作时不能喂食、喂水。意识清醒后不要让患者马上站立，必须等患者全身无力好转后才能在细心照料下逐渐站立和行走。

（2）低血压：建议少食多餐，避免饱食，防止因饱食而使血液淤积于胃肠而诱发低血压。餐后不宜立即活动，休息20~40min后活动为宜。若在运动时出现眩晕、视物模糊等情况，说明运动量过大，应立即停下，并加以限制或停止。老年人常并发有高血压、冠心病、抑郁症等，用药不当，也会诱发药物性低血压。

6. 健康教育　如下所述：

（1）告知患者发病的原因，积极治疗原发病，及时控制、消除原发病因是预防本病发生的关键。

（2）遵医嘱按时服用洋地黄制剂、奎尼丁等抗心律失常药物，不自行停药或更改药物剂量，定期复查。

（3）生活要规律，合理饮食，保持心情舒畅，适当活动，注意保暖，防止感冒。

（七）病态窦房结综合征

病态窦房结综合征是由于窦房结或其周围组织的器质性病变，导致窦房结起搏和（或）传导功能障碍，引发以心动过缓为主要特征的多种心律失常，并引起相应症状体征的临床综合征。病窦综合征时，除窦房结的病理改变外，还可并发心房、房室交界处及心脏全传导系统的病理改变。其中，大多数患者在40岁以上出现症状，以60~70岁最多见。

1. 临床表现　临床表现轻重不一，可呈间歇发作。多为心率缓慢所致的脑、心、肾等脏器供血不足引起的症状，尤其是脑供血不足引起的症状为主。

轻者可出现乏力、头晕、眼花、失眠、记忆力差、反应迟钝或易激动等，常易被误诊为神经症，特别是老年人还易被误诊为脑卒中或衰老综合征。

严重者可引起短暂黑矇、先兆晕厥、晕厥或阿－斯综合征发作。部分患者并发短阵室上性快速性心律失常发作，也称慢－快综合征。当快速性心律失常发作时，心率可突然加速达 100 次/min 以上，持续时间长短不一，而当心动过速突然中止后可有心脏暂停伴或不伴晕厥发作。

严重心动过缓或心动过速除引起心悸外，还可加重原有心脏病症状，引起心力衰竭或心绞痛。除此，心排出量过低时还严重影响肾脏等的灌注而致尿少、消化不良。慢－快综合征还可能导致血管栓塞症状。

2. 心电图检查（图 7－4）　①持续而显著的窦缓（50 次/min 以下），非药物引起，阿托品不易纠正。②窦性停搏（大于 2s）。③窦房传导阻滞、房室传导阻滞（双结病变）。④慢－快综合征。

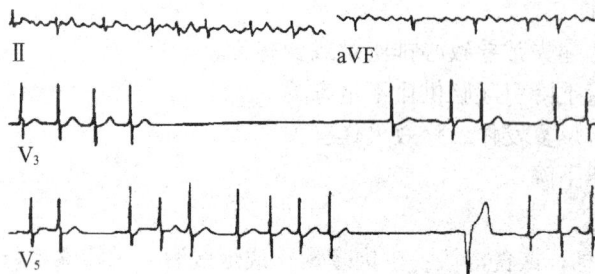

图 7－4　病态窦房结综合征

3. 治疗原则　如下所述：

1）治疗原则：对于病态窦房结综合征，药物治疗常比较困难。其中，治疗快速性心律失常的药物可诱发过缓性心律失常，如洋地黄、奎尼丁、普鲁卡因胺及 β 受体阻断药等；而治疗缓慢性心律失常的药物常可诱发快速心律失常，包括快速室性心律失常，如异丙肾上腺素或麻黄碱等，且常缺乏长期治疗作用。各种抗心律失常药物常有明显和不能耐受的不良反应，因此在药物治疗中要把握时机及控制剂量。

2）病因治疗：首先应尽可能地明确病因，如冠状动脉明显狭窄者可行经皮穿刺冠状动脉腔内成形术、应用硝酸甘油等改善冠脉供血。对于急性心肌炎，则可用能量合剂、大剂量维生素 C 静脉滴注或静注。

3）对症治疗

（1）对不伴快速性心律失常的患者：可试用阿托品、麻黄碱或异丙肾上腺素，以提高心率。此外，可用烟酰胺加入 10% 葡萄糖液中静滴，以及避免使用减慢心率的药物，如 β 受体阻断药及钙拮抗剂等。

（2）植入按需型人工心脏起搏器：最好选用心房起搏或频率应答型起搏器，在此基础上可加用抗心律失常药以控制快速性心律失常。

4. 护理诊断　如下所述：

（1）活动无耐力：与心律失常导致心排血量减少有关。

（2）头晕：与心排血量下降引起脑供血不足有关。

（3）焦虑：与心律失常反复发作、疗效欠佳有关。

（4）潜在并发症：与植入人工心脏起搏器有关的相关并发症，如切口感染、起搏器综合征等。

5. 护理措施　如下所述：

1）一般护理

（1）休息：注意休息，适当活动，症状明显者应卧床，避免跌倒。

（2）饮食：清淡、易消化、高维生素饮食，少量多餐。

（3）心理护理：向患者介绍有关疾病的知识，做好心理疏导，避免一切医源性刺激。

2）重点护理

（1）病情观察：持续心电监护，心率缓慢显著或伴自觉症状者遵医嘱应用 β_1 受体激动剂、M 受体阻断剂和非特异性兴奋传导促进剂等（如阿托品、异丙肾上腺素）提高心率，避免使用减慢心率的药物，必要时植入人工起搏器。对药物应用受限、药物治疗无效、有明显的临床症状（如晕厥、阿－斯综合征、慢－快综合征等）及停搏时间过长（大于3s长间歇）者宜首选植入永久人工起搏器。应用起搏治疗后，若患者仍有心动过速发作，可同时应用抗心律失常药物。

（2）术前护理：①向患者及家属介绍手术目的、简要过程、注意事项及可能的并发症，消除疑虑。②起搏器植入部位清洗干净，但避免擦伤皮肤，在对侧肢体建立静脉通路。③训练床上大小便。

3）治疗过程中的应急护理措施

（1）晕厥：当窦性心动过缓比较严重时，患者可出现眩晕、性格改变、记忆力减退、无力、失眠等症状，应嘱患者卧床休息，尽量减少活动。发现晕厥患者时应注意以下几点。①应立即将患者置于头低足高位，使脑部血液供应充分。将患者的衣服纽扣解松，头转向一侧，以免舌头后倾堵塞气道。②局部刺激，如向头面部喷些凉水或额部放上湿的凉毛巾，有助于清醒。如房间温度太低，应保暖。③在晕厥发作时不能喂食、喂水。意识清醒后不要让患者马上站立，必须等患者全身无力好转后才能在细心照料下逐渐站立和行走。

（2）切口感染：局部伤口红、肿、热、痛，囊袋内有感染分泌物。原因：无菌操作不严格，导管难插，手术时间长，埋藏处皮肤过度紧张，术后囊内积血。处理：保持切口清洁干燥，术后次日切口换药时注意无菌操作，观察皮肤色泽，局部有无红肿、皮下气肿。

（3）起搏器综合征：常见于心室起搏的患者，由于房室收缩不同步，可使心室充盈量减少，心排出量减少，血压降低，脉搏减弱。患者出现心慌、血管搏动、头胀、头昏等症状，通过程控调整起搏频率，尽可能恢复其自身心律或适当调高起搏器频率后症状好转。

6. 健康教育 如下所述：

（1）疾病知识指导：向患者及家属讲解病窦综合征的病因、诱因及防治知识，说明按医嘱服药的重要性，不可自行减量、停药或擅自改用其他药物。

（2）避免诱因：嘱患者注意劳逸结合，生活规律，保证充足的休息与睡眠；保持乐观、稳定情绪；戒烟酒，避免摄入刺激性食物如咖啡、浓茶等，避免饱餐。避免劳累、感染等，防止诱发心力衰竭。

（3）饮食指导：嘱患者多食纤维素丰富的食物，保持大便通畅，避免排便时过度屏气，以免兴奋迷走神经而加重心动过缓。

（4）家庭护理：教会患者自测脉搏的方法以利于自我监测病情。

二、房性心律失常

房性心律失常是指由心房引起的心动频率和节律的异常。房性心律失常包括房性期前收缩、房性心动过速、心房扑动、心房颤动。

（一）房性期前收缩

期前收缩是指窦房结以外的异位起搏点过早发出冲动控制心脏收缩。是临床上最常见的心律失常。按照部位可分为房性、室性（最多见）和交界性；按照频率可分为偶发和频发（大于5次/min）；按照形态可分为多源性（多个异位起搏点，同导联上出现不同形态）和单源性（单个异位起搏点，同导联上出现形态相同）。期前收缩有时呈规律的出现，如每隔一个或两个正常心搏后出现一个期前收缩（或每隔一个后出现两个期前收缩），且周而复始连续发生，即称之为二（三）联律。

1. 临床表现 如下所述：

（1）偶发可无症状，部分可有漏跳或心跳暂停感。

（2）频发使心排出量减少，出现重要器官供血不足症状，如头晕、晕厥、心悸、胸闷、憋气、心绞痛。

（3）听诊：心律不齐，基本心律在期前收缩后出现较长的停歇，期前收缩的S_1增强，而S_2相对减弱甚至消失，短绌脉。

2. 心电图检查 如下所述：

1）房性期前收缩的心电图特征（图 7－5）

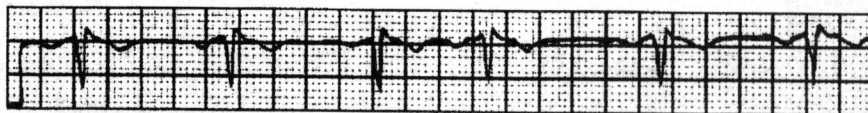

图 7－5 房性期前收缩

（1）提前出现的 P 波，形态与窦性 P 波稍有差别。

（2）P－R 间期大于等于 0.12s。

（3）P 波后的 QRS 波多正常。

（4）P 波后代偿间歇多不完全。

2）室性期前收缩的心电图特征（图 7－6）

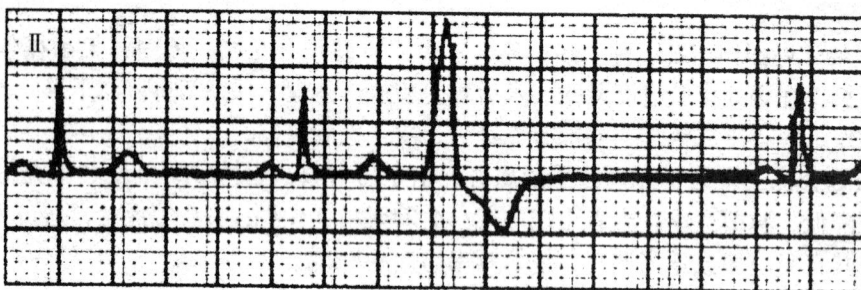

图 7－6 室性期前收缩

（1）提前出现的 QRS 波群宽大畸形，QRS 时限大于等于 0.12s。

（2）提前出现的 QRS 波群前无相关 P 波。

（3）ST 段、T 波与 QRS 主波方向相反。

（4）大多有完全性代偿间歇。

3. 治疗原则 如下所述：

（1）积极治疗原发病，解除诱因。

（2）室上性期前收缩一般不需要治疗，严重可选维拉帕米（异搏定）、镇静剂、β 受体阻断剂等。

（3）室性期前收缩首选利多卡因，口服美西律（慢心律）、普罗帕酮（心律平）等。

4. 护理诊断 如下所述：

（1）活动无耐力：与心律失常导致心悸或心排血量减少有关。

（2）焦虑：与心律失常反复发作、疗效欠佳有关。

（3）潜在并发症：心房颤动、房性心动过速。

5. 护理措施 如下所述：

1）一般护理：消除各种诱因，如精神紧张、情绪激动、吸烟、饮酒、过度疲乏、焦虑、消化不良、腹胀等。应避免过量饮用咖啡或浓茶等。必要时可服用适量的镇静药。

2）重点护理

（1）β 受体阻断药：常为首选药物。

阿替洛尔（氨酰心安）：每次 12.5～25.0mg，1～2 次/d；老年人宜从小剂量开始，12.5mg，1 次/d。然后剂量逐渐加大到每天 50～100mg。房性期前收缩被控制或心率降至 50～55 次/min 或运动后心率无明显加快，即为达到定量的标志。当患有急性左心衰竭、急性肺水肿、心率缓慢或房室传导阻滞、慢性支气管炎、支气管哮喘、雷诺现象、糖尿病等不宜使用。

美托洛尔（甲氧乙心胺、倍他乐克）：每次 12.5～25.0mg，1～3 次/d，逐渐增加剂量，维持量可达 100～300mg/d。β 受体阻断药需停用时，应逐渐减量后再停用，不能突然停用。

（2）钙离子拮抗药：对房性期前收缩也有明显疗效。

维拉帕米（异搏定）：每次 40~80mg，3~4 次/d。不良反应有低血压、房室传导阻滞、严重窦性心动过缓，甚至窦性停搏等，应密切观察。心力衰竭、休克、房室传导阻滞及病态窦房结综合征患者禁用。

地尔硫䓬（硫氮䓬酮）：每次 30~60mg，3~4 次/d。钙离子拮抗药不宜与洋地黄合用，因为其可显著提高洋地黄血中浓度，易导致洋地黄中毒。

（3）胺碘酮：每次 0.2g，3 次/d，2 周有效后改为每天 0.1~0.2g 维持量。注意勤查 T_3、T_4 以排除药物性甲状腺功能亢进。口服胺碘酮起效慢，不良反应较多，仅用于上述药物疗效不佳或症状明显的患者。

（4）洋地黄：过量洋地黄可引起室性期前收缩，但适量的洋地黄可治疗房性期前收缩，特别是由心力衰竭引起的房性期前收缩。服洋地黄后可使期前收缩减少或消失。地高辛每次 0.25mg，1~2 次/d，连服 2~3d，再改为维持量 0.125~0.25mg，1 次/d。

3）治疗过程中的应急护理措施

（1）心房颤动：心房颤动患者急性发作期应绝对卧床休息，如发作程度较轻时，可以根据原发心脏病的状况及体力状态而进行适当的活动或休息。消除患者的思想顾虑和恐惧感，保持心情平和，增强其治疗疾病的信心，避免长期精神紧张、思虑过度。积极治疗原发病：当出现心律不齐时，应考虑其他疾病因素，积极采取相应的治疗措施。心房颤动患者要经常观察心率和血压，观察心脏节律的变化，如突然出现心率过快、过慢、不齐或有明显心悸、气短、心前区不适、血压下降等，应及时发现，立即前往医院就诊。在服药期间应定期复查心电图，并密切注意其不良反应。如出现身体不适，明显头晕、言语不清、胸闷、不能平卧等症状，应警惕有血栓脱落造成栓塞及心力衰竭的可能，及时到医院检查并及早处理。

（2）房性心动过速：密切观察生命体征及心电图的变化，发现频发、多源性、成对的或呈 R on T 现象的室性期前收缩、阵发性室性心动过速等应立即报告医生，协助采取积极的处理措施，电极放置部位避开胸骨右缘及心前区，以免影响做心电图和紧急电复律。做好抢救准备，准备静脉通道，备好纠正心律失常的药物及其他抢救药品，除颤器。指导患者进食清淡易消化饮食，避免摄入刺激性食物如浓茶、咖啡等，多食纤维素丰富的食物，保持大便通畅。与患者保持良好的沟通，关注患者心理动态，及时满足患者需要。向患者讲明良好心理状态的重要性，避免情绪激动，向他们讲解疾病的知识，鼓励患者树立战胜疾病的信心，配合医护人员做好各项治疗。

6. 健康教育　如下所述：

（1）避免诱发因素：一旦确诊后患者往往高度紧张、焦虑、忧郁，过度关注，频频求医，迫切要求用药控制心律失常，而完全忽略病因、诱因的防治。常见诱因：吸烟、酗酒、过劳、紧张、激动、暴饮暴食，消化不良，感冒发热，摄入盐过多，血钾、血镁低等。

（2）保持情绪稳定：保持平和稳定的情绪，精神放松，不过度紧张。精神因素尤其紧张的情绪易诱发心律失常。所以患者要以平和的心态去对待，避免过喜、过悲、过怒，不计较小事，遇事能自我宽慰，不看紧张刺激的电视、比赛等。

（3）生活要规律：养成按时作息的习惯，保证睡眠，因为失眠可诱发心律失常。运动要适量，量力而行，不勉强运动或运动过量，不做剧烈运动及竞赛性活动，可做太极拳等运动。洗澡水不要太热，洗澡时间不宜过长。养成按时排便习惯，保持大便通畅。饮食要定时定量；不饮浓茶不吸烟。避免着凉，预防感冒。

（4）合理用药：心律失常治疗中强调用药个体化，而某些患者常常愿意接受病友的建议而自行改药、改量，这样做是危险的。患者必须按医生要求服药，并注意观察用药后的反应。有些抗心律失常药有时能导致心律失常，所以，应尽量少用药，做到合理配伍。

（5）定期检查：定期复查心电图、电解质、肝功能、甲状腺功能等，因为抗心律失常药可影响电解质及脏器功能，用药后应定期复诊及观察用药效果和调整用药剂量。

（二）房性心动过速

房性心动过速简称房速，根据发生机制与心电图表现的不同，可分为自律性房性心动过速、折返性房性心动过速与紊乱性房性心动过速三种。自律性与折返性房性心动过速常可伴有房室传导阻滞，被称为伴有房室传导阻滞的阵发性房性心动过速。

1. 临床表现　房速患者可出现心悸、头晕、疲乏无力、胸痛、呼吸困难及晕厥等症状。发作可呈短暂、阵发性或持续性。局灶性房速的频率多在 130～250 次/min，受儿茶酚胺水平和自主神经张力的影响。当房室传导比率发生变动时，听诊心律不齐，第一心音强度不等。

2. 心电图检查　如下所述：

（1）心房率通常为 150～200 次/min。

（2）P 波形态与窦性者不同，根据心房异位激动灶的部位或房速发生的机制不同而形态各异。

（3）常出现二度Ⅰ型或Ⅱ型房室传导阻滞，呈现 2：1 房室传导者亦属常见。

（4）P 波之间的等电线仍存在（与典型心房扑动时等电线消失不同）。

（5）刺激迷走神经不能终止心动过速，仅加重房室传导阻滞。

（6）发作开始时心率逐渐加速。

3. 治疗原则　房速并发房室传导阻滞时，心室率一般不太快，不会导致严重的血流动力学障碍，患者通常不会有生命危险，因此无需紧急处理。若心室率达 140 次/min 以上、由洋地黄中毒所致，或有严重充血性心力衰竭或休克征象，应进行紧急治疗。其处理方法如下。

1）洋地黄中毒引起者

（1）立即停用洋地黄。

（2）如血钾水平不高，首选氯化钾口服或静脉滴注氯化钾，同时进行心电图监测，以避免出现高血钾。

（3）已有高血钾或不能应用氯化钾者，可选用 β 受体阻断药。心室率不快者，仅需停用洋地黄。

2）非洋地黄引起者

（1）积极寻找病因，针对病因治疗。

（2）洋地黄、β 受体阻滞药、非二氢吡啶类钙通道阻滞药可减慢心室率。

（3）如未能转复窦性心律，可加用ⅠA、ⅠC 或Ⅲ类抗心律失常药。

（4）持续性药物治疗无效的房速可考虑做射频消融。

4. 护理诊断　如下所述：

（1）活动无耐力：与心律失常导致心悸或心排血量减少有关。

（2）头晕：与心排血量下降引起脑供血不足有关。

（3）焦虑：与心律失常反复发作、疗效欠佳有关。

（4）潜在并发症：心房颤动。

5. 护理措施　如下所述：

（1）病情观察：密切观察生命体征及心电图的变化，患者心率过快时，通知医生，遵医嘱应用药物。

（2）饮食指导：指导患者采取清淡易消化饮食，避免摄入刺激性食物如浓茶、咖啡等，多食纤维素丰富的食物，保持大便通畅。

（3）心理支持：关注患者心理动态，及时满足患者需要。向患者讲明良好心理状态的重要性，避免情绪激动。向他们讲解疾病的知识，鼓励患者树立战胜疾病的信心，配合医护人员做好各项治疗。

（4）治疗过程中的应急护理措施：心房颤动患者急性发作期应绝对卧床休息，给予心理护理，消除患者思想顾虑和恐惧感。持续心电监护，注意心率、血压、节律变化，如突然出现心率过快、过慢、不齐或有明显心悸、气短、心前区不适、血压下降等应立即通知医生给予处理。密切注意患者反应，如出现身体不适，明显头晕、言语不清、胸闷、不能平卧等症状，应警惕有血栓脱落造成栓塞及心力衰竭的可能，及时通知医生处理。

6. 健康教育　如下所述：

（1）保持平和稳定的情绪，精神放松，不过度紧张。精神因素尤其紧张的情绪易诱发心律失常。

（2）运动要适量，量力而行，不勉强运动或运动过量，不做剧烈运动及竞赛性活动。

（3）避免常见诱因，如吸烟，过劳，紧张，暴饮暴食，消化不良，摄入盐过多，血钾、血镁低等。

（4）养成按时作息的习惯，保证睡眠，因为失眠可诱发心律失常。

（5）患者必须按医生要求服药，并注意观察用药后的反应，定期检查心电图、电解质、肝功能等，用药后应定期复诊及观察用药效果和调整用药剂量。

（三）心房扑动

心房扑动简称房扑，是一种快速异位心律失常，发生于心房内、冲动频率较房性心动过速更快的心律失常。

1. 临床表现　心房扑动的心室率不快时，患者可无症状。房扑伴有极快的心室率，可诱发心绞痛与充血性心力衰竭。体格检查可见快速的颈静脉扑动。房扑往往有不稳定的倾向，可恢复窦性心律或进展为心房颤动，但也可持续数月或数年。

2. 心电图检查（图 7-7）　如下所述：

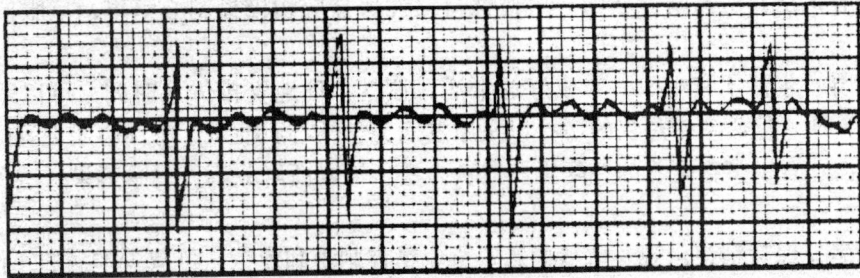

图 7-7　房扑

（1）心房活动呈现规律的锯齿状扑动波称为 F 波，扑动波之间的等电线消失，在 Ⅱ、Ⅲ、aVF 或 V_1 导联最为明显。典型房扑的心房率通常为 250～300 次/min。

（2）心室率规则或不规则，取决于房室传导比率是否恒定。不规则的心室率系传导比率发生变化所致。

（3）QRS 波群形态正常，当出现室内差异传导或原先有束支传导阻滞时，QRS 波群增宽、形态异常。

3. 治疗原则　如下所述：

（1）病因治疗：针对病因进行治疗。

（2）控制心室率：房扑急性发作或持续发作心室率较快、症状明显者，宜选择维拉帕米、地尔硫䓬或 β 受体阻断药减缓心室率。

（3）转复窦性心律：可分为药物复律和体外同步心脏电复律。房扑心室率得到有效控制后，可根据具体情况选用抗心律失常药物如伊布利特等转复窦性心律；若患者心室率极快，药物控制不理想需及时体外同步心脏电复律。

（4）射频消融治疗：反复发作的阵发性房扑和持续性房扑，药物治疗无效或不能耐受且症状明显者，可选择射频消融治疗。

（5）预防血栓栓塞：应根据患者血栓栓塞危险评估恰当选择抗凝药物或阿司匹林预防。

4. 护理诊断　如下所述：

（1）活动无耐力：与心律失常导致心悸或心排血量减少有关。

（2）焦虑：与心律失常反复发作、疗效欠佳有关。

（3）潜在并发症：心力衰竭、脑梗死。

5. 护理措施　如下所述：

（1）休息：注意休息，适当活动，症状明显者应卧床，避免跌倒。

（2）病情观察：心房扑动患者要密切观察心率和血压变化，如突然出现心率过快、过慢、不齐或有明显心慌、胸闷、乏力等应立即通知医生，并及时给予处理。在服药期间应定期复查心电图。

（3）饮食指导：清淡、易消化、高维生素饮食，少量多餐。戒烟酒，忌浓茶、咖啡，保持大便通畅。

（4）心理护理：向患者介绍有关疾病的知识，做好心理疏导，避免一切医源性刺激。

（5）治疗过程中的应急护理措施：脑栓塞如患者出现突然失语、肢体瘫痪加重、意识逐渐不清、肢体皮肤变色、疼痛及所属动脉是否搏动等及时报告医师。急性期脑栓塞患者应绝对卧床休息，气体栓塞的患者取头低位并向左侧卧位，预防更多的空气栓子到脑部与左心室。恢复期视病情逐渐适当活动。饮食给予富有营养易于消化的食物，若并发心脏疾病应给予低盐饮食，如有吞咽障碍可给予鼻饲。

6. 健康教育　如下所述：

（1）心房扑动大多数见于器质性心脏病或器质性疾病的患者，因此，积极治疗原发病是预防房扑的主要措施，如改善心肌缺血、治疗高血压病和甲状腺功能亢进等。

（2）反复发作的房扑应预防性服药，对慢性持续性房扑应积极控制心室率，口服抗凝药以预防血栓栓塞。

（3）生活指导：生活要有规律，养成好的生活习惯，合理地安排休息时间，可以适当散步、练太极拳使经脉气血流通。但心室率过快的房扑以及原发病为急性心肌梗死、急性心肌炎等的患者，必须休息治疗。饮食清淡，宜以富含营养的、高蛋白饮食为主，辅以新鲜蔬菜、时令鲜果，避免过饱，保持大便通畅。

（4）教育患者要保持精神乐观、情绪稳定、避免精神刺激和疲劳，可减少本病的发作。

（5）定期进行检查，如果是反复发作的心房扑动应预防性服药，对于慢性持续性心房扑动要积极控制心室率。

（四）心房颤动

心房颤动简称房颤，是临床最常见的持续性心律失常。常见于器质性心脏病，如冠心病、心力衰竭、先天性心脏病、肺心病等，尤其左心房明显扩大者；非器质性心脏病也可发生，如甲状腺功能亢进症、酒精及洋地黄中毒等；另有少数房颤找不到明确病因，称为孤立性（或特发性）房颤。房颤的发生率随年龄增大而增加，40岁为0.3%，60~80岁为5%~9%，80岁以上老年人约为10%。房颤对临床的主要危害是增加血栓栓塞的危险，房颤患者与非房颤患者比较，脑卒中的发生率增加5倍，病死率增加2倍。

1. 临床表现　房颤初始，患者恐惧不安、心悸不适，心室率极快时可出现心绞痛、昏厥或心功能不全的表现。慢性持续性房颤的症状因心室率、有无器质性心脏病和血栓栓塞并发症而异，心音强弱不等，心律极不规则和脉搏短绌是房颤的主要体征。

房颤症状的轻重受心室率快慢的影响。心室率超过150次/min，患者可发生心绞痛与充血性心力衰竭。心室率不快时，患者可无症状。房颤时心房有效收缩消失，心排血量比窦性心律时减少达25%或更多。房颤并发体循环栓塞的危险性甚大。栓子来自左心房，多在左心耳部，脑卒中的机会较无房颤者高出5~7倍。二尖瓣狭窄或二尖瓣脱垂并发房颤时，脑栓塞的发生率更高。心脏听诊第一心音强度变化不定，心律极不规则。当心室率快时可发生脉搏短绌。

2. 心电图检查（图7-8）　如下所述：

（1）窦性P波消失，代之以大小、形态、间隔不一的f波，频率350~600次/min。

（2）R-R间隔绝对不规则，心室率100~160次/min。

（3）QRS波群形态一般正常。

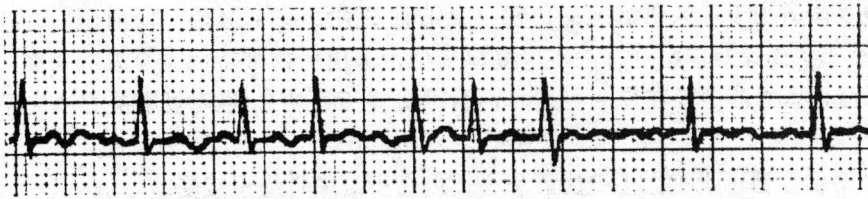

图 7 - 8 房颤

3. 治疗原则 如下所述：

1）治疗原则

（1）恢复窦性心律：是房颤治疗的最佳结果。只有恢复窦性心律（正常心律），才能达到完全治疗房颤的目的，所以对于任何房颤患者均应该尝试恢复窦性心律的治疗方法。

（2）控制快速心室率：对于不能恢复窦性心律的房颤患者，可以应用药物减慢较快的心室率。

（3）防止血栓形成和脑卒中：在房颤时如果不能恢复窦性心律，可以应用抗凝药物预防血栓形成和脑卒中的发生。

对于某些疾病如甲状腺功能亢进、急性酒精中毒、药物所致的房颤，在去除病因之后，房颤可能自行消失，也可能持续存在。

2）药物治疗：从目前看，药物治疗依然是房颤治疗的重要方法，药物能恢复和维持窦性心律，控制心室率以及预防血栓栓塞并发症。

（1）转复窦性心律（正常节律）的药物：对于新发房颤，因其在48h内自行复窦的比率很高（24h内约60%），可先观察，也可采用普罗帕酮（450~600mg）或氟卡胺（300mg）顿服的方法。房颤已经持续超过48h而不足7d者，可用静脉用药物转律，如氟卡胺、多非利特、普罗帕酮、伊布利特和胺碘酮等，成功率可达50%。房颤发作持续时间超过1周（持续性房颤）药物转律的效果大大降低，常用和证实有效的药物有胺碘酮、伊布利特、多非利特等。

（2）控制心室率（频率控制）的药物：控制心室率可以保证心脏基本功能，尽可能降低房颤引起的心脏功能紊乱。常用药物如下。

A. β 受体阻断药：最有效、最常用和经常单独应用的药物。

B. 钙通道阻滞剂：维拉帕米和地尔硫草也可有效用于房颤时心室率的控制，尤其对于运动状态下心室率的控制优于地高辛，和地高辛合用的效果也优于单独使用。多用于无器质性心脏病或左室收缩功能正常以及伴有慢性阻塞性肺疾病的患者。

C. 洋地黄：是在紧急情况下控制房颤心室率的一线用药，目前临床上多用于伴有左心衰竭患者的心室率控制。

D. 胺碘酮：可降低房颤时的心室率，不建议用于慢性房颤时的长期心室率控制，只是在其他药物控制无效或禁忌时、在房颤并发心力衰竭需紧急控制心室率时可首选胺碘酮与洋地黄合用。

3）抗凝治疗：是预防房颤患者血栓形成和栓塞的必要手段，使用华法林抗凝治疗可以使发生脑卒中的危险性降低68%。但是抗凝治疗并不能消除房颤，不能改善患者的临床症状如心悸、乏力、心力衰竭等。房颤患者如果有下列情况，应当进行抗凝治疗：年龄大于等于65岁；以前有过脑卒中病史或者短暂脑缺血发作；充血性心力衰竭；高血压；糖尿病；冠心病；左心房扩大；超声心动图发现左心房血栓。抗凝治疗一定要有专科医师指导，抗凝过度可能导致出血，抗凝强度不够则没有预防作用。长期应用华法林需检测国际标准化比值（INR），特别是用药初期，需要反复抽血化验，许多患者不能长期坚持。华法林的作用很容易受到其他药物或饮食的影响，使剂量的调整不好掌握。对于一些不能耐受华法林的患者可以用阿司匹林和（或）氯吡格雷治疗。

3）非药物治疗：房颤的非药物治疗包括电转复（转复窦性心律）、射频消融治疗和外科迷宫手术治疗（根治房颤）。

（1）电复律是指用两个电极片放置在患者胸部的适当部位，通过除颤仪发放电流，重新恢复窦性心律的方法。电复律适用于：紧急情况的房颤（如心肌梗死、心率极快、低血压、心绞痛、心力衰竭等），房颤症状严重，患者难以耐受，上次电复律成功，未用药物维持而又复发的房颤。电复律不是一种根治房颤的方法，患者的房颤往往会复发，而且部分患者还需要继续服用抗心律失常药物维持窦性心律。

（2）导管消融治疗适用于绝大多数房颤患者，创伤小，患者易于接受。

（3）外科迷宫手术目前主要用于因其他心脏疾病需要行心脏手术治疗的房颤患者，手术效果好，但是创伤大。

4. 护理诊断　如下所述：

（1）活动无耐力：与心律失常导致心悸或心排血量减少有关。

（2）焦虑：与心律失常反复发作、疗效欠佳有关。

（3）潜在并发症：①心力衰竭、脑梗死。②心房颤动抗凝治疗引起出血的可能。

5. 护理措施　如下所述：

1）休息：心房颤动患者急性发作期应绝对卧床休息，如发作程度较轻，可以根据原发心脏病的状况及体力状态而进行适当的活动或休息。

2）重点护理

（1）积极治疗原发病：当出现心律不齐时，应考虑其他疾病因素，积极采取相应的治疗措施。心房颤动患者要经常观察心率和血压，观察心脏节律的变化，如突然出现心率过快、过慢、不齐或有明显心悸、气短、心前区不适、血压下降等，应及时发现，立即通知医生并给予及时处理。在服药期间应定期复查心电图，并密切注意不良反应，如出现身体不适、明显头晕、言语不清、胸闷、不能平卧等症状，应警惕有血栓脱落造成栓塞及心力衰竭的可能，及时到医院检查以及早处理。

（2）对症护理：①心悸、胸闷、气急等症状发作时，立即协助患者卧床休息。②给予吸氧、床边12 导联心电图，注意心电图的变化，监测生命体征的变化，必要时心电监护。③患者症状缓解后，与其一起探讨诱因，如情绪激动、过度疲劳和屏气用力动作、饱餐、感染发热、心肌缺血、甲状腺功能亢进等，进行针对性治疗，采取适当的预防措施。

3）饮食指导：多食富含蛋白质和维生素的食物，如瘦肉、鱼虾、蛋、奶类等；多食新鲜蔬菜和水果，如卷心菜、青菜、西红柿、柑橘、苹果、香蕉、柠檬等；不吸烟、少饮酒、少饮浓茶和咖啡等；忌食辛辣刺激性食物，如葱姜、咖喱、辣椒等；如果患者心功能欠佳，出现明显水肿时应限制钠盐摄入，每天摄入量应 <5g。

4）心理护理：心房颤动患者心情多较忧郁、烦躁、情绪低落，要消除患者的思想顾虑和恐惧感，使其保持心情平和，增强其治疗疾病的信心，避免长期精神紧张焦虑。

5）治疗过程中的应急护理措施

（1）肺栓塞：患者的房间应该舒适、安静，空气新鲜。绝对卧床休息，防止活动促使静脉血栓脱落，发生再次肺栓塞。注意保暖。镇痛：胸痛轻，能够耐受，可不处理；但对胸痛较重、影响呼吸的患者，应给予镇痛处理，以免剧烈胸痛影响患者的呼吸运动。吸氧。监测重要生命体征，如呼吸、血压、心率、心律及体温等。定期复查动脉血气及心电图。观察用药反应。

（2）心功能不全：观察记录心力衰竭的症状、体征及病情变化。监测生命体征、血气分析、心电图等，记录24h 出入量。提供合理体位，给予吸氧。保持呼吸道通畅。使用利尿剂，注意用药后的尿量及电解质变化。使用洋地黄，注意剂量，密切观察毒性反应，及时处理。卧床患者加强生活护理，预防并发症。

（3）心源性猝死：对心源性猝死的处理就是立即进行有效的心肺复苏。①识别心搏骤停：出现较早并且方便可靠的临床征象是意识突然丧失，呼吸停止，对刺激无反应。②呼救：在心肺复苏术的同时，设法（呼喊或通过他人应用现代通信设备）通知急救系统，使更多的人参与基础心肺复苏和进一步施行高级复苏术。③心前区捶击复律：一旦肯定心搏骤停而无心电监护和除颤仪时，应坚决地予以捶击患者胸骨中下1/3 处，若1~2 次后心跳仍未恢复，则立即行基础心肺复苏。④基础心肺复苏：畅通气道、人工呼吸、人工胸外心脏按压。⑤高级心肺复苏：心肺复苏成功后，需继续有效地维持循环和呼吸稳定，防止心脏再次骤停，处理脑缺氧、脑水肿、肾功能不全和继发性感染等，纠正酸中毒。要积极查明心源性猝死的原因并加以处理，预防再次发生猝死。

6. 健康教育　如下所述：

1）饮食指导

（1）少吃脂肪和胆固醇含量较高的食物，如动物内脏、肥肉、蛋黄、动物油等，多吃新鲜水果、蔬菜和富含纤维素的食物。

（2）进食清淡、高钾低钠饮食，忌食辛辣刺激性食品。戒除烟酒，不喝咖啡、浓茶。

（3）华法林治疗期间禁忌食用含维生素K的食物，如许多绿色蔬菜和水果，包括菠菜、芦笋、花椰菜、包心菜、苣荬菜、芥蓝、奇异果、莴苣、生菜、西柚等。

2）运动指导

（1）以选择节奏比较舒缓、便于调节运动节拍的锻炼项目为宜，如散步、慢跑、打太极拳等。运动量应从小到大，时间从短到长，循序渐进，避免负重、屏气运动。运动量根据锻炼后的最高心率限度来计算，方法：（220 − 年龄）×0.75。

（2）运动以无身体不适为原则，若出现头晕、头痛、心悸、恶心、呕吐等不适症状时，应立刻停止，必要时需就医。

三、房室交界区心律失常

房室交界区心律失常一般分为房室交界区期前收缩、交界区逸搏与逸搏心律、非阵发性交界区心动过速、与房室交界区相关的折返性心动过速、预激综合征。

（一）房室交界区期前收缩

房室交界区期前收缩是指起源于房室交界区异位起搏点的期前收缩，又称为房室交界区期前收缩，病因与房性期前收缩类似。

1. 临床表现　交界性期前收缩可有心悸、胸闷、恶心等症状，心脏听诊期前收缩第一心音增强，第二心音减弱或消失，其后有一长间歇。

2. 心电图检查　如下所述：

（1）提前出现的QRS − T波，其前面无窦性P波。

（2）逆行P波（Ⅱ、Ⅲ、aVF导联倒置，aVR导联直立）可位于QRS波之前（P′ − R间期小于0.12秒）、之中或之后（R − P间期小于0.20s）。

（3）QRS波形可正常或变形。

（4）多数情况下为完全性代偿间歇。

3. 治疗原则　治疗病因和去除诱因，无需抗心律失常药物。

4. 护理诊断　如下所述：

（1）活动无耐力：与心律失常导致心悸或心排血量减少有关。

（2）焦虑：与心律失常反复发作、疗效欠佳有关。

（3）潜在并发症：阿 − 斯综合征。

5. 护理措施　如下所述：

（1）休息：适当活动，避免劳累；保持精神乐观，情绪稳定，避免精神紧张；戒烟酒，减少本病的诱发因素。

（2）病情观察：监测患者生命体征，密切观察患者心律、心率和血压的变化，如突然出现心悸、胸闷、恶心等，应及时发现立即通知医生，并及时给予处理。监测心电图，并密切注意药物的不良反应，如出现黑矇、心慌、晕厥等应警惕脑缺血，及时通知医护人员。

（3）饮食指导：饮食宜清淡，平时宜进食容易消化的食物，以免造成消化不良，多吃富含蛋白质的食物，如牛肉、鱼、虾、蛋类等，多吃新鲜蔬菜和水果，如青菜、番茄、苹果、梨等。饮食不宜过饱，少吃刺激性食物如酸、辣等调味品，少喝浓茶或咖啡；尽量不吃有刺激性的食物如葱、姜、醋、胡椒等；少吃容易胀气的食品，如芋头、土豆、豆制品等。

（4）治疗过程中的应急护理措施：发现晕厥患者时，应采取以下护理措施。

1）应立即将患者置于头低足高位，使脑部血液供应充分。将患者的衣服纽扣解松，头转向一侧，以免舌头后坠堵塞气道。

2）局部刺激，如向头面部喷些凉水或额部放上湿的凉毛巾，有助于清醒。如房间温度太低，应保暖。

3）在晕厥发作时不能喂食、喂水，意识清醒后不要让患者马上站立，必须等患者全身无力好转后才能在细心照料下逐渐站立和行走。

6. 健康教育　如下所述：

（1）积极治疗原发病，消除期前收缩的原因，如纠正电解质紊乱，改善心肌供血，改善心脏功能等，按时服药。

（2）避免精神紧张，保持精神乐观，情绪稳定；适当活动，勿过劳，戒烟酒，减少本病的诱发因素；合理饮食，少食油腻的食品。

（二）房室交界区逸搏与逸搏心律

室上性激动在一定时间内不能下传到心室时，交界区起搏点便被动的发放 1~2 次激动，形成房室交界区逸搏，交界区逸搏连续出现 3 次或 3 次以上，称为房室交界区逸搏心律。

1. 临床表现　患者有心悸的症状，严重心动过缓时可伴有头晕、黑朦的症状。房室交界区逸搏的频率通常为 40~60 次/min。

2. 心电图检查　如下所述：

（1）延迟出现的 QRS 波群形态为室上性。

（2）逆行 P 波（Ⅱ、Ⅲ、aVF 导联倒置，aVR 导联直立）可位于 QRS 波之前（P′-R 间期小于 0.12s）、之中或之后（R-P 间期小于 0.20s）。

（3）逸搏周期 1.0~1.5s，交界性逸搏心律的心室率为 40~60 次/min，通常节律整齐。

3. 治疗原则　取决于病因和基本心律。

（1）由于迷走神经张力增高，一过性窦性心动过缓引起的交界区逸搏及逸搏心律无重要的临床意义。

（2）药物引起者停用相关药物。

（3）持续的交界区逸搏心律提示有器质性心脏病，如显著心动过缓者应安装起搏器。

4. 护理诊断　如下所述：

（1）活动无耐力：与心律失常导致心排血量减少有关。

（2）头晕：与心排血量下降引起脑供血不足有关。

（3）焦虑：与心律失常反复发作、疗效欠佳有关。

（4）潜在并发症：血压下降。

5. 护理措施　如下所述：

1）休息：适当活动，避免劳累；保持精神乐观，情绪稳定，避免精神紧张；戒烟酒，减少该病的诱发因素。

2）病情观察：监测患者生命体征，密切观察患者心律、心率和血压的变化，如突然出现心悸、头晕等不适，应立即通知医生，并及时给予处理。监测心电图，并密切注意药物的不良反应，如出现黑朦、心悸、晕厥等应警惕脑缺血，及时通知医护人员。

3）生活指导：患者宜多食对心脏有益的食物，如全麦、燕麦、糙米、扁豆、洋葱、蒜头、蘑菇、茄子等；忌食有刺激性的食物，少吃油炸食品，忌烟酒，适度活动，以不引起心悸、头晕等不适为宜。

4）治疗过程中的应急护理措施

（1）晕厥：发现晕厥患者时应做以下护理。①应立即将患者置于头低足高位，使脑部血液供应充分。将患者的衣服纽扣解松，头转向一侧，以免舌头后坠堵塞气道。②局部刺激，如向头面部喷些凉水或额部放上湿的凉毛巾，有助于清醒。如房间温度太低，应保暖。③在晕厥发作时不能喂食、喂水。意识清醒后不要让患者马上站立，必须等患者全身无力好转后才能在细心照料下逐渐站立和行走。

（2）低血压：当发生直立性低血压时，立即协助患者平卧，并帮助按摩四肢，数分钟后可缓解，严重低血压时，嘱患者绝对卧床，遵医嘱应用升压药物，并密切观察患者血压和心率的变化。

6. 健康教育　如下所述：

（1）告知患者交界区逸搏及交界区逸搏心律是一种生理性代偿机制，当其出现时要积极寻找引起其发生的原发疾病，查明病因，积极治疗，是预防此种心律失常的根本措施。

（2）避免精神紧张，保持精神乐观，情绪稳定，生活规律，勿过劳，戒烟酒，忌食有刺激性的食物，少吃油炸食品，定期进行检查。

（三）非阵发性交界区性心动过速

非阵发性房室交界区性心动过速也称加速的交界区性逸搏心律，是常见的主动性交界区性心律失常。加速的交界区性逸搏心律几乎总是发生于器质性心脏病患者，常见于洋地黄中毒，也可见于急性心肌梗死、心肌炎、心肌病、慢性肺源性心脏病，尤其并发感染、缺氧、低血钾等情况。

1. 临床表现　患者有心悸的症状，偶有胸闷、憋气、头晕等症状。心动过速起始与终止时心率逐渐变化，有别于阵发性心动过速。血流动力学无明显变化，多为暂时性，也不会引起心房颤动或心室颤动，属良性心律失常。

2. 心电图检查　如下所述：

（1）QRS 波群形态正常，其前面无窦性 P 波。

（2）逆行 P波（Ⅱ、Ⅲ、aVF 导联倒置，aVR 导联直立）可位于 QRS 波之前（P′－R 间期小于 0.12s）、之中或之后（R－P间期小于 0.20s）。

（3）心室率 60～100 次/min，通常节律整齐。

（4）与窦性心律并存时可出现干扰性或阻滞性房室脱节。

3. 治疗原则　治疗主要针对原发疾病，洋地黄中毒者停用洋地黄，纠正缺氧、低血钾等临床情况。

4. 护理诊断　如下所述：

（1）活动无耐力：与心律失常导致心悸或心排血量减少有关。

（2）焦虑：与心律失常反复发作、疗效欠佳有关。

（3）潜在并发症：心力衰竭。

5. 护理措施　如下所述：

1）休息与活动：嘱患者做适量活动，如有不适，应立即停止活动，就地休息。

2）病情观察

（1）因非阵发性交界区性心动过速多见于洋地黄中毒，所以在使用洋地黄药物时要掌握好适应证，治疗过程中要严密监测血药浓度和临床症状，一旦发现问题及时进行处理。

（2）当非阵发性交界区性心动过速出现房室分离时，由于心房收缩不能帮助心室的充盈使心排血量降低，此时可考虑用阿托品使窦性心律增快，通过窦性－交界区心律的竞争，使非阵发性交界区性心动过速消失，房室分离消失，心排血量增加。

3）饮食指导：患者应多食维生素丰富的新鲜蔬菜和水果，如萝卜、山楂、蘑菇等；饮食宜清淡，忌食有刺激神经兴奋的食物，比如辛辣食物、咖啡和可乐等；忌食油腻的食物，忌烟酒，少吃甜食。

4）治疗过程中的应急护理措施

（1）心力衰竭：患者取坐位，双腿下垂，以减少静脉回流。高流量氧气吸入（10～20L/min 纯氧吸入），并在湿化瓶中放入酒精。遵医嘱应用吗啡，呋塞米（速尿）20～40mg 静脉注射，于 2min 内推完，亦是主要的治疗方法。应用血管扩张剂，可选用硝普钠或硝酸甘油静滴，毛花苷 0.4mg 以葡萄糖水稀释后，静脉注射，适用于心房颤动伴快速心室率或已知有心脏增大伴左心室收缩功能不全者，禁用于重度二尖瓣狭窄伴窦性心律者。氨茶碱 0.25g 以葡萄糖水稀释后缓慢静脉推注，对解除支气管痉挛特别有效，同时有正性肌力作用及扩张外周血管和利尿作用。四肢轮流结扎降低前负荷。

（2）猝死：对心源性猝死的处理就是立即进行有效的心肺复苏。

6. 健康教育　如下所述：

（1）向患者介绍该病的病因、表现、治疗及用药方法，使用洋地黄药物时要掌握好适应证，治疗过程中要严密监测血药浓度和临床症状，一旦发现问题及时进行处理。

（2）嘱咐患者保持情绪稳定，避免诱因，生活饮食规律，保证良好睡眠，定期复查。

（四）与房室交界区相关的折返性心动过速

当异位兴奋灶自律性进一步增高或连续的折返激动时，突然发生连续 3 个或 3 个以上的期前收缩，称为阵发性心动过速，按激动的起源部位可分为室上性阵发性心动过速和室性阵发性心动过速。室上性阵发性心动过速 90% 以上为房室结折返心动过速和房室折返心动过速，因为这两种心动过速的折返环依赖于房室交界区的参与，故又称房室交界区相关的折返性心动过速。

1. 临床表现　该病多见于无器质性心脏病者，也可见于各种心脏病、甲状腺功能亢进、洋地黄中毒等患者。可因情绪激动、疲劳、突然用力、寒冷等刺激诱发，但也可无明显诱因而突然发病。本病呈阵发性发作，突发突止。发作时有心悸、焦虑、乏力，但在原有器质性心脏病者可诱发心绞痛、心功能不全、晕厥或休克。

2. 辅助检查　包括心电图和心内电生理检查。

（1）心电图：①突发突止。②发作时心室率 150 ~ 250 次/min。③QRS 波形态多正常，少数情况下也可宽大畸形。④无窦性 P 波，可见或不可见到逆行的 P 波。

（2）心内电生理检查：可以用来明确室上性心动过速的发生机制，指导导管消融治疗，并可评价室上性心动过速的预后。

3. 治疗原则　如下所述：

（1）发作时护理：发作立即休息，刺激迷走神经的方法如按摩一侧颈动脉窦、用力屏气等常能迅速终止发作。

（2）抗心律失常药物治疗：Ⅰ~Ⅳ类抗心律失常药物均可选用，常用药物有腺苷或 ATP、异搏定、心律平、β 受体阻断剂等。

（3）食管起搏：如药物治疗无效或在射频消融术前停用抗心律失常药后发作室上性心动过速，可以用食管调搏的方法来终止。

（4）电复律：对伴有严重血流动力学障碍（如晕厥等）者应立即行电复律，对于药物或其他方法治疗无效者也可以使用电复律。

（5）射频消融术：是阵发性室上性心动过速的首选治疗方法。绝大部分阵发性室上性心动过速患者可以通过射频消融术得到根治。

4. 护理诊断　应与房性心动过速相鉴别；如为房室旁路前传或伴束支传导阻滞时 QRS 波可增宽，此时应与室性心动过速鉴别。

（五）预激综合征

预激综合征指室上性激动在下传过程中，通过旁路预先激动部分心室的综合征，又称 W - P - W 综合征。该病多见于无其他心脏异常者，少数人伴有器质性心脏病。

1. 临床表现　预激本身不引起症状。具有预激心电图表现者，心动过速的发生率为 1.8%，并随年龄增长而增加。其中大约 80% 心动过速发作为房室折返性心动过速，15% ~ 30% 为心房颤动，5% 为心房扑动。频率过于快速的心动过速（特别是持续发作心房颤动），可恶化为心室颤动或导致充血性心力衰竭、低血压。

2. 心电图检查　①P - R 间期小于 0.12s。②QRS 波起始部位粗钝波（delta 波），终末部分正常。③继发性 ST - T 改变。④部分旁路无前传功能，仅有逆传功能，此时 P - R 间期正常，QRS 波起始部无 delta 波，但可反复发作室上性心动过速，此类旁路称为隐匿旁路。

3. 治疗原则 如下所述:

(1) 若不并发其他心律失常则无需治疗。

(2) 并发房室折返性心动过速时可用药物复律(如维拉帕米、普罗帕西同)。

(3) 并发房扑或房颤时常有极快的心室率而导致血流动力学障碍,此时应立即电复律。

(4) 经导管射频消融旁路是最佳治疗方法,根治率大于95%。

四、室性心律失常

(一)室性期前收缩

室性期前收缩又称室性早搏,是心室提前除极引起的心脏搏动。室性期前收缩是临床最常见的一种心律失常,既见于器质性心脏病患者,亦可见于无器质性心脏病的健康人,正常人发生室性期前收缩的机会随年龄的增长而增加。动态心电图监测发现,在大于25岁的健康人群中,50%的人可检出室性期前收缩;大于60岁的健康人群中,发生率高达100%。

1. 临床表现 患者可感到心悸不适,期前收缩后有较长的停歇,桡动脉搏动减弱或消失。如患者已有左室功能减退,室性期前收缩频繁发作可引起晕厥;频发室性期前收缩发作持续时间过长,可引起心绞痛与低血压。心脏听诊时,室性期前收缩的第一心音增强,第二心音减弱或消失,其后有一较长间歇。

2. 辅助检查 如下所述:

(1) 心电图:①提前出现的QRS-T波前无相关P波。②提前出现的QRS波宽大畸形,时限大于0.12s。③T波方向与QRS主波方向相反。④常为完全性代偿间歇。也可以用Holter记录协助诊断,并指导治疗。

(2) 特殊检查:心内电生理检查,可以用来确定室性期前收缩起源部位、指导射频消融治疗。

3. 治疗原则 如下所述:

(1) 无器质性心脏病且无明显症状者不必使用抗心律失常药物治疗。如有明显症状应予治疗,首先是去除诱发因素,也可适当给予镇静剂;去除诱因仍然有明显症状者可首选β受体阻断剂,或口服美西律或普罗帕酮。应避免使用胺碘酮等。

(2) 有器质性心脏病者首先应重视对原发疾病的治疗,同时要去除诱发因素,如感染、电解质及酸碱平衡失调、紧张、过度疲劳、过度烟酒、浓茶及咖啡等。药物治疗主要有β受体阻断剂(多数情况下可作为起始治疗药物)和胺碘酮,急性心梗后早期使用β受体阻断剂可明显减少致命性心律失常的发生率,但不主张常规预防性使用利多卡因。射频消融可用于治疗室性期前收缩。

(3) 目前强调根据病史、室性期前收缩的复杂程度、左心室功能,并参考信号平均心电图及心率变异性等进行危险分层,心脏性猝死高危的患者要加强治疗。

4. 护理诊断 如下所述:

(1) 活动无耐力:与心律失常导致心悸或心排血量减少有关。

(2) 头晕:与心排血量下降引起脑供血不足有关。

(3) 焦虑:与心律失常反复发作、疗效欠佳有关。

5. 护理措施 如下所述:

(1) 病情观察:密切观察病情变化,监测患者生命体征,给予持续床旁心电监护,持续吸氧,严密观察患者的心率、心律,并做好记录,描记12导联心电图,为临床用药前做准备及用药提供依据,同时备好急救药品、除颤仪,以便抢救时使用。

(2) 药物护理:遵医嘱将胺碘酮150mg加葡萄糖水20ml充分溶解后,给患者静脉推注。推注药液时速度宜慢,一般10~15min推完,推注过快易造成低血压。在推注药液过程中,要注意观察心电示波上患者心率、心律的变化,同时询问患者的感受,发现异常及时报告医生处理。维持静脉滴注时应用输液泵,以保证剂量准确。此外,静脉注射或静脉滴注时,宜选择粗而清楚的静脉血管给药,避免发生静脉炎。使用过程中除注意观察疗效和可能出现的不良反应外,应做好详细的使用记录。胺碘酮的不良反应是 Q - T 间期延长和心律失常。因此观察期间除需密切注视心电示波上的心电波形的变化外，应还定时复查心电图，测量 Q - T 间期。

（3）饮食指导：应嘱患者进食低脂肪、低胆固醇、清淡易消化的饮食，避免辛辣等刺激性食物，伴有心功能不全的患者宜进食低盐饮食，同时注意食物的色、香、味搭配，以增进患者的食欲。

（4）心理护理：加强心理护理及宣教指导，发生快速心律失常的患者绝大部分都伴有器质性心脏病，由于心率加快，尤其伴有血流动力学改变时，患者有恐惧、濒死的感觉。因此，护士应安慰患者，耐心做好解释，讲解该疾病的有关知识及治疗效果，药物可能出现的不良反应，消除患者的思想顾虑，使其积极配合治疗，以利于疾病的康复。

（5）治疗过程中的应急护理措施：对心源性猝死的处理就是立即进行有效的心肺复苏。

6. 健康教育　如下所述：

（1）积极治疗原发病，消除期前收缩的原因，如纠正电解质紊乱，改善心肌供血，改善心脏功能等。

（2）保持精神乐观、情绪稳定；起居有常，勿过劳；戒烟酒，减少本病的诱发因素；饮食有节，少食油腻的食品。积极进行体育锻炼，控制体重。

（3）预防诱发因素，一旦确诊后患者往往高度紧张、焦虑，迫切要求用药控制心律失常。常见诱因包括：吸烟、酗酒、过劳、紧张、激动、暴饮暴食、消化不良、感冒发热等。

（4）患者必须按医生要求服药，并注意观察用药后的反应，定期复查。

（二）室性心动过速

连续 3 个或 3 个以上的室性期前收缩称为室性心动过速，简称室速。如果室速持续时间超过 30s 或伴血流动力学障碍则称为持续性室速。器质性心脏病是室速发生的最常见原因，尤其是缺血性心脏病、心肌病、心肌炎、二尖瓣脱垂综合征、先天性心脏病等。室速也可见于其他各种原因引起的心脏损害和药物中毒、电解质紊乱，极少数患者可为无明显器质性心脏病的"正常人"，称为特发性室速，约占室速的 10%。

1. 临床表现　取决于发作时的心室率快慢、持续时间、心功能及伴随疾病，如室速的心室率较慢，且持续时间较短，可自行终止，则患者的症状较轻，仅感心悸，甚至完全无症状；反之可出现血压下降，头晕或晕厥，甚至可发展为心力衰竭、肺水肿或休克、心室颤动，如不及时治疗有生命危险。

2. 辅助检查　如下所述：

（1）心电图：①发作时心室率 100 ~ 250 次/min。②QRS 波宽大畸形，时限大于 0.12s，形态可一致（单形性室速）或不一致（多形性室速）。③P - R 间期无固定关系（房室分离）。④可有室性融合波。Holter 可用于捕捉短暂的室速发作。

（2）特殊检查：心内电生理检查，可以用来明确室速的诊断及发生机制、筛选抗心律失常药物及评价治疗效果、确定室速的起源部位并指导射频消融治疗，并可评价室速的预后。

3. 治疗原则　如下所述：

（1）终止室速发作：室速患者如无明显的血流动力学障碍，首先给予静脉注射利多卡因或普鲁卡因胺，同时静脉持续滴注。静注普罗帕酮不宜用于心肌梗死或心力衰竭的患者，其他药物治疗无效时可选用胺碘酮静脉滴注或同步直流电复律。若患者已发生休克、心绞痛、脑部血流灌注不足等症状，应迅速施行电复律。对尖端扭转型室速，应努力寻找和去除导致 QT 间期延长的病变和停用有关药物。治疗可试用镁盐、异丙肾上腺素，亦可使用临时心房或心室起搏。I A 或 Ⅲ 类抗心律失常药物可使 QT 间期更加延长，属禁用。

（2）预防复发：应努力寻找及治疗诱发与维持室速的各种可逆性病变，如缺血、低血压、低血钾等。在药物预防效果大致相同的情况下，应选择其潜在不良反应较少的抗心律失常药。维拉帕米对大多数室速的预防无效，但可应用于"维拉帕米敏感性室速"患者。单一药物治疗无效时，可选用作用机制不同的药物联合应用，各自药量均可减少。抗心律失常药物亦可与埋藏式心室起搏装置合用，治疗复发性室速。植入式心脏复律除颤器、外科手术亦已成功应用于选择性病例。对于无器质性心脏病的特发性单源性室速，导管射频消融根除发作疗效甚佳。冠脉旁路移植手术对某些冠心病并发室速的患者可能有效。

4. 护理诊断　如下所述：

（1）活动无耐力：与心律失常导致心悸或心排血量减少有关。

（2）头晕：与心排血量下降引起脑供血不足有关。

（3）焦虑：与心律失常反复发作、疗效欠佳有关。

（4）潜在并发症：心力衰竭。

5. 护理措施　如下所述：

1）饮食指导：指导患者采取清淡易消化饮食，避免摄入刺激性食物如浓茶、咖啡等，多食纤维素丰富的食物，保持大便通畅。

2）心理护理：与患者保持良好的沟通，关注患者心理动态，及时满足患者需要。向患者讲明良好心理状态的重要性，避免情绪激动，向他们讲解疾病的知识，鼓励其树立战胜疾病的信心，配合医护人员做好各项治疗。

3）重点护理

（1）严密观察生命体征及心电图的变化，发现频发、多源性、成对的或呈 R on T 现象的室性期前收缩、阵发性室速等应立即报告医生，协助采取积极的处理措施。电极放置部位避开胸骨右缘及心前区，以免影响做心电图和紧急电复律。

（2）做好抢救准备，准备静脉通道，备好纠正心律失常的药物及其他抢救药品、除颤仪等。

4）治疗过程中的应急护理措施

（1）猝死：对心源性猝死的处理就是立即进行有效的心肺复苏。

（2）阿－斯综合征：患者发生阿－斯综合征时：①应立即将患者置于头低足高位，使脑部血液供应充分。将患者的衣服纽扣解松，头转向一侧，以免舌头后倾堵塞气道。②局部刺激，如向头面部喷些凉水或额部放上湿的凉毛巾，有助于清醒。如房间温度太低，应保暖。③在晕厥发作时不能喂食、喂水。意识清醒后不要让患者马上站立，必须等患者全身无力好转后才能在细心照料下逐渐站立和行走。

6. 健康教育　如下所述：

（1）预防诱发因素：常见诱因包括：暴饮暴食，消化不良，感冒发热，摄入盐过多，血钾、血镁低等。可根据以往发病的实际情况，总结经验，避免可能的诱因。

（2）稳定的情绪：保持平和稳定的情绪，精神放松，不过度紧张。避免过喜、过悲、过怒；不看紧张刺激的电视、比赛等。

（3）休息：患者应保证有充足的睡眠，饭后不宜立即就寝，睡眠的姿势应采取右侧卧位，双腿屈曲。不适合做剧烈运动，若有胸闷、胸痛、气慌、气短和咳嗽、疲劳等不适出现，应立即停止运动。

（4）合理饮食：饮食要清淡而富于营养，减少胆固醇的摄入量。吃新鲜水果和蔬菜。饮食要适量，不宜过饱。

（5）自我监测：有些心律失常往往有先兆症状，若能及时发现及时采取措施，则可减少甚至避免再发。有些患者对自己的心律失常治疗摸索出一套自行控制的方法，当发生时用以往的经验常能控制发病。

（三）心室扑动与心室颤动

心室扑动（室扑）及心室颤动（室颤）是极为严重的心律失常，室扑是极快而规则的心室收缩；室颤是极快而不规则的、不同步的心室收缩，二者将导致心室完全丧失收缩能力，其血流动力学效应与心室停搏相同，见于多数心脏骤停及心脏性猝死的患者，也可以为各种疾病临终前的心律，极个别见于健康的"正常人"，称为特发性室颤。

1. 临床表现　意识丧失、抽搐、呼吸停止、血压测不出、听诊心音消失并不能触及大动脉搏动，如不能得到及时有效的抢救即死亡。

2. 心电图检查　①室扑发作时 QRS－T 波不能分辨，代之以连续快速的大幅正弦波图形，频率200～

250次/min，常在短时间内蜕变为室颤。②室颤表现为QRS－T波完全消失，代之以波形、振幅与频率极不规则的细小颤动波。

3. 治疗原则　如下所述：

（1）非同步直流电复律：一旦发病应立即非同步电复律，能量选择单向波360J，双向波200J。同时准备好心肺复苏相关药物及仪器。电击开始时间越早，成功率越高，因此应争分夺秒。

（2）保持呼吸道通畅及人工心外按压。

（3）肾上腺素是心肺复苏最重要的药物之一，可使细颤转为粗颤，从而提高电复律的成功率。

（4）抗心律失常药物：利多卡因或胺碘酮静脉注射，有效后予维持量。如是洋地黄中毒引起的室颤，可用苯妥英钠静脉注射。

（5）纠正酸碱平衡失调及电解质紊乱。

（6）复律后应积极治疗原发病及诱发因素，如原发病不能治愈则应考虑安装植入式自动复律除颤器（ICD）。

4. 护理诊断　如下所述：

（1）活动无耐力：与严重的心律失常导致心排血量减少有关。

（2）焦虑：与严重心律失常导致的躯体及心理不适有关。

（3）有受伤的危险：与心律失常导致的晕厥有关。

（4）潜在并发症：心力衰竭、心搏骤停。

5. 护理措施　如下所述：

1）一般护理

（1）心律的监护：电击复律后应持续严格观察和记录心电变化，因电击转复时心肌有一定程度的损害，心电图可以出现一过性ST段降低，也可发生新的恶性心律失常，所以应有专人监护并及时记录。

（2）确保充足氧供给：间断或持续吸氧2～3d，重者可以面罩给氧，必要时有机械通气适应证时，可用机械通气。另外，呼吸机的介入可不必担心深度镇静所产生的呼吸抑制，保证了患者充分氧供。

（3）及时有效的营养供给：创伤后的应激反应可产生严重的分解代谢，使血糖增高、乳酸堆积，因此必须及时有效补充能量和蛋白质，以减轻机体损耗。早期可采用肠外营养供给，等肠蠕动恢复后，可采用肠内营养供给。如昏迷未醒者可给予鼻饲，每次鼻饲量不超过200ml，间隔3h，注食速度不宜过快。

（4）大小便的护理管理：保持大小便通畅，有尿失禁或尿潴留患者，应在无菌操作下行导尿术。留置导尿时应加强会阴部的护理，并定时放尿以训练膀胱的功能。患者有便秘时，可少量服用缓泻剂，或每天早晨给予蜂蜜20ml加适量温开水同饮，并帮助患者做腹部环形按摩（按顺时针方向）或做低压温盐水灌肠。

（5）加强基础护理的落实：如口腔护理、皮肤护理，使用胺碘酮时应加强脉管炎的预防护理等。

2）重点护理

（1）室颤的判断：监护导联示QRST波消失，代之以快速的不规则的振幅、形态各异的颤动波。其频率为180～500次/min。明确诊断首要并且关键，需要与寒冷所致的肌颤波、患者身体的抖动、导联线移动所致的干扰相鉴别。室颤发生时常伴随昏迷程度加重，脑外伤患者呼吸浅而弱以至暂停，瞳孔迅速扩大，光反射消失等危急征象。

（2）室颤的急救：确诊室颤后，应争分夺秒积极组织抢救。立即行非同步直流电除颤，通常选择300～360J的能量。如无效则静脉推注肾上腺素1～5mg，使细颤转为粗颤，再行电除颤1次，若未能转复使用利多卡因、胺碘酮继续复律，同时积极去除诱因及治疗原发疾病直到转为窦性心律。电除颤时，应严格掌握操作规程，防止局部皮肤灼伤。

（3）尽早实施脑复苏：低温能使机体各重要组织代谢率降低，耗氧量减少，借以保护脑和其他重要器官，利于脑复苏。一般采用头部置冰枕或冰帽，各大动脉处使用冰袋，使肛温迅速控制在33～34℃。降温过程中随时观察耳郭、指、趾等末梢部位皮肤，避免冻伤。

3）治疗过程中的应急护理措施：对心源性猝死的处理就是立即进行有效的心肺复苏。

（1）识别心脏骤停：出现较早且方便可靠的临床征象是意识突然丧失，呼吸停止，对刺激无反应。

（2）呼救：在心肺复苏术的同时，设法（呼喊或通过他人应用现代通信设备）通知急救系统，使更多的人参与基础心肺复苏和进一步施行高级复苏术。

（3）心前区捶击复律：一旦确定心脏骤停而无心电监护和除颤仪时，应坚决地予以捶击患者胸骨中下1/3处，若1~2次后心跳仍未恢复，则立即行基础心肺复苏。

（4）基础心肺复苏：畅通气道、人工呼吸、人工胸外心脏按压。

（5）高级心肺复苏：心肺复苏成功后，需继续有效地维持循环和呼吸稳定，防治心脏再次骤停，处理脑缺氧、脑水肿、肾功能不全和继发性感染等，纠正酸中毒。要积极查明心源性猝死的原因并加以处理，预防再次发生猝死。

6. 健康教育 如下所述：

（1）稳定情绪：保持平和稳定的情绪，精神放松，不要过度紧张。精神因素尤其紧张的情绪易诱发心律失常。所以患者要以平和的心态去对待，避免过喜、过悲、过怒，不看紧张刺激的电视、比赛等。

（2）自我监测：在心律失常不易被监测到时，患者自己最能发现问题。有些心律失常常有先兆症状，若能及时发现并采取措施，可减少甚至避免再发心律失常。

（3）合理用药：心律失常治疗中强调用药个体化，患者必须按医生要求服药，并注意观察用药后的反应。

（4）定期复查：患者定期复查心电图、电解质、肝功能等，因为抗心律失常药可影响电解质及脏器功能，用药后应定期复诊及观察用药效果和调整用药剂量。

（5）生活要规律：养成按时作息的习惯，保证睡眠，因为失眠可诱发心律失常。运动要适量，量力而行，不勉强运动或运动过量，不做剧烈运动及竞赛性活动，可做气功、打太极拳。洗澡水不要太热，洗澡时间不宜过长。养成按时排便习惯，保持大便通畅。饮食要定时定量。不饮浓茶，不吸烟。避免着凉，预防感冒。

五、心脏传导阻滞

（一）房室传导阻滞

房室传导阻滞指由于房室交界区不应期延长引起的房室间传导减慢或中断的现象，根据严重程度将房室传导阻滞分为一度、二度和三度。房室传导阻滞大多见于病理情况，如冠心病、心肌炎、心肌病、中毒、电解质紊乱、原发性传导束退化等；一度和二度Ⅰ型房室传导阻滞偶尔也见于正常人，此时多与迷走神经张力增高有关。

1. 临床表现 如下所述：

1）症状：房室传导阻滞患者症状除受原有心脏病及心脏功能状态的影响外取决于阻滞的程度及部位。

（1）无症状：见于一度房室传导阻滞（此型预后良好）、二度Ⅰ型房室传导阻滞或某些慢性间歇性房室传导阻滞者。

（2）有症状：二度Ⅱ型房室传导阻滞时，如被阻滞的心房波所占比例较大（如房室3：2传导），特别是高度房室传导阻滞时，因心室率下降出现心动过缓、头晕、乏力、胸闷、气短及心功能下降等症状。三度房室传导阻滞的症状较明显，其造成血流动力学的影响取决于心室逸搏频率的快慢。在希氏束分叉以上部位的三度房室传导阻滞对血流动力学的影响较小，患者虽有乏力、活动时头晕，但不致发生晕厥；发生于希氏束分叉以下的低位三度房室传导阻滞对血流动力学影响显著，患者可出现晕厥、心源性缺氧综合征，甚至猝死。

（3）不典型症状：某些患者出现一些不典型症状，如全身乏力、疲劳或低血压状态等，需要进一步检查方可确诊。

2）体征

（1）一度房室传导阻滞：一些一度房室传导阻滞的患者可以无体征。有些患者体格检查可发现心尖部第一心音减弱，这是由于心室收缩的延迟使心脏内血液充盈相对较满，房室瓣在关闭前已漂浮在一个距闭合点较近的位置上，因此关闭时瓣叶张力较低，关闭所产生的振动较小所致。

（2）二度房室传导阻滞：二度Ⅰ型房室传导阻滞，心脏听诊有间歇，但间歇前并无期前收缩，第一心音可随 PR 变化发生强弱改变。二度Ⅱ型房室传导阻滞可有间歇性漏搏，但第一心音强度恒定，房室呈 3∶2 传导时，听诊可酷似成对期前收缩形成的二联律。

（3）三度房室传导阻滞：其特异性体征是心室率缓慢且规则并伴有第一心音强弱不等，特别是可出现突然增强的第一心音即"大炮音"，第二心音可呈正常或反常分裂，如心房与心室收缩同时发生，颈静脉出现巨大"A"波。

2. 心电图检查　如下所述：

（1）一度房室传导阻滞：①窦性 P 波规律出现。②P－R 间期大于 0.20s。③每个窦性 P 波后均有 QRS 波。

（2）二度房室传导阻滞：二度Ⅰ型房室传导阻滞：①窦性 P 波规律出现。②P－R 间期渐长，直至一个 P 波后 QRS 波脱漏。③R－R 间期渐短。④长 R－R 间期小于正常窦性 P－P 间期的两倍。

二度Ⅱ型房室传导阻滞：①窦性 P 波规律出现。②间歇性 P 波后 QRS 波脱漏。③P－R 间期保持固定（可以正常或延长）。

（3）三度房室传导阻滞：①P 波与 QRS 波各自有自身的节律，互不相关。②P 波频率快于 QRS 波频率，心室率缓慢。③起搏点在阻滞部位下方，QRS 可正常或畸形。

3. 治疗原则　如下所述：

（1）治疗原发疾病，去除诱因：常见导致房室传导阻滞的药物有 β 受体阻断剂、维拉帕米、地尔硫䓬、胺碘酮等。

（2）一度房室传导阻滞和二度Ⅰ型房室传导阻滞心室率不慢者，不需治疗。

（3）二度Ⅱ型房室传导阻滞和三度房室传导阻滞可试用 β 受体激动剂、M 受体阻断剂。

（4）二度Ⅱ型房室传导阻滞和三度房室传导阻滞如药物无效或症状明显、心室率缓慢者，应行心脏起搏治疗。

4. 护理诊断　如下所述：

（1）活动无耐力：与心律失常导致心排血量减少有关。

（2）焦虑：与心律失常反复发作、疗效欠佳有关。

（3）有受伤的危险：与心律失常导致的晕厥有关。

（4）潜在并发症：猝死。

5. 护理措施　如下所述：

1）一般护理

（1）休息：患者心律失常发作引起心悸、胸闷、头晕等症状时应保证患者充足的休息和睡眠，休息时避免左侧卧位，以防左侧卧位时感觉到心脏搏动而加重不适。

（2）饮食：食用富含纤维素的食物，以防便秘；避免饱餐及摄入刺激性食物如咖啡、浓茶等。

2）重点护理

（1）病情观察：连接心电监护仪，连续监测心率、心律的变化，及早发现危险征兆。及时测量生命体征，测脉搏时间为 1min，同时听心率。患者出现频发多源性室性期前收缩、R on T 室性期前收缩、室性心动过速、二度Ⅱ型及三度房室传导阻滞时，及时通知医师并配合处理。监测电解质变化，尤其是血钾。

（2）抢救：配合准备抢救仪器（如除颤仪、心电图机、心电监护仪、临时心脏起搏器等）及各种抗心律失常药物和其他抢救药品，做好抢救准备。

（3）用药护理：应用抗心律失常药物时，密切观察药物的效果及不良反应，防止不良反应的发生。

（4）介入治疗的护理：向患者介绍介入治疗如心导管射频消融术或心脏起搏器安置术的目的及方法，以消除患者的紧张心理，使患者主动配合治疗。做好介入治疗的相应护理。

3）治疗过程中的应急护理措施

（1）晕厥：患者发生晕厥时：①应立即将患者置于头低足高位，使脑部血液供应充分。将患者的衣服纽扣解松，头转向一侧，以免舌头后倾堵塞气道。②局部刺激，如向头面部喷些凉水或额部放上湿的凉毛巾，有助于清醒。如房间温度太低，应保暖。③在晕厥发作时不能喂食、喂水。意识清醒后不要让患者马上站立，必须等患者全身无力好转后才能在细心照料下逐渐站立和行走。

（2）猝死：对心源性猝死的处理就是立即进行有效的心肺复苏。

6. 健康教育　如下所述：

1）疾病知识指导：向患者讲解心律失常的原因及常见诱发因素，如情绪紧张、过度劳累、急性感染、寒冷刺激、不良生活习惯等。

2）生活指导

（1）指导患者劳逸结合，生活规律。

（2）无器质性心脏病者应积极参加体育锻炼。

（3）保持情绪稳定，避免精神紧张、激动。

（4）改变不良饮食习惯，戒烟戒酒，避免浓茶、咖啡、可乐等刺激性食物。

（5）保持大便通畅，避免排便用力而加重心律失常。

3）用药指导：说明患者所使用药物的名称、剂量、用法、作用及不良反应，嘱患者坚持用药，不得随意增减药物的剂量或种类。

4）自我监测指导

（1）教会患者及家属测量脉搏的方法，告知患者及家属心律失常发作时如何采取适当措施，如有头晕、眼花等，立即平卧，指导学习简单的心肺复苏知识，以便自我监测病情和自救。

（2）对植入心脏起搏器的患者，讲解自我检测与家庭护理方法。

5）复诊：定期门诊复查心电图和随访，发现异常及时就诊。

（二）束支传导阻滞

束支传导阻滞是指希氏束分叉以下部位的传导阻滞，如心室内束支、束支分支及心肌广泛病变引起的传导阻滞，包括了右束支、左束支、左前分支和左后分支阻滞。右束支传导阻滞可见于器质性心脏病或正常人，左束支传导阻滞多见于器质性心脏病，有的患者可同时合并多支传导阻滞。

1. 临床表现　疾病本身多无明显症状，主要以原发病的临床表现为主，但严重的三分支阻滞和双侧束支阻滞可因心室停搏而出现头晕，甚至晕厥。

2. 辅助检查　心电图是主要诊断依据。

（1）右束支传导阻滞：①V_1 或 V_2 导联呈 rsR 或 M 形。②Ⅰ、V_6 导联 S 波宽深。③QRS 时限大于等于 0.12s（完全性右束支传导阻滞）或小于 0.12s（不完全性右束支传导阻滞）。④继发 ST - T 改变。

（2）左束支传导阻滞：①Ⅰ、V_6 导联 R 波宽大，顶部有切迹或粗钝。②V_1、V_2 导联呈 QS 或 rS 波型，$S_{V_2} > S_{V_1}$。③QRS 时限大于等于 0.12s（完全性左束支传导阻滞）或小于 0.12s（不完全性左束支传导阻滞）。④继发 ST - T 改变。

3. 治疗原则　如下所述：

（1）慢性束支传导阻滞如无症状，无需治疗。

（2）双分支与不完全性三分支阻滞有可能进展为完全性房室传导阻滞而需要植入起搏器。

（三）室内传导阻滞

室内传导阻滞是指心室内传导阻滞的部位弥漫，心电图上 QRS 时间延长，但又不完全符合左束支或右束支传导阻滞的特点。见于扩张性心肌病、心力衰竭全心扩大等。

1. 临床表现　该病临床表现取决于原发病。

2. 心电图检查 ①QRS 时限延长大于等于 0.12s。②既不符合左束支传导阻滞又不符合右束支传导阻滞。

3. 治疗原则 该病以治疗原发病为主。

（张　阳）

第二节　感染性心内膜炎

一、自体瓣膜心内膜炎

自体瓣膜心内膜炎是指感染性心内膜炎，系微生物感染心内膜或邻近的大动脉内膜伴赘生物形成，主要由金黄色葡萄球菌引起，少数由肺炎球菌、淋球菌、A 族链球菌和流感杆菌所致。

（一）临床表现

1. 发热 发热是最常见的症状。亚急性者起病隐匿，可有全身不适、乏力、食欲减退和体重减轻等非特异性症状。可有弛张性低热，一般不超过 39℃，午后和晚上高热，常伴有头痛、背痛和肌肉关节痛。急性者呈暴发性败血症过程，有高热、寒战。突发心力衰竭者较为常见。

2. 心脏杂音 绝大多数患者有病理性杂音，可由基础心脏病和（或）心内膜炎导致瓣膜损害所致。急性者比亚急性者更易出现杂音强度和性质的变化，或出现新的杂音。

3. 周围体征 多为非特异性，近年已不多见。可能的原因是微血管炎或微栓塞，包括：①瘀点：可出现于任何部位，以锁骨以上皮肤、口腔黏膜和睑结膜常见。②指（趾）甲下线状出血。③Roth 斑：为视网膜的卵圆形出血斑，其中心呈白色，多见于亚急性感染。④Osler 结节：为指（趾）垫出现的豌豆大的红或紫色痛性结节，较常见于亚急性者。⑤Janeway 损害：为手掌和足底处直径 1～4mm 的无痛性出血红斑。

4. 动脉栓塞 可发生于机体的任何部位，常见于脑、心、脾、肺、肾、肠系膜和四肢。

5. 感染的非特异性症状 如贫血、脾大等，部分患者可见杵状指（趾）。

6. 并发症 如下所述：

（1）心脏并发症：心力衰竭为最常见并发症，其次可见心肌脓肿、急性心肌梗死、心肌炎和化脓性心包炎等。

（2）细菌性动脉瘤：多见于亚急性者，受累动脉依次为近端主动脉、脑动脉、内脏和四肢动脉。

（3）迁移性脓肿：多见于急性患者，常发生于肝、脾、骨髓和神经系统。

（4）神经系统并发症：患者可有脑栓塞、细菌性脑动脉瘤、脑出血、中毒性脑病、脑脓肿、化脓性脑膜炎等不同神经系统受累表现。

（5）肾脏并发症：大多数患者有肾损害，包括肾动脉栓塞和肾梗死、肾小球肾炎、肾脓肿等。

（二）治疗原则

1. 抗微生物药物治疗原则 在连续多次采集血培养标本后应早期、大剂量、长疗程地应用抗生素，一般需要达到体外有效杀菌浓度的 4～8 倍及以上，疗程至少 6～8 周，以静脉给药方式为主，以保持高而稳定的血药浓度。病原微生物不明时，急性者选用针对金黄色葡萄球菌、链球菌、革兰阴性杆菌均有效的广谱抗生素，亚急性者选用针对大多数链球菌有效的抗生素。可根据临床征象、体检及经验推测最可能的病原菌，选用广谱抗生素。已培养出病原微生物时，应根据药物敏感试验结果选择用药。

2. 药物选择 该病大多数致病菌对青霉素敏感，可作为首选药物。联合用药以增强杀菌能力，如氨苄西林、万古霉素、庆大霉素或阿米卡星等。真菌感染选两性霉素 B。

3. 手术治疗 对抗生素治疗无效、严重心脏并发症患者应考虑手术治疗。

（三）护理评估

1. 病史评估 详细询问患者起病情况，了解感染病史，了解患者既往健康状况及瓣膜手术病史，评估有无其他原因导致的感染性心内膜炎。

2. 身体状况　观察生命体征，注意监测体温变化，听诊心脏杂音情况；了解细菌赘生物的大小、位置等情况，评估有无栓塞、转移脓肿等。

3. 心理－社会评估　了解患者有无情绪低落、消沉、烦躁、焦虑、恐惧、绝望等心理；了解家属的心理压力和经济负担。

4. 辅助检查　常规心电图或24h动态心电图检查，X线检查评估心影大小，超声心动图明确诊断，血液生化检查行血培养指导抗生素的使用。

（四）护理诊断

体温过高：与感染有关。

潜在并发症：栓塞。

1. 主要诊断标准　如下所述：

（1）两次血培养阳性，而且病原菌完全一致，为典型的感染性心内膜炎致病菌。

（2）超声心动图发现赘生物，或新的瓣膜关闭不全。

2. 次要标准　如下所述：

（1）基础心脏病或静脉滥用药物史。

（2）发热：体温大于等于38℃。

（3）血管征象：栓塞、细菌性动脉瘤、颅内出血、结膜瘀点以及Janeway损害。

（4）免疫反应：肾小球肾炎、Osler结节、Roth斑及类风湿因子阳性。

（5）血培养阳性，但不符合主要诊断标准。

（6）超声心动图发现符合感染性心内膜炎，但不符合主要诊断标准。

（五）护理措施

1. 一般护理　如下所述：

（1）休息：高热患者应卧床休息，心脏超声可见巨大赘生物的患者应绝对卧床休息，防止赘生物脱落。

（2）饮食：发热患者给予清淡、高蛋白、高热量、高维生素、易消化的半流质或普通软食，以补充机体消耗。鼓励患者多饮水（有心力衰竭征象者除外）。贫血者遵医嘱服用铁剂。

2. 重点护理　如下所述：

（1）病情观察：严密观察体温、心律、血压等生命体征的变化，观察心脏杂音的部位、强度、性质及有无变化，如有新杂音的出现、杂音性质的改变往往与赘生物导致瓣叶破损、穿孔或与腱索断裂有关；注意观察脏器有无栓塞症状，如患者肢体活动情况、协调动作如何、神志意识变化等，当患者有可疑征象时，及时通知医师。

（2）用药护理：遵医嘱应用抗生素治疗，观察药物疗效及不良反应，并及时报告医生。告知患者抗生素是治疗本病的关键，需坚持大剂量长疗程的治疗。严格用药时间，以确保维持有效的血药浓度。应用静脉留置针，以保护静脉血管，减轻患者痛苦。用药过程中要注意观察用药效果及不良反应，如有发生，及时报告医生，调整用药方案。

（3）正确采集血标本：正确留取合格的血标本对于本病的诊断、治疗十分重要，而采血方法、培养技术及抗生素应用时间都可影响血培养阳性率。告诉患者反复多次抽血的必要性，取得患者的理解和配合。

3. 治疗过程中的应急护理措施　如下所述：

1）发热

（1）观察体温及皮肤黏膜变化，发热时每4h测体温一次，注意患者有无皮肤瘀点、指甲下线状出血、Osler结节和Janeway损害等及消退情况。

（2）正确采集血标本：未经治疗的亚急性患者，第一天采血1次/h×3次，次日未见细菌重复采血3次后开始治疗。已用抗生素者，停药2~7d后采血。急性患者入院后立即采血1次/h×3次。每次采血 10 ~ 20ml，同时做需氧和厌氧培养。

（3）合理饮食：环境温湿度适宜，高热者给予物理降温，及时更换衣物，促进舒适。

2）潜在并发症——栓塞

（1）重点观察瞳孔、神志、肢体活动及皮肤温度。

（2）突然胸痛、气急、发绀、咯血，考虑肺栓塞。

（3）出现腰痛、血尿，考虑肾栓塞。

（4）神志和精神改变、失语、吞咽困难、肢体功能障碍、瞳孔大小不对称，甚至抽搐和昏迷，考虑脑血管栓塞。

（5）肢体突然剧烈疼痛，皮肤温度下降，动脉搏动减弱，考虑外周动脉栓塞。

（六）健康教育

（1）告知患者该病的病因、发病机制，安抚患者，消除疑虑。坚持足量长疗程应用抗生素。

（2）在进行口腔手术、内镜检查、导尿等操作前告知医生心内膜炎史，以预防性应用抗生素。

（3）注意防寒保暖，避免感冒，加强营养，增强机体抵抗力，合理休息。保持口腔和皮肤清洁，少去公共场所。勿挤压痤疮、疖、痈等感染灶，减少病原体入侵机会。

（4）指导患者自测体温，观察栓塞表现，定期门诊随访。

二、人工瓣膜和静脉药瘾者心内膜炎

人工瓣膜心内膜炎：发生于人工瓣膜置换术后 60d 以内者为早期人工瓣膜心内膜炎，60d 以后发生者为晚期人工瓣膜心内膜炎。除赘生物形成外，常致人工瓣膜部分破裂、瓣周瘘、瓣环周围组织和心肌脓肿。最常累及主动脉瓣。术后发热，出现新杂音、脾大或周围栓塞征，血培养同一种细菌阳性结果至少两次，可诊断本病。本病预后不良，难以治愈。

静脉药瘾者心内膜炎：多见于青年男性，致病菌常来源于皮肤，药物污染所致者少见。金黄色葡萄球菌为主要致病菌。大多累及正常心瓣膜。急性发病者多见，常伴有迁移性感染灶。

（一）治疗原则

该病难以治愈。人工瓣膜术后早期（小于 12 个月）发生感染性心内膜炎，应积极考虑手术。药物治疗应在自体瓣膜心内膜炎用药基础上，将疗程延长为 6 ~ 8 周。任一用药方案均应加庆大霉素。对耐甲氧西林的表皮葡萄球菌致病者，应用万古霉素 15mg/kg，每 12h 1 次，静脉点滴；加利福平 300mg，每 8h 1 次，口服，用药 6 ~ 8 周；开始的 2 周加庆大霉素。

有瓣膜再置换术适应证患者，应早期手术。已明确的适应证有：①因瓣膜关闭不全致中度至重度心力衰竭。②真菌感染。③充分抗生素治疗后持续有菌血症者。④急性瓣膜阻塞。⑤X 线透视发现人工瓣膜不稳定。⑥新发生的心脏传导阻滞。

对甲氧西林敏感的金黄色葡萄球菌所致右心感染，用萘夫西林或苯唑西林 2g，每 4h 1 次，静脉注射或点滴，用药 4 周；加妥布霉素 1mg/kg，每 8h 1 次，静脉点滴，用药 2 周。其余用药选择与方案同自体瓣膜心内膜炎的治疗。

（二）护理评估

1. 病史评估　详细询问患者起病情况，了解感染病史，了解患者既往健康状况及瓣膜手术病史，评估有无其他原因导致的感染性心内膜炎。

2. 身体状况　观察生命体征，注意监测体温变化，听诊心脏杂音情况；了解细菌赘生物的大小、位置等情况，评估有无栓塞、转移脓肿等。

3. 心理–社会评估　了解患者有无情绪低落、消沉、烦躁、焦虑、恐惧、绝望等心理；了解家属的心理压力和经济负担。

4. 辅助检查　常规心电图或 24h 动态心电图检查，X 线检查评估心影大小，超声心动图明确诊断，血液生化检查行血培养指导抗生素的使用。

（三）护理诊断

1. 体温过高　与感染有关。

2. 潜在并发症　栓塞。

（四）护理措施

1. 一般护理　如下所述：

（1）休息：高热患者应卧床休息，心脏超声可见巨大赘生物的患者应绝对卧床休息，防止赘生物脱落。

（2）饮食：发热患者给予清淡、高蛋白、高热量、高维生素、易消化的半流质或普通软食，以补充机体消耗。鼓励患者多饮水（有心力衰竭征象者除外）。有贫血者遵医嘱服用铁剂。

2. 重点护理　如下所述：

（1）病情观察：严密观察体温、心律、血压等生命体征的变化，观察心脏杂音的部位、强度、性质及有无变化，如有新杂音的出现、杂音性质的改变往往与赘生物导致瓣叶破损、穿孔或与腱索断裂有关；注意观察脏器有无栓塞症状，如患者肢体活动情况、协调动作如何、意识变化等，当患者有可疑征象时，应及时通知医师。

（2）用药护理：遵医嘱应用抗生素治疗，观察药物疗效及不良反应，并及时报告医师。告知患者抗生素是治疗本病的关键，需坚持大剂量长疗程的治疗。严格用药时间，以确保维持有效的血药浓度。应用静脉留置针，以保护静脉血管，减轻患者痛苦。用药过程中要注意观察用药效果及不良反应，如有发生，及时报告医师，调整用药方案。

（3）正确采集血标本：正确留取合格的血标本对于本病的诊断、治疗非常重要，而采血方法、培养技术及抗生素应用时间都可影响血培养阳性率。告诉患者反复多次抽血的必要性，取得患者的理解和配合。

3. 治疗过程中的应急护理措施　如下所述：

1）发热

（1）观察体温及皮肤黏膜变化：发热时每4h测体温一次，注意患者有无皮肤瘀点、指甲下线状出血、Osler结节和Janeway损害等及消退情况。

（2）正确采集血标本：未经治疗的亚急性患者，第一天采血1次/h×3次，次日未见细菌重复采血3次后开始治疗。已用抗生素者，停药2~7d后采血。急性患者入院后立即采血1次/h×3次。每次采血10~20ml，同时做需氧和厌氧培养。

（3）合理饮食：环境温湿度适宜，高热者给予物理降温，及时更换衣物，促进舒适。

2）潜在并发症——栓塞

（1）重点观察瞳孔、意识、肢体活动及皮肤温度。

（2）突然胸痛、气急、发绀、咯血，考虑肺栓塞。

（3）出现腰痛、血尿，考虑肾栓塞。

（4）意识改变、失语、吞咽困难、肢体功能障碍、瞳孔大小不对称，甚至抽搐和昏迷，考虑脑血管栓塞。

（5）肢体突然剧烈疼痛，皮肤温度下降，动脉搏动减弱，考虑外周动脉栓塞。

（五）健康教育

（1）告知患者该病的病因、发病机制，安抚患者，消除疑虑。坚持足量长疗程应用抗生素。

（2）在进行口腔手术、内镜检查、导尿等操作前告知医师心内膜炎史，以预防性应用抗生素。

（3）注意防寒保暖，避免感冒，加强营养，增强机体抵抗力，合理休息。保持口腔和皮肤清洁，少去公共场所。勿挤压痤疮、疖、痈等感染灶，减少病原体入侵机会。

（4）指导患者自测体温，观察栓塞表现，定期门诊随访。

（张　阳）

第三节　心肌疾病

一、扩张型心肌病

扩张型心肌病是以左心室或右心室或双心室扩张伴收缩功能受损为特征。可以是特发性、家族性/遗传性、病毒性和（或）免疫性、酒精性/中毒性，或虽伴有已知的心血管疾病，但其心功能失调程度不能用异常负荷状况或心肌缺血损伤程度来解释。组织学检查无特异性。常表现为进行性心力衰竭、心律失常、血栓栓塞、猝死，且可发生于任何阶段，但以中年居多。本病病死率较高，男多于女，发病率（5～10）/10万。

（一）临床表现

1. 症状　起病缓慢，大多在临床症状明显时才就诊。

（1）充血性心力衰竭：以气急和水肿为最常见。由于心排血量低，患者常感乏力。左心衰竭时可表现有夜间阵发性呼吸困难、端坐呼吸、气喘、咳嗽、咯血；右心衰竭时可表现有腹胀、食欲减退、肝大、腹腔积液、下肢水肿等。

（2）心律失常：各种类型均可出现，以异位心律和传导阻滞为主；可表现为房扑、房颤，室早、室速、室颤，心室内传导阻滞，左、右束支传导阻滞，房室传导阻滞等。

（3）栓塞：可发生脑、肾、肺等处的栓塞。

（4）猝死：高度房室传导阻滞、心室颤动、窦房阻滞或暂停可导致阿－斯综合征，是猝死的常见原因。

2. 体征　心脏扩大，心率增快，可有抬举性搏动，心浊音界向左扩大，常可听到第三心音或第四心音，呈奔马律。由于心腔扩大，可有相对二尖瓣或三尖瓣关闭不全所致的收缩期吹风样杂音，此杂音在心功能改善后减轻。血压多数正常，但晚期病例血压降低，脉压小。心力衰竭时两肺底部有啰音。右心衰竭时肝大，水肿从下肢开始，胸腔积液和腹腔积液在晚期患者中常见。

（二）辅助检查

1. 胸部 X 线片　肺淤血，心影增大，心胸比例大于50%。

2. 心电图　多种异常心电图改变，如房颤、传导阻滞、ST－T 改变、肢导低电压、R 波减低、病理性 Q 波等。

3. 超声心动图　心腔扩大以左心室为主。因心室扩大致二尖瓣、三尖瓣的相对关闭不全，而瓣膜本身无病变；室壁运动普遍减弱，心肌收缩功能下降。

4. 放射性核素检查　核素血池显像可见左心室容积增大，左室射血分数降低；心肌显像表现放射性分布不均匀或呈"条索样""花斑样"改变。

5. 心导管检查和心血管造影　心室舒张末压、肺毛细血管楔压增高；心室造影见心腔扩大、室壁运动减弱、射血分数下降。冠状动脉造影正常。

6. 心内膜心肌活检　心肌细胞肥大、变性，间质纤维化等。

（三）治疗原则

扩张型心肌病处理原则：①有效地控制心力衰竭和心律失常，缓解免疫介导心肌损害，提高扩张型心肌病患者的生活质量和生存率。②晚期可进行心脏移植。

1. 心力衰竭的常规治疗　常用药物如下：

（1）血管紧张素转换酶抑制剂（ACEI）：能够改善心力衰竭时血流动力学变化，还能改善心力衰竭时神经激素异常激活，从而保护心肌。常用药物包括卡托普利、培哚普利、苯那普利等，同时使用利尿剂者应注意低血压反应。不能耐受 ACEI 改用血管紧张素Ⅱ受体阻断药（ARB）治疗，如坎地沙坦及缬沙坦。

（2）β受体阻断剂：能够改善心力衰竭时神经激素机制的过度激活，同时可以抑制抗β$_1$受体抗体介导的心肌损害。心力衰竭患者水潴留改善后开始应用β受体阻断药，适用于心率快、室性心律失常和抗β$_1$受体抗体阳性的患者。常用药物包括美托洛尔缓释片或平片，从6.25mg每日2次开始，每两周剂量加倍，逐渐增加到25～100mg，每日2次；卡维地洛，从6.25mg每日2次开始，每两周剂量加倍，逐渐增加到25mg，每日2次。

（3）螺内酯：可以抑制心肌纤维化和改善心力衰竭患者预后。剂量：10～20mg/d，每日1次。肾功能损害、血钾升高者不宜使用。

（4）利尿剂：呋塞米20～40mg口服，每日1次，间断利尿，同时补充钾镁和适当的钠盐饮食。

（5）正性肌力药：洋地黄剂量宜偏小，地高辛基本剂量为0.125mg/d。非洋地黄类正性肌力药如多巴胺及多巴酚丁胺，在病情危重期间短期应用3～7d，有助于改善患者症状，度过危重期。

2. 中药黄芪　有抗病毒、调节免疫作用。鉴于肠病毒RNA在扩张型心肌病患者心肌持续感染，可用黄芪治疗扩张型心肌病。

3. 改善心肌代谢　辅酶Q10参与氧化磷酸化及能量的生成过程，并有抗氧自由基及膜稳定作用。

4. 栓塞、猝死的防治　如下所述：

（1）栓塞预防：阿司匹林75～100mg/d，华法林1.5～3.0mg/d，根据INR1.8～2.5调节剂量，防止附壁血栓形成，预防栓塞。

（2）预防猝死：主要是控制诱发室性心律失常的可逆性因素：①纠正心力衰竭，降低室壁张力。②纠正低钾低镁。③改善神经激素功能紊乱，选用血管紧张素转换酶抑制剂和美托洛尔。④避免药物因素如洋地黄、利尿剂的不良反应。⑤胺碘酮有效控制心律失常，对预防猝死有一定作用。

（四）护理评估

1. 病史评估　详细询问患者起病情况，了解有无感染、过度劳累、情绪激动等诱因；了解患者心律失常的类型，评估发生栓塞和猝死的风险；了解患者既往健康状况，评估有无其他心血管疾病，如冠心病、风湿性心脏病等。

2. 身体状况　观察生命体征及意识状况，注意监测心律、心率、血压等变化。心脏扩大：听诊时常可闻及第三心音或第四心音，心率快时呈奔马律。肥厚性心肌病患者评估有无头晕、黑矇、心悸、胸痛、劳力性呼吸困难，了解肥厚梗阻情况，评估猝死的风险。

3. 心理－社会状况评估　了解患者有无情绪低落、烦躁、焦虑、恐惧、绝望等心理；患者反复发作心力衰竭，经常住院治疗，了解患者亲属的心理压力和经济负担等情况。

（五）护理诊断

1. 活动无耐力　与心功能不全有关。

2. 气体交换受损　与充血性心力衰竭、肺水肿有关。

3. 焦虑　与病程长、疗效差、病情逐渐加重有关。

4. 潜在并发症　栓塞。

（六）护理措施

1. 一般护理　如下所述：

（1）心理护理：心肌病患者多较年轻，病程长、病情复杂，预后差，因此常产生紧张、焦虑和恐惧心理，甚至对治疗悲观失望，导致心肌耗氧量增加，加重病情。所以，在护理中对患者应多关心体贴，经常鼓励和安慰，帮助其消除悲观情绪，增强治疗信心。另外，注意保持休息环境安静、整洁和舒适，避免不良刺激。对失眠者酌情给予镇静药物。

（2）休息：无明显症状的早期患者可以从事轻工作，避免紧张劳累。心力衰竭患者经药物治疗症状缓解后可轻微活动，护士应根据病情协助患者安排有益的活动，但应避免剧烈运动。并发严重心力衰竭、心律失常及阵发性晕厥的患者应绝对卧床休息，以减轻心脏负荷及心肌耗氧量。护士应协助做好生活护理，对长期卧床及水肿患者应保持皮肤清洁干燥，注意翻身和防止压疮。

（3）饮食：采取低脂、高蛋白和高维生素的易消化饮食，避免刺激性食物。少食多餐，每餐不宜过饱，以免增加心脏负担。对心功能不全者应予低盐饮食。耐心向患者讲解饮食治疗的重要性，以取得患者配合。另外，应戒除烟酒，保持大便通畅，勿用力。

2. 重点护理　如下所述：

（1）密切观察病情，对危重患者应监测血压、心率及心律。当出现高度房室传导阻滞时，应立即通知医师，并备好抢救用品、药物和尽快完成心脏起搏治疗前的准备，密切观察生命体征，防止猝死。

（2）呼吸困难者取半卧位，予以持续吸氧，氧流量视病情酌情调节。每 12～24h 应更换鼻导管或鼻塞。对心力衰竭者可做血气分析，了解治疗效果。

（3）对并发水肿和心力衰竭者应准确记录 24h 液体摄入量和出量，限制过多摄入液体，每天测量体重。在利尿治疗期间应观察患者有无乏力、四肢痉挛及脱水表现，定时复查血电解质浓度，警惕低钾血症，必要时补钾。对大量胸腔积液、腹腔积液者，应协助医师穿刺抽液，减轻压迫症状。

（4）呼吸道感染是心肌病患者心力衰竭加重的一重要诱因。护理中应注意预防呼吸道感染，尤其是季节更换和气温骤变时。对长期卧床者应定时翻身、拍背，促进排痰。此外，在心导管等有创检查前后应给予预防性抗生素治疗，预防感染性心内膜炎等。

（5）对心肌病患者，尤其是扩张型及限制型心肌病患者，应密切观察有无脑、肺和肾等内脏及周围动脉栓塞，必要时给予长期抗凝治疗。

（6）对并发心力衰竭患者的治疗和护理：值得提出的是，心脏病患者往往心肌病变广泛，对洋地黄耐受性低，易现毒性反应。因此给药需严格遵照医嘱，准确掌握剂量，密切注意洋地黄毒性反应，如恶心、呕吐和黄绿视及有无室性期前收缩和房室传导阻滞等心律失常。

3. 治疗过程中的应急护理措施　如下所述：

1）洋地黄中毒：该病易发生洋地黄中毒，其临床表现：①胃肠道反应：食欲下降、厌食、恶心、呕吐。②神经系统症状：视物模糊、黄视、绿视、乏力、头晕。③电解质紊乱：血钾降低。④心血管系统：加重心力衰竭、心律失常（双向性室性期前收缩、室性心动过速、房室传导阻滞、期前收缩甚至心房颤动）。

具体处理措施如下。

（1）立即停用洋地黄，补充钾盐，停用排钾利尿药，纠正心律失常。

（2）轻度中毒者，停用本品及利尿治疗，如有低钾血症而肾功能尚好，可给予钾盐。

（3）心律失常者可用：①氯化钾静脉滴注：对消除异位心律往往有效。②苯妥英钠：该药能与强心苷竞争性争夺 $Na^+ - K^+ - ATP$ 酶，因而有解毒效应。成人用 100～200mg 加注射用水 20ml 缓慢静注，如情况不紧急，亦可口服，每次 0.1mg，每日 3～4 次。③利多卡因：对消除室性心律失常有效，成人用 50～100mg 加入葡萄糖注射液中静脉注射。④心动过缓或完全房室传导阻滞有发生阿 - 斯综合征的可能时，可安置临时起搏器。⑤阿托品：对缓慢性心律失常可用。成人用 0.5～2.0mg 皮下或静脉注射。异丙肾上腺素，可以提高缓慢的心率。⑥依地酸钙钠：以其与钙螯合的作用，也可用于治疗洋地黄所致的心律失常。⑦对可能有生命危险的洋地黄中毒可经膜滤器静脉给予地高辛免疫 Fab 片段，每 40mg 地高辛免疫 Fab 片段，大约结合 0.6mg 地高辛或洋地黄毒苷。⑧注意肝功能不良时应减量。

2）动脉栓塞：该病易并发血栓形成和栓塞并发症，多数研究和观察发现，扩张型心肌病形成血栓的主要部位是左心室心尖部和两心耳，血栓脱落形成栓子，造成栓塞，栓塞并发症以肺、脑、脾和肾栓塞多见。其临床表现为：症状的轻重与病变进展的速度、侧支循环的多寡有密切关系。早期症状为间歇性跛行，远侧动脉搏动减弱或消失，后期可出现静息痛、皮肤温度明显减低、发绀，肢体远端坏疽和溃疡。急性动脉栓塞而又无侧支循环代偿者，病情进展快。表现为疼痛、苍白、厥冷、麻木、运动障碍和动脉搏动减弱和消失等急性动脉栓塞典型的症状。

（1）一般治疗：绝对卧床休息，取头高脚低位，使下肢低于心脏平面，同时密切观察患侧肢体皮肤颜色、皮肤温度、脉搏搏动的变化情况以及生命体征等。给予吸氧、解痉、镇痛，可采用氨茶碱、阿托品、吗啡、罂粟碱以解除支气管和血管痉挛及镇痛；如出现心力衰竭或休克者可酌情使用毛花苷 C、多巴胺、异丙肾上腺素及低分子右旋糖酐等。

（2）抗凝治疗：①肝素疗法。②维生素 K 拮抗剂，如醋硝香豆素（新抗凝片）或双香豆素。③溶栓治疗，除非有溶栓禁忌，应争取在短时间内应用溶栓治疗，如链激酶、尿激酶、重组组织纤维蛋白溶酶原。④外科手术治疗。

（七）健康教育

1. 疾病知识指导　症状轻者可参加轻体力工作，但要避免劳累。防寒保暖，预防感冒和上呼吸道感染。肥厚型心肌病者应避免情绪激动、持重、屏气及激烈运动如球类比赛等，减少晕厥和猝死的危险。有晕厥病史或猝死家族史者应避免独自外出活动，以免发作时无人在场而发生意外。

2. 饮食护理　采取高蛋白、高维生素、富含纤维素的清淡饮食，以促进心肌代谢，增强机体抵抗力。心力衰竭时低盐饮食，限制含钠量高的食物。

3. 出院指导　如下所述：

（1）充分休息，避免重体力劳动及疲劳过度，女性患者不宜妊娠。保持患者的身心健康。

（2）预防呼吸道感染，防止受凉，饭后漱口，保持口腔清洁。一旦感染，应及时使用抗生素治疗。

（3）保持心情愉快、稳定，避免紧张、兴奋、生气等情绪波动而加重病情。注意保持大便通畅，避免因大便用力而加重心脏负荷发生意外。

（4）坚持服用抗心力衰竭、抗心律失常的药物（如 β 受体阻断剂、钙通道阻滞剂等），以提高存活年限。说明药物的名称、剂量、用法，教会患者及家属观察药物疗效及不良反应。嘱患者定期门诊随访，症状加重时立即就诊，防止病情进展、恶化。

二、肥厚型心肌病

肥厚型心肌病是以左心室和（或）右心室肥厚为特征，常为不对称肥厚并累及室间隔。典型者左室容量正常或下降，常有收缩期压力阶差。有家族史者多为常染色体显性遗传，细肌丝收缩蛋白基因突变可致病。典型的形态学变化包括心肌细胞肥大和排列紊乱，周围区域疏松结缔组织增多。常发生心律失常和早发猝死。本病常为青年猝死的原因。

（一）临床表现

1. 症状　部分患者可无自觉症状，因猝死或在体检中被发现。

（1）劳力性呼吸困难：心悸、胸闷、心绞痛、运动耐受力降低，疲乏。

（2）频发一过性晕厥：于突然站立或运动后发生，片刻后可自行缓解。

（3）胸痛：劳累后发作，似心绞痛，含服硝酸甘油无效且可加重。可发生恶性心律失常，如室性心动过速和（或）心室颤动。

（4）猝死：心律失常，剧烈运动可发生猝死。

2. 体征　主要有收缩期杂音、特征性脉搏及心尖搏动。胸骨左缘下段心尖内侧可闻及粗糙的收缩中晚期喷射性杂音，可伴有震颤。凡增加心肌收缩力或减轻心脏负荷的措施，如异丙肾上腺素、硝酸甘油或体力运动可使杂音增强；凡降低心肌收缩力或增加心脏负荷的措施，如 β 受体阻断剂或下蹲位可使杂音减弱。特征性脉搏为急骤的水冲脉之后还有一缓慢的搏动，与心室射血的情况一致。心尖先有抬举性冲动，继之又有一次搏动，甚至还有左心房强力收缩引起的收缩前期搏动。

（二）辅助检查

主要为心肌肥厚的客观证据。

1. 胸部 X 线片　可无明显异常，如有心力衰竭心影可明显增大。

2. 心电图　最常见的表现为左心室肥大，胸前导联出现巨大的倒置 T 波。侧壁及下壁导联可出现深而窄的病理性 Q 波，而室内阻滞及期前收缩也较为常见。心尖肥厚型心肌病特征性心电图发生改变：①左室高电压伴左胸导联 ST 段压低。②胸前导联出现以 $V_4 \sim V_6$ 导联为中心的 T 波深倒。

3. 超声心动图　临床主要的诊断手段。特征性表现为室间隔的非对称性肥厚，舒张期室间隔与左室后壁的厚度比大于等于 1.3；可有间隔运动低下、舒张功能障碍等。伴流出道梗阻的患者可见 SAM 现象，即收缩期二尖瓣前叶前移。

4. 磁共振心肌显像　心室壁肥厚和室腔变窄，对特殊部位及对称性肥厚更具诊断价值。

5. 心导管检查和心血管造影　左心室舒张末期压上升，梗阻部位前后存在收缩期压差，心室造影可见香蕉状、犬舌状、纺锤状。冠脉造影室间隔肌肉肥厚明显时，可见心室腔呈狭长裂缝样改变。

6. 心内膜心肌活检　心肌细胞畸形肥大，排列紊乱。

7. 相关基因检测　已证实 7 个基因型、70 余种突变与肥厚型心肌病有关。AHA 指南推荐对肥厚型心肌病（HCM）患者本人及其一级亲属进行相关基因检测，协助不典型患者的诊断、鉴别诊断，并对高危患者发病风险有预测价值。

（三）治疗原则

尽可能逆转肥厚的心肌，改善左室舒张功能，防止心动过速及维持正常窦性心律，减轻左心室流出道梗阻，预防猝死提高生存率。

1. 一般治疗　避免剧烈运动、持重或屏气，以减少猝死的发生。

2. 药物治疗　主张应用 β 受体阻断剂及钙通道阻滞剂。应避免使用增强心肌收缩力、减少容量负荷的药物，如洋地黄、硝酸酯类制剂等。

3. 其他治疗　重症患者可植入双腔 DDD 型起搏器、消融或切除肥厚的室间隔心肌。

（四）护理评估

1. 病史评估　详细询问患者起病情况，了解有无感染、过度劳累、情绪激动等诱因；了解患者心律失常的类型，评估发生栓塞和猝死的风险；了解患者既往健康状况及家族遗传史，评估有无其他心血管疾病，如冠心病、风湿性心脏病等。

2. 身体状况　观察生命体征及意识状况，注意监测心律、心率、血压等变化。评估有无头晕、黑朦、心悸、胸痛、劳力性呼吸困难，了解肥厚梗阻情况，评估猝死的风险。

3. 心理-社会状况评估　了解患者有无情绪低落、烦躁、焦虑、恐惧、绝望等心理；患者反复发作心力衰竭，经常住院治疗，了解患者亲属的心理压力和经济负担。

（五）护理诊断

1. 气体交换受损　与心力衰竭有关。

2. 活动无耐力　与心力衰竭、心律失常有关。

3. 体液过多　与心力衰竭引起水钠潴留有关。

4. 舒适的改变（心绞痛）　与肥厚心肌耗氧量增加，而冠脉供血相对不足有关。

5. 焦虑　与慢性疾病，病情反复并逐渐加重，生活方式改变有关。

6. 潜在并发症　感染、栓塞、心律失常、猝死。

（六）护理措施

1. 休息与活动　如下所述：

（1）依据患者心功能评估其活动的耐受水平，并制定活动计划。

（2）无明显症状的早期患者，可从事轻体力工作，避免紧张劳累。

（3）心力衰竭患者经药物治疗症状缓解后可轻微活动。

（4）并发严重心力衰竭、心律失常及阵发性晕厥的患者应绝对卧床休息。

（5）长期卧床及水肿患者应注意皮肤护理，防止压疮形成。

2. 病情观察　如下所述：

（1）密切观察患者有无心慌、气促等症状。

（2）严密观察生命体征，特别是血压、心率及心律。

（3）心功能不全、水肿、使用利尿剂患者注意对出入量和电解质的观察。

（4）随时观察有无偏瘫、失语、血尿、胸痛、咯血等症状，防止动脉栓塞的发生。

（5）了解大便情况，保持大便通畅。

（6）备好抢救用物和药品，以及电复律等急救措施。

3. 吸氧护理　如下所述：

（1）呼吸困难者取半卧位，予以持续吸氧，氧流量视病情酌情调节。

（2）应每日清洁鼻腔和鼻导管，每日更换湿化液，每周更换鼻导管。

（3）注意观察用氧效果，必要时做血气分析。

4. 饮食　如下所述：

（1）采取低脂、高蛋白和高维生素的易消化饮食，忌刺激性食物。

（2）对心功能不全者应予低盐饮食，限制水分摄入。

（3）每餐不宜过饱。

（4）戒除烟酒。

（5）耐心向患者讲解饮食治疗的重要性，以取得患者配合。

5. 心理护理　如下所述：

（1）对患者多关心体贴，给予鼓励和安慰，帮助其消除悲观情绪，增强治疗信心。

（2）指导患者自我放松的方法。

（3）β受体阻断剂容易引起抑郁，应注意患者的心理状态。

（4）注意保持休息环境安静、整洁和舒适，避免不良刺激。

（5）对失眠者酌情给予镇静药物。

（6）鼓励患者家属和朋友给予患者关心和支持。

6. 并发症的处理及护理　如下所述：

1）感染

（1）临床表现：①肺部感染：发热、咳嗽、咳痰。②感染性心内膜炎：发热、心脏杂音、动脉栓塞、脾大、贫血，周围体征［瘀点、指（趾）甲下线状出血、Roth 斑、Osler 结节、Janeways 结节］。

（2）处理方法：①静脉滴注抗生素。②肺部感染应定时翻身、扣背，促进排痰。③感染性心内膜炎宜及时手术治疗。

2）栓塞

（1）临床表现：①脑栓塞：偏瘫、失语。②肺栓塞：胸痛、咯血。③肾栓塞：腰痛、血尿。④下肢动脉栓塞：足背动脉搏动减弱或消失。

（2）处理方法：①遵医嘱给予抗凝治疗。②指导患者正确服药。③观察疗效和不良反应。

3）心律失常

（1）临床表现：患者诉心悸不适，乏力、头昏。心电图示：室性期前收缩、房室传导阻滞、心动过缓等。

（2）处理方法：①洋地黄中毒者，及时停用。②用β受体阻滞剂和钙通道阻滞剂时，有心动过缓，减量或停用。③高度房室传导阻滞时，安置心脏起搏器。

4）猝死

（1）临床表现：突然站立或劳累后晕厥。

（2）处理方法：①猝死发生时行心肺复苏等抢救措施。②发生心室颤动，立即电除颤。③快速性室上性心动过速必要时电转复律。

（七）健康教育

1. 饮食　宜低盐、高蛋白、高维生素、含粗纤维多的食物；避免高热量和刺激性食物，忌烟酒，不宜过饱。

2. 活动　根据心功能情况，适当活动。避免劳累、剧烈活动、情绪激动、突然用力或提取重物，有晕厥史者避免独自外出活动。

3. 防感染　保持室内空气流通、防寒保暖，预防感冒。

4. 复查　坚持药物治疗，定期复查，以便随时调整药物剂量。有病情变化，症状加重时立即就医。

三、心肌炎

心肌炎是指心肌中有局限性或弥漫性的急性、亚急性或慢性炎性病变。炎症可累及心肌细胞、间质细胞、血管成分、心脏起搏与传导系统和（或）心包。近年来，由于对心肌炎的病原学的进一步了解和诊断方法的改进，心肌炎已成为常见的心脏病之一，日益受到重视。其病因现在多数认为是病毒感染所致。

（一）病毒性心肌炎

病毒性心肌炎是指嗜心肌病毒感染引起的以心肌非特异性间质性炎症为主要病变的心肌炎。41%～88%患者有前驱病毒感染史，大多数患者治疗后可痊愈，极少数患者死于急性期恶性心律失常；部分患者进入慢性期，发展至扩张型心肌病。一般急性期6个月，恢复期6个月～1年，1年以上为慢性期。

1. 临床表现　患者常先有发热、全身酸痛、咽痛、倦怠、恶心、呕吐、腹泻等症状，然后出现心悸、胸闷、胸痛或心前区隐痛、头晕、呼吸困难、水肿，甚至 Adams－Stokes 综合征；极少数患者出现心力衰竭或心源性休克。

体格检查可发现以下情况。

（1）与发热不平行的心动过速或心率异常缓慢。

（2）心脏正常或轻度扩大，显著的心脏扩大提示心肌损害严重。

（3）第一心音减弱或分裂，心音可呈胎心律样；若同时有心包受累，则可闻及心包摩擦音；心尖区可闻及第三心音及收缩期（一般不超过三级）或舒张期杂音，系由心脏扩大致二尖瓣关闭不全或相对狭窄所致，心肌炎好转后杂音可消失。

（4）可发现各种心律失常。

（5）重症心肌炎者可出现左心或左、右心同时衰竭的体征，如肺部啰音、颈静脉怒张、肝大、下肢水肿等，病情严重者可出现心源性休克。

2. 辅助检查　主要依据病毒前驱感染史、心脏受累症状、心肌损伤表现及病原学检查结果等综合分析。

（1）血液生化检查：血沉大多正常，亦可稍增快，C 反应蛋白大多正常。急性期或心肌炎活动期心肌肌酸激酶（CK－MB）、肌钙蛋白 T、肌钙蛋白 I 增高。

（2）病原学检查：血清柯萨奇病毒 IgM 抗体滴度明显增高，外周血肠道病毒核酸阳性或肝炎病毒血清学检查阳性，心内膜心肌活检有助于病原学诊断。

（3）X 线检查：可见心影扩大或正常。

（4）心电图：常见 ST－T 改变和各型心律失常，特别是室性心律失常和房室传导阻滞等。严重心肌损害时可出现病理性 Q 波。

3. 治疗原则　如下所述：

（1）卧床休息：无心脏形态功能改变者休息至体温下降后3～4周，3个月不参加体力活动；重症伴有心脏扩大患者休息6个月～1年，直到临床症状完全消失。

（2）保护心肌疗法：进食富含维生素及蛋白质食物，或可应用维生素 C、辅酶 Q10 及曲美他嗪等药物。

（3）抗心力衰竭治疗：包括利尿剂、洋地黄、血管扩张剂、ACEI 类药物等。

（4）抗心律失常治疗：必要时安装临时性或永久心脏起搏器。

（5）不主张早期应用糖皮质激素：有严重心律失常、难治性心力衰竭、重症或考虑存在免疫介导心肌损害患者可慎重使用。

（6）非常规辅助治疗：包括中医中药或干扰素，有一定抗病毒、调节免疫力作用。

4. 护理评估　如下所述：

（1）病史评估：详细询问患者起病情况，了解有无感冒、病毒感染等病史；了解患者有无心律失常及类型；了解患者既往健康情况。

（2）身体情况：观察生命体征及中毒情况，注意监测心律、心率、血压等变化。心脏扩大：听诊时心音低钝，心尖部第一心音减弱，或呈胎音样，心率快时呈奔马律。

（3）心理－社会状况评估：心理状态随病情的轻重及不同时期、不同年龄、不同文化背景而有所不同。了解患者有无焦虑、孤独心理；家庭、学校、朋友、同学的关心有积极的促进康复作用。

5. 护理诊断　如下所述：

（1）活动无耐力：与心肌炎性病变、虚弱、疲劳有关。

（2）潜在并发症：心律失常、心力衰竭。

（3）知识缺乏：与未接受疾病相关教育有关。

（4）焦虑：与患者对疾病症状持续存在，对预后不了解有关。

6. 护理措施　如下所述：

1）休息与活动：心肌炎急性期、有并发症者需卧床休息。病情稳定后根据患者情况，与患者共同制定每日休息与活动计划，并实施计划。活动期间密切观察心率、心律的变化，倾听患者主诉，随时调整活动量。心肌炎患者一般需卧床休息至体温下降后 3～4 周，有心力衰竭或心脏扩大的患者应休息半年至 1 年，或至心脏大小恢复正常，血沉正常之后。如无症状，可逐步恢复正常工作与学习，应注意避免劳累。

2）心理护理：倾听患者的主诉，理解患者的感受，耐心解答患者的疑问，通过解释与鼓励，消除患者的心理紧张和焦虑，使其积极配合治疗。协助患者寻求合适的支持系统，鼓励家人或同事给予患者关心，以降低紧张心理。

3）并发症的处理与护理：心肌炎的并发症包括心律失常、心力衰竭甚至心源性休克，应及时处理。

（1）心律失常：严密观察，及早发现及时处理。若发生多源性、频繁性或形成联律的室性期前收缩时，应遵医嘱用利多卡因、胺碘酮等药物治疗，必要时进行电复律；对于房性或交界性期前收缩可根据患者情况选用地高辛或普萘洛尔等 β 受体阻断剂治疗。阵发性室上性心动过速可按压颈动脉窦、刺激咽部引起恶心等刺激迷走神经，也可给予快速洋地黄制剂或普罗帕酮治疗。在整个治疗过程中，应注意观察药物治疗的效果与不良反应，密切观察血压、心率和心电图的变化，询问患者有无不适主诉，根据患者情况，及时调整药物剂量和种类。

（2）心力衰竭：一旦确诊心力衰竭，应及时给予强心、利尿、镇静、扩血管和吸氧等治疗。

强心治疗：心肌炎时，心肌对洋地黄敏感性增高，耐受性差，易发生中毒，宜选用收效迅速及排泄快的制剂如毛花苷 C 或地高辛，且予小剂量（常用量的 1/2～2/3）。用药过程中应密切观察尿量，同时进行心电监护，观察心率、心律的变化，进行心脏听诊，观察心音的变化，在急性心力衰竭控制后数日即可停药。

利尿治疗：选用高效利尿剂，以减少血容量，缓解肺循环的淤血症状，同时注意补钾，预防电解质紊乱。

镇静治疗：若烦躁不安，予吗啡等镇静剂，在镇静作用的同时也扩张周围血管，减轻心脏负荷，使呼吸减慢，改善通气功能和降低耗氧量。老年、神志不清、休克和呼吸抑制者慎用吗啡，可选用哌替啶。

血管扩张剂：给予血管扩张剂降低心室前负荷和（或）后负荷，改善心脏功能。常用制剂有硝普钠、硝酸甘油等，可单用也可与多巴胺或多巴酚丁胺等正性肌力药合用。

给氧：给予高流量鼻导管给氧（6～8L/min），病情特别严重者应给予面罩用麻醉机加压给氧，使肺泡内压在吸气时增加，增强气体交换同时对抗组织液向肺泡内渗透。在吸氧的同时也可使用抗泡沫剂使肺泡内的泡沫消失，鼻导管给氧时可用 20%～30% 的乙醇湿化，以降低泡沫的表面张力使泡沫破裂，增加气体交换面积，促进通气改善缺氧。给氧过程中应进行氧饱和度的监测，并注意观察患者的生命体征，若出现呼吸困难缓解、心率下降、发绀减轻，表示纠正缺氧有效。

（3）心源性休克：心源性休克是心功能极度减退，心室充盈或射血功能障碍，造成心排血量锐减，使各重要器官和周围组织灌注不足而发生的一系列代谢与功能障碍综合征。若患者出现血压下降、手足发冷等微循环障碍的早期表现，应及时处理。一旦确诊，立即给予镇痛、吸氧、纠正心律失常和酸碱平衡失调等抗休克治疗，每15min测量一次心率、血压和呼吸，观察意识状况、血氧饱和度以及血气分析的变化，同时给氧可增加心肌供氧量，以最大限度增加心排血量。若患者呼吸困难，低氧血症和严重肺水肿需使用机械通气。若患者疼痛或焦虑不安，给予镇静治疗。密切观察出入液量，注意补液量，不增加心脏负荷。出现肺水肿时应及时给予利尿剂，同时经静脉选择输注多巴酚丁胺或多巴胺等以增加心肌收缩力，也可酌情用血管扩张剂（硝普钠或硝酸甘油）以减轻左心室负荷。密切观察心电图的变化，发现异常及时处理。

7. 健康教育　针对患者的顾虑和需求制定健康教育计划，进行疾病过程、治疗、康复和用药指导，并提供适合患者所需的学习资料，督促患者遵照医嘱，合理用药。此外，与患者共同讨论心肌炎的危险因素，使其理解控制疾病、定期复查、预防复发的重要性，告知患者出现心悸、气促症状加重时及时就医。健康教育的重点在于防治诱因，防止病毒侵犯机体，病毒感染往往与细菌感染同时存在或相继发生，且细菌感染常可使病毒活跃，机体抵抗力降低，心脏损害加重。一旦发现病毒感染后要注意充分休息，避免过度疲劳，注意测量体温、脉搏、呼吸等生命体征，如出现脉搏微弱、血压下降、烦躁不安、面色灰白等症状时，应立即就医。

（二）风湿性心肌炎

风湿性心肌炎是急性风湿热的最重要表现（占 60%～80%），可累及心内膜、心肌、心外膜及心包，甚至出现全心炎，同时可伴有急性风湿热心脏外表现。该病发病存在地域差异，发病率与该地区生活水平、居住条件及医疗卫生条件有关。

1. 临床表现　如下所述：

（1）心悸、乏力、气短及心前区不适等，重症者可有心力衰竭。

（2）体征：与体温不相称的心动过速、S_3 奔马律、瓣膜区杂音及心律失常。

（3）心脏外表现：发热、游走性关节炎、舞蹈病、皮肤病变等系统损害。

2. 辅助检查　如下所述：

（1）心电图、超声心动图及心肌损伤标志物检查。

（2）如并发风湿性瓣膜病，超声心动图常见瓣膜瓣叶轻度增厚、脱垂。

（3）心脏反应性抗体阳性，抗心肌抗体吸附试验具有一定诊断价值。

（4）其他风湿热相关检查：ASO 阳性，ESR、CRP、C3 升高等。

3. 治疗原则　如下所述：

（1）一般治疗：卧床休息，避免剧烈体育活动。

（2）控制链球菌感染：首选青霉素，每日 80 万～120 万 U 肌内注射，疗程 2～3 周。

（3）抗风湿治疗：轻症者可选用水杨酸制剂，重症者应用糖皮质激素。

（4）抗心力衰竭及抗心律失常治疗：可参见病毒性心肌炎相关内容。

（苏　娥）

第四节　心包疾病

一、急性心包炎

（一）概述

急性心包炎是由于心包脏层和壁层发生急性炎症所引起的以胸痛、心包摩擦音和一系列心电图改变为特征的综合征，可同时并发心肌炎和心内膜炎，也可作为唯一的心脏病损而出现。其病因很多，大多继发于全身性疾病，临床上以非特异性、结核性、化脓性和风湿性心包炎较为常见，近年来，病毒感染、肿瘤及心肌梗死性心包炎发病率明显增多。

急性心包炎的病理可分为纤维蛋白性和渗出性两种。

1. 纤维蛋白性　为急性心包炎的初级阶段，心包的脏层和壁层出现纤维蛋白，白细胞及少量内皮细胞组成的炎性渗出物，使心包壁呈绒毛状，不光滑。由于此期尚无明显液体积聚，心包的收缩和舒张功能不受限。

2. 渗出性　随着病情发展，心包腔渗出液增多，主要为浆液性纤维蛋白渗液。渗出液可呈血性、脓性。量为 100～300ml 不等。积液一般数周至数月内吸收，可伴有壁层和脏层的粘连、增厚和缩窄。当短时间渗出液量增多，心包腔内压力迅速上升，限制心脏舒张期的血液充盈和收缩期的心排血量，超出心代偿能力时，可出现心脏压塞，发生休克。

（二）临床表现

1. 纤维蛋白性心包炎阶段　如下所述：

（1）症状：可由原发疾病引起，如结核可有午后潮热、盗汗。化脓性心包炎可有寒战、高热、大汗等。心包本身炎症，可见胸骨后疼痛、呼吸困难、咳嗽、声音嘶哑、吞咽困难等。由于炎症波及第5或第6肋间水平以下的心包壁层，此阶段心前区疼痛为最主要症状。急性非特异性心包炎及感染性心包炎等疼痛症状较明显，而缓慢发展的结核性或肿瘤性心包炎疼痛症状较轻。疼痛可为钝痛或尖锐痛，向颈部、斜方肌区（特别是左侧）、臂、左肩部放射，疼痛程度轻重不等，通常在变换体位、咳嗽和深呼吸时加重；坐起和前倾位缓解。冠脉缺血疼痛则不随胸部活动或卧位而加重，二者可鉴别。

（2）体征：心包摩擦音是纤维蛋白性心包炎的典型体征。由粗糙的壁层和脏层在心脏活动时相互摩擦而产生，呈抓刮样，与心音发生无相关性。典型的心包摩擦音以胸骨左缘第3、4肋间最清晰，是由心房收缩期、心室收缩期、心室舒张期三个成分构成，但多数只能听到后两个成分，呈双相性。坐位时前倾和深吸气时听诊器加压更易听到。心包摩擦音可持续数小时到数天。当心包积液量增多将两层包膜分开时，摩擦音消失，如有粘连仍可闻及。

2. 渗出性心包炎　如下所述：

1）症状：呼吸困难是心包积液时最突出的症状，与支气管、肺受压及肺淤血有关。呼吸困难严重时，患者呈端坐呼吸，身体前倾、呼吸浅快、可有面色苍白、发绀等。急性心脏压塞时，出现烦躁不安、上腹部胀痛、水肿、头晕甚至休克。也可出现压迫症状：压迫气管引起激惹性咳嗽；压迫食管引起吞咽困难；压迫喉返神经导致声音嘶哑。

2）体征

（1）心包积液体征：①心界向两侧增大，相对浊音界消失，患者由坐位变卧位时第2、3肋间心浊音界增宽。②心尖搏动弱，位于心浊音界左缘内侧处或不能扪及。③心音遥远、心率增快。④Ewart征：大量心包积液压迫左侧肺部，在左肩胛骨下区可出现浊音及支气管呼吸音。

（2）心包叩击音：少数患者在胸骨左缘第3、4肋间可闻及声音响亮呈拍击样的心包叩击音，因心脏舒张受到心包积液的限制，血流突然终止，形成漩涡和冲击心室壁产生震动所致。

（3）心脏压塞体征：当心包积液聚集较慢时，可出现亚急性或慢性心脏压塞，表现为体循环静脉淤血、奇脉等；快速的心包积液（仅100ml）即可引起急性心脏压塞，表现为急性循环衰竭、休克等。其征象有：①体循环静脉淤血表现：颈静脉怒张，吸气时明显，静脉压升高、肝大伴压痛、腹腔积液、皮下水肿等。②心排血量下降引起收缩压降低、脉压变小、脉搏细弱，重者心排血量降低发生休克。③奇脉：指大量心包积液患者触诊时桡动脉呈吸气性显著减弱或消失，呼气时声音复原的现象。

（三）辅助检查

1. 实验室检查　原发病为感染性疾病可出现白细胞计数增加、血沉增快及C反应蛋白浓度增加。

2. X线检查　渗出性心包炎心包积液量大于300ml时，心脏阴影向两侧扩大，上腔静脉影增宽及心膈角呈锐角，心缘的正常轮廓消失，呈水滴状或烧瓶状，心脏随体位而移动。心脏搏动减弱或消失。

3. 心电图检查 其改变取决于心包脏层下心肌受累的范围和程度。①常规 12 导联（aVR 导联除外）有 ST 段弓背向下型抬高及 T 波增高，一天至数天后回到等电线。②T 波低平、倒置，可持续数周至数月或长期存在。③可有低电压，大量积液见电交替。④可出现心律失常，以窦性心动过速多见，部分发生房性心律失常，还可有不同程度的房室传导阻滞。

4. 超声心动图检查 对诊断心包积液和观察心包积液量的变化有重要意义。M 型或二维超声心动图均可见液性暗区可确诊。

5. 心包穿刺 对心包炎性质的鉴别、解除心脏压塞及治疗心包炎均有重要价值。①心包积液测定腺苷脱氨酶（ADA）活性，大于等于 30U/L 对结核性心包炎的诊断有高度的特异性。②抽取定量的积液可解除心脏压塞症状。③心包腔内注入抗生素或化疗药物可治疗感染性或肿瘤性心包炎。

6. 心包活检 可明确病因。

（四）治疗原则

急性心包炎的治疗与预后取决于病因，因此诊治的开始应着眼于筛选能影响处理的特异性病因，检测心包积液和其他超声心动图异常，并给予对症治疗。胸痛可以服用布洛芬 600～800mg，每天 3 次，疼痛消失可以停用，如果对非甾体抗炎药物不敏感，可能需要给予糖皮质激素治疗，泼尼松 60mg 口服 1d 1 次，1 周内逐渐减量至停服，也可以辅助性麻醉类镇痛剂。急性非特异性心包炎和心脏损伤后综合征患者可有心包炎症反复发作成为复发性心包炎，可以给予秋水仙碱 0.5～1.0mg，1d 1 次，至少 1 年，缓慢减量停药。如果是心包积液影响了血流动力学稳定，可以行心包穿刺，病因明确后应该针对病因进行治疗。

（五）护理评估

1. 健康史 评估患者有无结核病史和近期有无纵隔、肺部或全身其他部位的感染史；有无风湿性疾病、心肾疾病及肿瘤、外伤、过敏、放射性损伤的病史。

2. 身体状况 如下所述：

（1）全身症状：多由原发疾病或心包炎症本身引起，感染性心包炎常有畏寒、发热、肌肉酸痛、大汗等全身感染症状，结核性心包炎还有午后低热、盗汗、乏力等。

（2）心前区疼痛：为最初出现的症状，是纤维蛋白性心包炎的重要表现，多见于急性非特异性心包炎和感染性心包炎（不包括结核性心包炎）。部位常在心前区或胸骨后，呈锐痛或刺痛，可放射至颈部、左肩、左臂、左肩胛区，也可达上腹部，于体位改变、深呼吸、咳嗽、吞咽、左侧卧位时明显。

（3）呼吸困难：是渗出性心包炎最突出的症状。心脏压塞时，可有端坐呼吸、呼吸浅快、身体前倾和口唇发绀等。

（4）心包摩擦音：是心包炎特征性体征，在胸骨左缘第 3～4 肋间听诊最清楚，呈抓刮样粗糙音，与心音的发生无相关性。部分患者可在胸壁触到心包摩擦感。

（5）心包积液征及心脏压塞征：心浊音界向两侧扩大，并随体位改变而变化，心尖搏动弱而弥散或消失，心率快，心音低而遥远。颈静脉怒张、肝大、腹腔积液、下肢水肿。血压下降、脉压变小、奇脉，甚至出现休克征象。

（6）其他：气管、喉返神经、食管等受压，可出现刺激性咳嗽、声音嘶哑、吞咽困难等。

3. 心理状况 患者常因住院影响工作和生活，因心前区疼痛、呼吸困难而紧张、烦躁，急性心脏压塞时可出现晕厥，患者更感到恐慌不安。

（六）护理诊断

1. 疼痛（心前区疼痛） 与心包纤维蛋白性炎症有关。

2. 气体交换受损 与肺瘀血及肺组织受压有关。

3. 心搏血量减少 与大量心包积液妨碍心室舒张充盈有关。

4. 体温过高 与感染有关。

5. 焦虑 与住院影响工作、生活质量及病情重有关。

（七）护理措施

1. 一般护理 如下所述：

（1）卧床休息，取半卧位。给予持续低流量氧气吸入。

（2）胸痛明显者可遵医嘱给予镇痛药、镇静剂。

（3）采取高热量、高蛋白、高维生素易消化饮食，水肿者应限制钠盐摄入。保持大便通畅。

（4）护士应积极与患者交谈接触、宽慰，给予生活上的帮助，使患者有安全感，有利于配合治疗。

2. 重点护理 如下所述：

1）病情观察

（1）观察生命体征的变化，有无呼吸困难及呼吸频率、呼吸节律的改变。

（2）心前区疼痛的性质、程度及有无放射，是否随呼吸或咳嗽而加重。

（3）有无心脏压塞的征象。

（4）观察应用药物的反应及不良反应。

2）症状护理

（1）定时测量体温：密切观察体温变化，及时做好降温护理，保持衣服干燥，并做好记录。

（2）一旦发现患者出现心包积液引起心脏压塞征象时，立即通知医师并协助抢救。做好心包穿刺术准备并做好患者的解释工作，协助医师进行心包穿刺并做好术后护理。

（3）呼吸困难者给予半卧位或前倾卧位，以及氧气吸入。

（4）手术治疗：护士应积极做好患者术前的准备工作及术前指导工作。

3）并发水肿时的护理

（1）遵医嘱予利尿剂、强心药等治疗，并观察疗效，准确记录24h出入量。

（2）指导患者饮食，以低钠食物为主。

（3）抬高水肿的下肢，穿宽松的衣服，保持床单位的整洁。

（4）病情允许，适当进行活动，经常变换体位。

3. 治疗过程中的应急护理措施 心律失常是心包疾病的常见并发症之一，其产生与交感神经兴奋、心房扩大、心外膜炎症、心肌缺血以及机械性压迫等有关。其应急措施及护理参见心律失常相关内容。

（八）健康教育

1. 疾病知识指导 帮助患者及时了解相关知识，缓解心理压力，消除焦虑，保持情绪稳定，可减轻心脏负担，促进恢复。

2. 饮食指导 心包炎患者的机体抵抗力减弱，应注意充分休息，加强营养。

（1）给予高热量饮食：高热量饮食是在平常饮食基础上，另外供给高糖类食品以增加热量。一般在三餐基本饭食以外，可在上、下午或晚间各加点心1次。有条件的可采用牛乳、豆浆、藕粉等甜食，另加蛋糕、面包、饼干之类。

（2）给予高蛋白饮食：富含蛋白质的食物可分为豆类、山产类、动物内脏、肉类、家禽类、水产类、蛋类等。

（3）给予易消化的饮食：易消化的食物有青菜、豆腐、绿豆粥、鲜奶，各类蛋、鱼、瓜类，如冬瓜、丝瓜、苦瓜、水瓜、黄瓜，还有西红柿、白菜等。助消化的食物肯定易消化，如山楂、萝卜等。

3. 出院指导 继续进行药物治疗，教会患者如何正确服药及观察疗效、不良反应。告知患者大多数心包炎可以治愈。结核性心包炎病程较长，鼓励患者坚持治疗；而急性非特异性心包炎则易复发，部分患者可演变为慢性缩窄性心包炎，因此应加强日常生活的护理，定期复查。

二、缩窄性心包炎

缩窄性心包炎是指心脏被致密厚实的纤维化心包所包围，使之在心脏舒张时不能充分扩展，致使心室舒张期充盈受限产生一系列循环障碍的病症。其病因多继发于急性心包炎，在我国仍以结核性为最常见。

（一）临床表现

1. 症状　起病常隐袭。心包缩窄的表现出现于急性心包炎后数月至数十年，一般为 2 ~ 4 年。在缩窄发展的早期，体征常比症状显著，即使在后期，已有明显的循环功能不全的患者亦可能仅有轻微的症状。常见症状有呼吸困难、疲乏、食欲不振、上腹胀痛或疼痛；呼吸困难为劳力性，主要与心搏量降低有关。

2. 体征　心脏体检可见：心尖搏动不明显，心浊音界不增大，心音减低，部分患者在胸骨左缘第 3 ~ 4 肋间可听到一个在第二心音后 0.1s 左右的舒张早期额外音（心包叩击音），系舒张期充盈血流因心包的缩窄而突然受阻并引起心室壁的振动所致；心律一般为窦性，有时可有房颤；脉搏细弱无力，动脉收缩压降低，脉压变小。心脏受压表现：颈静脉怒张、肝大、腹腔积液、下肢水肿、心率增快，可见 Kussmaul 征；患者腹腔积液常较皮下水肿出现得早且明显增多，这与一般心力衰竭中所见相反。

（二）辅助检查

1. 实验室检查　可有轻度贫血，肝淤血有肝功能损害，血浆精蛋白生成减少，肾淤血可有蛋白尿、一过性尿素氮升高。

2. X 线检查　心搏减弱或消失，可出现心影增大，呈三角形，左、右心缘变直，主动脉弓小或难以辨认；上腔静脉扩张；心包钙化等征象。

3. 心电图检查　常提示心肌受累的范围和程度。主要表现为 QRS 波群低电压和 T 波倒置或低平；T 波倒置越深，提示心肌损害越重。

4. 超声心动图检查　可见心包增厚、钙化、室壁活动减弱等表现。

5. CT 及 MRI 检查　是识别心包增厚和钙化可靠与敏感的方法，若见心室呈狭窄的管状畸形、心房增大和下腔静脉扩张，可提示心包缩窄。

6. 右心导管检查　可见肺毛细血管压力、肺动脉舒张压力、右心室舒张末期压力及右心房压力均增高（大于 250mmHg（33.25kPa））等特征性表现。右心房压力曲线呈 M 或 W 形，右心室压力曲线呈收缩压轻度升高、舒张早期下陷和舒张后期的高原波形曲线。

（三）治疗原则

1. 治疗原则　如下所述：

（1）一旦确诊，应尽早争取外科心包切除。

（2）内科治疗主要是支持疗法和利尿治疗。

2. 用药原则　如下所述：

（1）尽早争取外科手术治疗。

（2）已知或疑为结核性缩窄性心包炎，术前应抗结核治疗 1 ~ 4 周，如诊断肯定，在心包切除术后应继续服药 12 个月。

（3）有人认为术前应用洋地黄可减少心律失常和心力衰竭，降低死亡率。

（4）对不能手术治疗者，主要是利尿和支持治疗，必要时抽除胸腔积液、腹腔积液。

（四）护理评估

1. 健康史　评估急性心包炎病史和治疗情况。

2. 身体状况　起病缓慢，一般在急性心包炎后 2 ~ 8 个月逐渐出现明显的心脏压塞（体循环瘀血和心排血量不足）征象。主要表现为不同程度的呼吸困难、头晕、乏力、衰弱、心悸、胸闷、咳嗽、腹胀、食欲下降、肝区疼痛等；体征主要有颈静脉怒张、肝大、腹腔积液、下肢水肿等；心脏听诊有心音低钝，心包叩击音及期前收缩、心房颤动等心律失常；晚期可有收缩压下降，脉压变小等。

3. 心理状况　患者因病程漫长、生活不能自理或需要做心包切开术等而焦虑不安。

（五）护理诊断

1. 活动无耐力 与心排血量不足有关。

2. 体液过多 与循环淤血有关。

（六）护理措施

1. 一般护理 如下所述：

（1）卧床休息，取半卧位。给予持续低流量氧气吸入。

（2）胸痛明显者可遵医嘱给予镇痛药、镇静剂。

（3）采取高热量、高蛋白、高维生素易消化饮食，水肿者应限制钠盐摄入。保持大便通畅。

（4）护士应积极与患者交谈接触，劝慰，给予生活上的帮助，耐心讲解治疗的重要性使患者有安全感，有利于配合治疗。

2. 重点护理 如下所述：

1）病情观察

（1）观察患者有无呼吸困难、腹胀、乏力、肝区疼痛等症状。

（2）密切观察生命体征变化，注意脉压大小，准确记录出入量。

（3）有无心脏压塞的征象。

（4）观察应用药物的反应。

2）症状护理

（1）定时测量体温：密切观察体温变化，及时做好降温护理，更换患者衣裤，并做好记录。

（2）一旦发现患者出现心包积液引起心脏压塞征象，立即通知医师并协助抢救。做好心包穿刺术前准备及患者的解释工作，协助医师进行心包穿刺并做好术后护理。

（3）呼吸困难者取半卧位或前倾卧位，给予氧气吸入。

（4）手术治疗：护士应积极做好患者术前的准备工作及术前指导工作。

3）并发水肿时的护理

（1）遵医嘱予利尿剂、强心药等治疗，并观察疗效，准确记录24h出入量。

（2）指导患者饮食，以低钠饮食为主。

（3）抬高水肿的下肢，穿宽松的衣服，保持床单位的整洁。

（4）病情允许时适当进行活动，经常变换体位。

3. 治疗过程中的应急护理措施 如下所述：

1）心律失常：与交感神经兴奋、心房扩大、心外膜炎症、心肌缺血以及机械性压迫等有关。多为房性心律失常、窦性心动过速、室性期前收缩，也可并发束支传导阻滞等。其应急护理措施参见心律失常相关内容。

2）心肌缺血：心包炎可并发心肌缺血，这是因为：①冠状动脉痉挛：可能与心包炎症刺激心外膜冠状动脉及心包积液时心包腔内具有扩张血管作用的前列环素的浓度降低有关。②增厚、钙化的心包膜压迫冠状动脉。③心脏压塞时冠状动脉血流减少。④药物对心肌的毒性作用等。

具体处理措施如下。

（1）卧床休息，情绪上要注意不要大喜大悲，保持睡眠充足。养成良好生活习惯，定时排便，不能过度劳累。

（2）预防性应用药物：冠心病一级预防的ABCDE。A：阿司匹林；B：β受体阻断药；C：钙离子拮抗药；D：他汀类调血脂药；E：血管紧张素转换酶抑制剂。

（3）饮食护理：注意低盐、低脂、清淡饮食，多吃红薯、西红柿、胡萝卜等蔬菜，这些都是能提高患者身体抵抗能力的食物。喝些绿茶，茶叶中含有少量的茶碱，有一定的利尿作用，对患者心肌缺血的治疗有一定的帮助，茶叶中还有维生素C，有防治动脉硬化的作用，但不宜过浓。每天坚持吃些黑木耳，能有助于降低血黏度，改善心肌缺血。

（4）适度运动，促进心肌侧支循环的建立。

3）心房内血栓形成：慢性缩窄性心包炎时，由于心房显著扩大、心室充盈受限，心房血流缓慢，加上易并发房颤导致血液在心房内淤积，容易形成血栓并发症，血栓可达到几乎填满整个心房的程度。患者可表现为肺循环或体循环栓塞的症状，可反复多次发作。

（1）密切观察患者有无咳嗽、胸闷、胸痛、呼吸困难等，注意心率、脉搏、心电图等的改变，口唇有无发绀等。

（2）注意休息，保持情绪安静。进食清淡、易消化、营养丰富的饮食。

（3）遵医嘱应用抗凝药物。

（4）必要时手术治疗。

4）蛋白丢失性肠病：慢性缩窄性心包炎时体循环静脉压升高，肠黏膜淋巴管因回流受阻而扩张，淋巴液渗漏于肠腔内，淋巴液中的蛋白质或乳糜微粒丢失即造成大量蛋白质的丢失。患者表现为重度水肿，有腹胀、腹泻等胃肠道症状以及全身乏力、贫血、抽搐等表现。

（1）给予高蛋白高热量饮食，对于高度水肿者给予限盐饮食；对于淋巴管阻塞性疾病患者，给予低脂或中链三酰甘油饮食治疗，以降低肠道淋巴管的负荷。

（2）可联合应用保钾利尿药与排钾利尿药，如螺内酯和噻嗪类药物，以减轻水肿。

（3）纠正低蛋白血症：静脉滴注血清蛋白可快速纠正低蛋白，但不能仅依靠清蛋白，应同时进行病因治疗和饮食调节来提高血浆蛋白质浓度。

（4）有感染者应用抗生素，维生素缺乏者补充维生素族，有抽搐应补充钙、镁等。

（七）健康教育

缩窄性心包炎患者应充分休息，加强营养，注意防寒保暖，防止呼吸道感染。指出应尽早接受手术治疗，以获得持久的血流动力学恢复和临床症状明显改善。结核病者术后继续服药治疗一年，按医嘱准确服药。

（苏　娥）

第八章

呼吸科疾病的护理

第一节 肺炎

一、病因

包括多种致病原，病原谱因不同地区、时间和临床具体情况而异。

（一）CAP

1. CAP 的病原体以细菌性为最多见　Batlett 等报道肺炎链球菌占 20%~60%，流感嗜血杆菌占 3%~10%，金葡菌占 3%~5%，革兰阴性杆菌占 3%~10%，其他细菌占 3%~5%，军团菌属占 2%~8%，肺炎支原体占 1%~5%，肺炎衣原体占 4%~6%，呼吸道病毒占 2%~15%。近年我国曾进行 CAP 的病因学调查，如"中国城市成人社区获得性肺炎病原谱及预后流行病学调查"，肺炎链球菌占 27.5%，流感嗜血杆菌占 22.9%，副流感嗜血杆菌占 14.1%，肺炎克雷白杆菌占 10.4%，金葡菌占 5.2%，铜绿假单胞菌占 4.6%，卡他莫拉菌占 3.4%，血清学检查肺炎支原体阳性率为 38.9%，肺炎衣原体占 11.3%，嗜肺军团菌占 4%，细菌性和非典型病原体（肺炎支原体、肺炎衣原体）混合感染发生率高，分别达 30.7% 和 32.2%。

2. CAP 病原体受病情严重度及机体因素影响　如青壮年病情较轻、无基础疾病者常见肺炎链球菌、流感嗜血杆菌、肺炎支原体、肺炎衣原体和呼吸道病毒等；60 岁以上、病情较重、有基础疾病及住院治疗者，除上述病原体外，尚有革兰阴性杆菌、军团菌属、金葡菌和厌氧菌感染，且混合感染发生率亦较高。慢性阻塞性肺病（COPD）和吸烟者常见致病菌为肺炎链球菌、流感嗜血杆菌、嗜肺军团菌。老年护理院居民肺炎的常见致病菌为肺炎链球菌、革兰阴性杆菌、流感嗜血杆菌、金葡菌、肺炎衣原体、厌氧菌和结核杆菌。支气管扩张症患者肺炎的常见致病菌为铜绿假单胞菌、金葡菌、曲霉菌、鸟复合分枝杆菌。近期应用抗菌药物者肺炎的常见病原体为耐药肺炎链球菌和耐药铜绿假单胞菌（表 8-1）。

表 8-1　某些特定状态下 CAP 患者易感染的病原体

状态或并发症	易感染的特定病原体
酗酒	肺炎链球菌（包括耐药的肺炎链球菌）、厌氧菌、肠道革兰阴性杆菌、军团菌属
COPD/吸烟者	肺炎链球菌、流感嗜血杆菌、卡他莫拉菌
居住在养老院	肺炎链球菌、肠道革兰阴性杆菌、流感嗜血杆菌、金葡菌、厌氧菌、肺炎衣原体
患流感	金葡菌、肺炎链球菌、流感嗜血杆菌
接触鸟类	鹦鹉热衣原体、新型隐球菌
疑有吸入因素	厌氧菌
结构性肺病	铜绿假单胞菌、洋葱伯克霍尔德菌、金葡菌（支气管扩张、肺囊肿、弥漫性细支气管炎等）
近期应用抗生素	耐药肺炎链球菌、肠道革兰阴性杆菌、铜绿假单胞菌

3. 肺炎病原菌耐药性逐渐增高　据一项肺炎链球菌对青霉素耐药的连续监测，耐药率自 5% 升高至

35%，对阿奇霉素的耐药率亦自 21.2% 升高至 23.4%。又据"中国城市成人社区获得性肺炎病原谱及预后流行病学调查"，肺炎链球菌对青霉素的耐药率为 30.7%，对红霉素耐药率则高达 64.8%。

（二）HAP

病原体以革兰阴性杆菌为多见，院内感染革兰阴性杆菌占 60.7%，如大肠埃希菌、铜绿假单胞菌、肺炎克雷白杆菌、鲍曼不动杆菌、嗜麦芽窄食单胞菌、阴沟肠杆菌和奇异变形杆菌等；而革兰阳性球菌占 39.3%，如金葡菌、表皮葡萄球菌、粪肠球菌、溶血性葡萄球菌、屎肠球菌等。汪氏报道 HAP 感染大肠埃希菌占 23.6%，肺炎克雷白杆菌占 18.3%，铜绿假单胞菌占 16.5%，肠杆菌属占 9.3%，不动杆菌属占 13.3%，枸橼酸杆菌属占 1.6%，其他占 17.4%。

病原体分布受发病时间影响，早期 HAP 主要病原体为肺炎链球菌和流感嗜血杆菌等抗生素敏感菌；中期 HAP 主要病原体为耐甲氧西林金葡菌（MRSA）、肠杆菌属肺炎克雷白杆菌、大肠埃希菌、铜绿假单胞菌和不动杆菌属等抗生素耐药菌；晚期 HAP 主要病原体为铜绿假单胞菌、不动杆菌属和嗜麦芽窄食假单胞菌等多重耐药菌（MDR），且混合性感染发生率亦高。

病原菌和耐药菌分布亦受不同地区、机体状况及前期应用抗生素、免疫抑制剂等情况影响，应定期监测。

二、流行病学

肺炎是常见病，以冬季发病为高峰，美国每年肺炎患者大于 400 万人，其中需住院者 80 万～100 万人。CAP 的住院率为 258/10 万人口，而年龄大于等于 65 岁者则高达 962/10 万人口。英国每年 CAP 住院者占人群的 0.1%。CAP 死亡率为 2%～3%，但重症肺炎病死率可高达 80%，高龄及并发慢性基础疾病者病死率高。

HAP 是美国第二常见医院获得性感染，发生率为 0.5%～1.0%，住 ICU 者发病率为 15%～20%，接受机械通气治疗者发生率增加 6～10 倍，机械通气时间延长者 VAP 发生率明显增高，病死率高达 70%，患者亦可死于基础疾病的加重和恶化。

三、发病机制

肺炎的发生、发展与机体防御功能、致病菌的毒力相关。

（一）病原体到达肺部途径

1. 吸入　为最常见途径：①吸入口咽部寄殖的病原菌，如肺炎链球菌和流感嗜血杆菌。②吸入悬浮空气中的含菌气溶胶微粒（0.5～1.0μm），如嗜肺军团菌、结核分枝杆菌和病毒。③误吸大量咽喉分泌物、胃食管反流液等，如革兰阴性杆菌和厌氧菌。

2. 血源播散　病原菌自体内各处感染病灶，经血液循环播散至肺部；各种导管感染亦常引起血源性肺部感染。

3. 其他　邻近脏器感染灶如纵隔脓肿、肝脓肿，可直接蔓延至肺部。此外，胸壁创伤等可直接导致肺部感染。

（二）防御机制

呼吸道机械清除功能如咳嗽反射、黏液纤毛机械和免疫清除功能，具有重要防御作用。吸烟和呼吸道疾病如 COPD、支气管扩张症等引起局部清除和免疫功能减弱，导致反复呼吸道感染。各种病原体如呼吸道病毒、肺炎支原体和衣原体等使纤毛上皮破坏、脱落，以及抑制纤毛活动，直接破坏呼吸道黏液纤毛的清除功能。

全身和呼吸道免疫防御功能减弱是引起肺炎和导致病情严重的重要原因，如高龄、基础疾病、低 γ 球蛋白血症、HIV 感染及长期应用糖皮质激素、其他免疫抑制剂者，肺泡巨噬细胞吞噬功能减弱，分泌细胞因子和趋化因子（如 TNFα、IL-8）等功能亦减弱。各种病原体如肺炎链球菌和嗜肺军团菌亦抑制吞噬细胞功能。呼吸道分泌性免疫球蛋白 A（sIgA）和纤维连接蛋白，以及表面活性蛋白 A、表面活性蛋白 D 分泌功能减弱，均有利于病原体繁殖。TNFα 基因多态性与肺炎预后相关，如 TNFα238GA 基因型是肺炎死亡的独立危险因素，而淋巴毒素 a（LTa）＋250AA 基因型是感染性休克的危险因素。

（三）环境因素

HAP 和 VAP 的发生与内外环境的污染有关，如医疗护理器械和操作，尤其是侵袭性呼吸器械（气道导管、呼吸机等）和医务人员手消毒不严格，病室内空气或用水污染。HAP 和 VAP 的主要发病机制为口咽部和胃肠道定植菌侵入肺部，患者因咳嗽和吞咽反射减弱，插管（气管、鼻胃插管）促使口咽部分泌物吸入。尤其经气管插管行机械通气治疗者，呼吸道黏液纤毛清除功能减弱和分泌物潴留、堵塞，以及插管气囊周围污染分泌物的吸入。应用 H_2 受体拮抗剂预防应激性溃疡或肠道营养，使胃液 pH 增高，有利于胃内定植菌大量繁殖，通过胃食管反流至咽部，继而吸入肺部。此外，炎症、休克、化疗使肠壁发生缺血损伤，黏膜完整性受损，肠道内细菌易位，达到区域淋巴结，进入门静脉系统而到肺部引起肺炎。长期留置静脉导管、泌尿道插管及其他导管亦可将局部感染的病菌通过血行播散而达到肺部。

四、临床表现

典型表现为起病急、畏寒、发热、头痛、乏力等全身症状，以及咳嗽、咳痰、胸闷、胸痛等呼吸道症状，严重者有气促、心动过速、低血压和低氧血症。胸部体检，病变部位触觉语颤减弱或增强，叩诊为浊音或实音，听诊闻肺泡呼吸音减弱或管样呼吸音，并有干、湿啰音，累及胸膜时可闻胸膜摩擦音。但病变早期或轻度时可无异常体征。起病前亦可能有受凉、劳累或有前驱症状如鼻塞、流涕、咽痛和干咳等。

高龄、体弱或有慢性基础病者临床表现不典型，可无高热等急性症状，仅表现为神萎、嗜睡、不思饮食等神经精神系统和消化系统症状。COPD 和慢性心脏功能障碍者表现为 COPD 病情加重（咳嗽、咳痰和气促加剧）或心力衰竭（喘促、水肿和尿少）。

五、相关检查

（一）胸部 X 线和 CT 检查

疑肺炎者应行胸部 X 线正、侧位检查，了解病变部位、范围、性质。若首次胸部 X 线检查未发现异常，但临床表现仍高度怀疑肺炎，则 24~48h 后重复胸部 X 线检查，或即进行胸部 CT 检查，能更清晰地显示病变，并更好地观察纵隔、肺门、膈肌及肺组织受覆盖的其他部位。

胸部 X 线表现为局限性或弥漫性浸润或实变影，呈小片状、结节状或大片融合，密度不均、边缘模糊。

X 线表现不能直接提供病原学诊断依据，但是某些 X 线影像可能为病原学诊断提供参考线索，如节段性或大叶性实变影，以肺炎链球菌肺炎可能较大；而炎症病灶内有空洞和液平面，则以金葡菌、肺炎克雷白杆菌和厌氧菌肺炎可能最大；金葡菌肺炎除表现单个或多个脓肿空洞外，亦常有肺大疱表现；此外，肺部病变呈弥漫性间质性浸润则以支原体、衣原体、嗜肺军团菌肺炎可能较大，各种呼吸道病毒性肺炎亦表现为迅速发展的弥漫性间质性阴影。但确切的诊断需根据进一步病原学检查。

（二）血常规检查

外周血白细胞总数通常增高（大于 10×10^9/L），尤以中性粒细胞增高为主（大于等于 80%），可出现中毒颗粒或核左移，但支原体等非典型病原菌感染时白细胞计数可无变化或仅轻度升高。此外，高龄、体弱及免疫抑制者白细胞计数亦可不升高，外周血白细胞总数过高（大于 30×10^9/L）或过低（3×10^9/L）表示病情严重。

（三）生化检查

C 反应蛋白增加可作为感染的辅助诊断和疗效判断。重症肺炎患者可能累及多脏器，应进行血电解质、肝功能、肾功能检查和动脉血气分析。

（四）病原学检查

1. 细菌学检查　痰涂片染色、培养及药敏试验对确诊肺炎和指导治疗有重要作用。但是痰检阳性率不高，且不能及时得到检验结果，因此并不强调对所有门诊 CAP 患者均进行痰培养和药敏试验。但若怀疑某些特定菌感染如结核杆菌、真菌、肺孢子菌或嗜肺军团菌等，或怀疑耐药菌感染时，则应及时进行细菌学检查及药敏检测。

为提高痰检阳性率，除首次应在应用抗生素前采取标本外，送验痰标本的质量亦至关重要，应指导患者事前漱口，用力咳出下呼吸道分泌物，置于无菌容器内并立即送检。痰液涂片染色检查可作为筛选合格痰液标本，并初步判断病原菌，要求在镜检时每低倍视野鳞状上皮细胞小于 10 个、白细胞大于等于 25 个；若在涂片染色条件良好时显示单个占优势菌，尤其在细胞内如革兰染色阳性荚膜球菌（肺炎链球菌），可考虑为致病菌。但涂片染色检查价值仍多争议。

由于痰检标本易受上呼吸道寄殖菌污染，以及部分患者不能有效咳出痰液，应根据病情需要采用侵袭性收集呼吸道分泌物标本的措施，如经纤支镜结合防污染毛刷或支气管肺泡灌洗收集标本，甚至经纤支镜肺活检、经胸壁穿刺肺活检或开胸肺活检采集标本。侵袭性检查可能发生多种并发症，因此应权衡利弊。痰培养和药敏试验结果应由医生结合临床资料判断和解释。半定量培养结果对区分污染菌和致病菌有一定参考价值，如细菌数量大于等于 10^7 CFU/ml 多为感染致病菌；$10^5 \sim 10^6$ CFU/ml 为可疑污染或致病因，须重复培养；小于等于 10^4 CFU/ml 则属污染菌。无污染标本（如胸液和血液）的培养结果亦需结合临床判断。

2. 免疫学检查　血清学检查包括补体结合试验、IFA、ELISA，对诊断肺炎支原体、肺炎衣原体、嗜肺军团菌、流感病毒、副流感病毒、腺病毒等有一定帮助。IgM 抗体滴度升高或恢复期 IgA 抗体滴度较急性期有 4 倍或以上升高有诊断价值，多用于回顾性诊断或流行病学调查。抗原的多克隆抗体反应影响其诊断的特异性。ELISA 法检测尿液嗜肺军团菌血清型 I 抗原已作为常用诊断方法。

3. PCR 检查　DNA 或 RNA 扩增技术用于如嗜肺军团菌、肺炎支原体、肺炎衣原体等分离培养困难或结核分枝杆菌等培养生长时间长的病原体的诊断，具快速和敏感的优点，但须注意操作过程避免污染而影响结果。

六、治疗

治疗原则为以抗感染为主的综合治疗，包括抗菌药物和对症、支持治疗等方面。

（一）对症支持治疗

（1）适当休息，补充液体以及营养支持。

（2）止咳、祛痰、平喘等对症治疗。

（3）维持水、电解质和酸碱平衡。

（4）有缺氧表现者给予氧疗，必要时机械通气治疗。

（5）有休克表现者抗休克治疗。

（6）处理并发症如脓胸引流。

（二）抗感染治疗

应及时、正确地使用抗菌药物治疗。初始经验治疗可采取广谱抗菌药物，具体方案应结合发病地点（社区或医院）、病情严重程度、有无并发症或某些病原菌的易感因素及耐药菌流行情况等加以综合考虑。经验治疗方案，可在治疗 2～3d 后根据病情演变或根据病原菌检查结果调整治疗方案，采用更具针对性的抗菌药物。CAP 或 HAP 诊断治疗指南根据循证医学资料提出治疗方案，具有普遍指导意义，但尚应结合地区具体情况和患者个人因素加以应用。

1. CAP 抗菌药物治疗　选择能覆盖肺炎链球菌、流感嗜血杆菌、肺炎支原体、肺炎衣原体和嗜肺军团菌属等常见病原体的药物，而对于老年、肺部有基础疾病的肺炎患者需考虑覆盖包括革兰阴性杆菌或金葡萄的药物（表8－2）。

表8-2　CAP经验治疗

不同人群	常见病原体	初始经验性治疗的抗菌药物选择
青壮年、无基础疾病患者	肺炎链球菌、肺炎支原体、流感嗜血杆菌、肺炎衣原体等	（1）青霉素类（青霉素、阿莫西林等）。（2）多西环素（强力霉素）。（3）大环内酯类。（4）第一代或第二代头孢菌素。（5）呼吸喹诺酮类（如左旋氧氟沙星、莫昔沙星等）
老年人或有基础疾病患者	肺炎链球菌、流感嗜血杆菌、需氧革兰阴性杆菌、金葡菌、卡他莫拉菌等	（1）第二代头孢菌素（头孢呋辛、头孢丙烯、头孢克洛等）单用或联合大环内酯类。（2）β内酰胺类/β内酰胺酶抑制剂（如阿莫西林/克拉维酸、氨苄西林/舒巴坦）单用或联合大环内酯类。（3）呼吸喹诺酮类
需入院治疗、但不必收住ICU的患者	肺炎链球菌、流感嗜血杆菌、混合感染（包括厌氧菌）需氧革兰阴性杆菌、金葡菌、肺炎支原体、肺炎衣原体、呼吸道病毒等	（1）静脉注射第二代头孢菌素单用联合静脉注射大环内酯类。（2）静脉注射呼吸喹诺酮类。（3）静脉注射β内酰胺类/β内酰胺酶抑制剂（如阿莫西林/克拉维酸、氨苄西林/舒巴坦）单用或联合静脉注射大环内酯类。（4）头孢噻肟、头孢曲松单用或联合静注大环内酯类
需入住ICU的重症患者		
A组：无铜绿假单胞菌感染危险因素	肺炎链球菌、需氧革兰阴性杆菌、嗜肺军团菌、肺炎支原体、流感嗜血杆菌、金葡菌等	（1）头孢曲松或头孢噻肟联合静脉注射大环内酯类。（2）静脉注射呼吸喹诺酮类联合氨基糖苷类。（3）静脉注射β内酰胺类/β内酰胺酶抑制剂（如阿莫西林/克拉维酸、氨苄西林/舒巴坦）联合静脉注射大环内酯类。（4）厄他培南联合静脉注射大环内酯类
B组：有铜绿假单胞菌感染危险因素	A组常见病原体+铜绿假单胞菌	（1）具有抗假单胞菌活性的β内酰胺类抗生素（如头孢他啶、头孢吡肟、哌拉西林/他唑巴坦、头孢哌酮/舒巴坦、亚胺培南、美罗培南等）联合静脉注射大环内酯类，必要时还可同时联用氨基糖苷类。（2）具有抗假单胞菌活性的β内酰胺类抗生素联合静脉注射喹诺酮类。（3）静脉注射环丙沙星或左氧氟沙星联合氨基糖苷类

2. HAP抗菌药物治疗　应尽早开始针对常见病原菌的经验性治疗，如肠杆菌科细菌、金葡菌，亦可为肺炎链球菌、流感嗜血杆菌、厌氧菌等，重症患者及机械通气、昏迷、激素应用等危险因素的病原菌为铜绿假单胞菌、不动杆菌属及MRSA，尽量在给予抗生素治疗前取痰标本做病原菌检查。根据病原菌检测结果选择抗生素治疗见表8-3。

表8-3　HAP病原治疗

病原	宜选药物	可选药物	备注
金葡菌			
甲氧西林敏感	苯唑西林、氯唑西林	第一代或第二代头孢菌素、林可霉素、克林霉素	有青霉素类过敏性休克史者不宜用头孢菌素类
甲氧西林耐药	万古霉素或去甲万古霉素	磷霉素、利福平、复方磺胺甲噁唑与万古霉素或去甲万古霉素联合，不宜单用	
肠杆菌科细菌	第二代或第三代头孢菌素单用或联合氨基糖苷类	氟喹诺酮类、β内酰胺酶抑制剂复方、碳青霉烯类	
铜绿假单胞菌	哌拉西林、头孢他啶、头孢哌酮、环丙沙星等氟喹诺酮类，联合氨基糖苷类	具有抗铜绿假单胞菌作用的β内酰胺酶抑制剂复方或碳青霉烯类+氨基糖苷类	通常需联合用药
不动杆菌属	氨苄西林/舒巴坦、头孢哌酮/舒巴坦	碳青霉烯类，氟喹诺酮类	重症患者可联合氨基糖苷类
真菌	氟康唑、两性霉素B	氟胞嘧啶（联合用药）	
厌氧菌	克林霉素，氨苄西林/舒巴坦，阿莫西林/克拉维酸	甲硝唑	

美国胸科学会（ATS）和美国感染学会（IDSA）根据发病时间早晚、感染多重耐药菌（MDR）危险因素［①抗生素治疗大于90d。近期住院大于等于5d。②社区或医院抗生素耐药率高。③免疫抑制性疾病和（或）治疗。④HCAP危险因素：前90d内住院＞2d；居住护理院；家庭输液（包括抗生素）；慢性透析（小于30d）。家庭创面处理；家庭成员多耐药菌］的有无，提出HAP、VAP和HCAP经验性抗生素治疗方案，应用时应根据具体病情及各地条件加以考虑。HAP、VAP早期发病无多耐药危险因素初始经验性抗生素治疗，如可能病原菌为肺炎链球菌、流感嗜血杆菌、甲氧西林敏感金黄色葡萄球菌、抗生素敏感肠道革兰阴性杆菌、大肠埃希菌、肺炎克雷白杆菌、肠杆菌属、变形杆菌属、黏质沙雷菌，建议应用头孢曲松，或左氧沙星、莫昔沙星、环丙沙星，或氨苄西林/舒巴坦，或左他培南。HAV、VAP、HCAP晚期发病有多耐药危险因素初始经验性抗生素治疗，如可能致病菌为铜绿假单胞菌、肺炎克雷白菌（ESBL）、不动杆菌属，建议应用抗铜绿假单胞菌头孢菌素（头孢吡肟、头孢他啶）或抗铜绿假单胞菌碳青霉烯类（亚胺培南、美洛培南）或β内酰胺/β内酰胺酶抑制剂（哌拉西林/他唑巴坦），联合抗铜绿假单胞菌氟喹诺酮（环丙沙星或左氧氟沙星）或氨基糖苷类（阿米卡星、庆大霉素或妥布霉素）；如为多耐药金黄色葡萄球菌（MRSA）、嗜肺军团菌，联合万古霉素或利诺唑胺。治疗过程中应根据疗效或随后病原学检查结果调整用药，如使用针对特定病原菌的窄谱抗生素。

七、预防

应注意环境和个人卫生，如注意保暖、避免疲劳、适当锻炼、戒绝烟酒、注意营养及保持良好室内外环境。65岁以上人群或65岁以下有慢性心肺疾病、糖尿病、慢性肝病或居住于养老院等易感人群，可接种多价肺炎链球菌疫苗。流感疫苗亦有助于预防原发流感肺炎及继发细菌性肺炎。亦有一些非特异性免疫增强剂用于体弱易感人群。

HAP的预防应严格消毒隔离制度和执行无菌操作技术，注意病室空气流通，医疗器械严格消毒，工作人员接触患者和各项操作前要进行规范洗手、戴手套、戴口罩和穿隔离衣等。其他综合措施包括良好口腔护理、营养支持、纠正机体内环境失调等。呼吸机相关肺炎的预防应从减少或避免发病危险因素着手，推荐无创正压通气，争取早日撤机。创伤性机械通气治疗宜采用经口腔插管，注意呼吸道无菌操作护理，良好护理减少口咽部分泌物和胃内容物误吸；插管球囊压力应大于20mmHg（3.66kPa），并持续吸引声门下分泌物，避免吸入到肺部；经常变动体位；推荐肠内营养；进食时取头高位；对于可能出现应激性溃疡的重危患者，可以考虑使用H_2受体拮抗剂或硫糖铝。

八、护理措施

（一）一般护理

（1）做好心理护理，消除患者烦躁、焦虑、恐惧的情绪。

（2）保持病室内空气新鲜，阳光充足，每日定时通风换气。有条件者可用湿化器，室内温度在18～20℃，湿度50%～70%。

（3）给予高蛋白、高热量、富含维生素、易消化的饮食，避免刺激性和产气的食物。

（4）正确留取痰标本，取样要新鲜，送检要及时，标本容器要清洁、干燥。

（5）严密观察病情，注意患者的体温、脉搏、呼吸、血压、意识等变化。观察咳痰的量、性质，呼吸困难的类型，胸闷气短的程度。

（二）症状护理

1. 咳嗽、咳痰的护理　如下所述：

（1）鼓励患者足量饮水，每天饮水2～3L。

（2）指导患者有效咳嗽、咳痰。

（3）遵医嘱给予祛痰药和雾化吸入。

（4）无力咳痰者可行机械吸痰，并严格执行无菌操作。

2. 胸痛的护理　如下所述：

（1）协助患者取舒适卧位，如患侧卧位。遵医嘱给予镇咳剂。注意防止坠床、跌倒。

（2）避免诱发及加重疼痛因素。

（3）指导患者使用放松技术或分散患者注意力。

3. 高热的护理　如下所述：

（1）卧床休息以减少氧耗量，注意保暖，避免受凉。

（2）加强口腔护理，去除口腔异味，使口腔舒适，既可增加食欲又能预防感染。

（3）寒战时注意保暖，以逐渐降温为宜，防止虚脱。

（4）遵医嘱给予抗生素，注意药物疗效及不良反应。

（5）做好皮肤护理，出汗多时应及时擦干并更换衣物，保持皮肤干燥。

4. 感染性休克的护理　如下所述：

（1）取仰卧中凹位，保持脑部血液供应。

（2）密切观察意识状态、基础生命体征、尿量、皮肤黏膜色泽及温湿度、出血倾向。

（3）遵医嘱给予高流量氧气吸入。

（4）迅速建立两条静脉通道，以补充血容量，保证正常组织灌注。

（5）遵医嘱给予有效抗生素，并观察疗效及有无不良反应。

九、健康教育

（1）积极预防上呼吸道感染，如避免受凉、过度劳累。天气变化时及时增减衣服，感冒流行时少去公共场所。

（2）减少异物对呼吸道刺激，鼓励患者戒烟。

（3）适当锻炼身体，多进营养丰富的食物。保持生活规律、心情愉快，增强机体抵抗力。

（4）慢性病、长期卧床、年老体弱者，应注意经常改变体位、翻身、叩背，咳出痰液，有感染迹象时及时就诊。

（李　贞）

第二节　慢性支气管炎

慢性支气管炎是气管、支气管黏膜及其周围组织的慢性非特异性炎症。临床上以咳嗽、咳痰或伴有喘息及反复发作为主要症状，每年发病持续 3 个月，连续 2 年或 2 年以上，排除具有咳嗽、咳痰、喘息症状的其他疾病（如肺结核、肺尘埃沉着症、肺脓肿、心脏病、心功能不全、支气管扩张、支气管哮喘、慢性鼻咽炎、食管反流综合征等疾患）。

本病是常见病，多见于中老年人，随着年龄的增长，患病率递增，50 岁以上的患病率高达 15%。本病流行与吸烟、地区和环境卫生等有密切关系。吸烟者患病率远高于不吸烟者。北方气候寒冷患病率高于南方。工矿地区大气污染严重，患病率高于一般城市。

一、护理评估

1. 健康史　询问患者起病的原因及诱因，有无呼吸道感染及吸烟等病史，有无过敏原接触史；询问患者的工作生活环境，有无有害气体、烟雾、粉尘等的吸入史。有无受凉、感冒、过度劳累而引起急性发作或加重。

2. 身体评估　包括症状和体征的评估以及疾病的分型和分期。

1）症状：缓慢起病，病程长，反复急性发作而病情加重。主要症状为咳嗽、咳痰，或伴有喘息。急性加重系指咳嗽、咳痰、喘息等症状突然加重。急性加重的主要原因是呼吸道感染，病原体可以是病毒、细菌、支原体和衣原体等。

（1）咳嗽：一般晨间咳嗽为主，睡眠时有阵咳或排痰。

（2）咳痰：一般为白色黏液和浆液泡沫痰，偶见痰中带血。清晨排痰较多，起床后或体位变动后可刺激排痰。伴有细菌感染时，则变为黏液脓性痰，痰量亦增加。

（3）喘息或气急：喘息明显者称为喘息性支气管炎，部分可能伴支气管哮喘。若伴肺气肿时可表现为劳动或活动后气急。

2）体征：早期多无异常体征。急性发作期可在背部或双肺底听到干、湿啰音，咳嗽后可减少或消失。如并发哮喘可闻及广泛哮鸣音并伴呼气期延长。

3）分型：分为单纯型和喘息型两型。单纯型的主要表现为咳嗽、咳痰；喘息型除有咳嗽、咳痰外尚有喘息，常伴有哮鸣音，喘鸣于睡眠时明显，阵咳时加剧。

4）分期：按病情进展分为三期。

（1）急性发作期：指一周内出现脓性或黏液脓性痰，痰量明显增加，或伴有发热等炎症表现，或指一周内"咳""喘""痰"症状中任何一项明显加剧。

（2）慢性迁延期：患者有不同程度的"咳""痰""喘"症状，迁延达一个月以上。

（3）临床缓解期：经治疗或临床缓解，症状基本消失或偶有轻微咳嗽，痰液量少，持续2个月以上者。

3. 心理-社会状况　慢性支气管炎患者早期由于症状不明显，尚不影响工作和生活，患者往往不重视，感染时治疗也不及时。由于病程长，反复发作，患者易出现烦躁不安、忧郁、焦虑等情绪，易产生不利于恢复呼吸功能的消极因素。

4. 辅助检查　如下所述：

（1）血液检查：细菌感染时偶可出现白细胞总数和（或）中性粒细胞增多。

（2）痰液检查：可培养出致病菌涂片可发现革兰阳性菌或革兰阴性菌，或大量破坏的白细胞和已破坏的杯状细胞。

（3）胸部X线检查：早期无异常。反复发作引起支气管壁增厚，细支气管或肺泡间质炎症细胞浸润或纤维化。

（4）呼吸功能检查：早期无异常，随病情发展逐渐出现阻塞性通气功能障碍，表现为：第一秒用力呼气量占用力肺活量比值（FEV_1/FVC）小于60%；最大通气量（MBC）小于80%预计值等。

二、治疗原则

急性发作期和慢性迁延期患者，以控制感染及对症治疗（祛痰、镇咳、平喘）为主；临床缓解期，以加强锻炼，增强体质，避免诱发因素，预防复发为主。

1. 急性加重期的治疗　如下所述：

（1）控制感染：根据病原菌类型和药物敏感情况选择药物治疗。

（2）镇咳、祛痰：常用药物有氯化铵、溴己新、喷托维林等。

（3）平喘：有气喘者可加用解痉平喘药，如氨茶碱和茶碱缓释剂，或长效 β_2 激动剂加糖皮质激素吸入。

2. 缓解期治疗　如下所述：

（1）戒烟：避免有害气体和其他有害颗粒的吸入。

（2）增强体质，预防感冒。

（3）反复呼吸道感染者，可试用免疫调节剂或中医中药。

三、护理措施

1. 环境　保持室内空气流通、新鲜，避免感冒受凉。

2. 饮食　合理安排食谱，给予高蛋白、高热量、高维生素、易消化的食物，多吃新鲜蔬菜、水果，避免过冷过热及产气食物，以防腹胀影响膈肌运动。注意食物的色、香、味。水肿及心力衰竭患者要限制钠盐的摄入，痰液较多者忌用牛奶类饮料，以防引起痰液黏稠不易排出。

3. 用药护理 遵医嘱使用抗炎、祛痰、镇咳药物，观察药物的疗效和不良反应。对痰液较多或年老体弱者以抗炎、祛痰为主，避免使用中枢镇咳药，如可待因，以免抑制咳嗽中枢，加重呼吸道阻塞，导致病情恶化。可待因有麻醉性中枢镇咳作用，适用于剧烈干咳者，有恶心、呕吐、便秘等不良反应，应用不当可能成瘾；喷托维林是非麻醉性中枢镇咳药，用于轻咳或少量痰液者，无成瘾性，有口干、恶心、头痛等不良反应；溴己新使痰液中黏多糖纤维断裂，痰液黏度降低，偶见恶心、转氨酶升高等不良反应，胃溃疡者慎用。

4. 保持呼吸道通畅 要教会患者排痰技巧，指导患者有效咳嗽的方法。每日定时给予胸部叩击或胸壁震颤，协助排痰。并鼓励患者多饮水，根据机体每日需要量、体温、痰液黏稠度，估计每日水分补充量，每日至少饮水 1 500ml，使痰液稀释，易于排出。痰多黏稠时可予雾化吸入，湿化呼吸道以促使痰液顺利咳出。

5. 改善呼吸状况 缩唇腹式呼吸；肺气肿患者可通过腹式呼吸以增强膈肌活动来提高肺活量，缩唇呼吸可减慢呼气，延缓小气道陷闭而改善呼吸功能，因而缩唇腹式呼吸可有效地提高患者的呼吸功能。患者取立位，亦可取坐位或卧位，一手放在前胸，另一手放在腹部，先缩唇，腹内收，胸前倾，由口徐徐呼气，此时切勿用力，然后用鼻吸气，并尽量挺腹，胸部不动。呼、吸时间之比为 2 ∶ 1 或 3 ∶ 1，7~8 次/min，每天锻炼 2 次，10~20min/次。

6. 心理护理 对年老患者应加强心理护理，帮助其克服年老体弱的悲观情绪。患者病程长加上家人对患者的支持也常随病情进展而显得无力，患者多有焦虑、抑郁等心理障碍。护士应聆听患者的倾诉，做好患者与家属的沟通、心理疏导，让患者进行适当的文体活动。引导其进行循序渐进的锻炼，如气功、太极拳、户外散步等，将有助于增强老年人的机体免疫能力。为患者创造有利于治疗、康复的最佳心理状态。

四、健康教育

1. 指导患者和家属 了解疾病的相关知识，积极配合康复治疗。

2. 加强管理 如下所述：

（1）环境因素：消除及避免烟雾、粉尘和刺激性气体的吸入，避免接触过敏原或去空气污染、人多的公共场所；生活在空气清新、适宜温湿度、阳光充足的环境中，注意防寒避暑。

（2）个人因素：制定有效的戒烟计划；保持口腔清洁；被褥轻软、衣服宽大合身，沐浴时间不宜过长，防止晕厥等。

（3）饮食营养：足够的热量、蛋白质、维生素和水分，增强食欲。

3. 加强体育锻炼，增强体质，提高免疫能力 锻炼应量力而行、循序渐进，以患者不感到疲劳为宜；可进行散步、慢跑、太极拳、体操、有效的呼吸运动等。

4. 防止感染 室内用食醋 2~10ml/m²，加水 1~2 倍稀释后加热蒸熏，1h/次，每天或隔天 1 次，有一定的防止感冒作用。劝告患者在发病季节前应用气管炎疫苗、核酸等，从而增强免疫功能，以减少患者感冒和慢性支气管炎的急性发作。

5. 帮助患者加强身体的耐寒锻炼 耐寒锻炼需从夏季开始，先用手按摩面部，后用冷水浸毛巾拧干后擦头面部，渐及四肢。体质好、耐受力强者，可全身大面积冷水摩擦，持续到 9 月份，以后继续用冷水按摩面颈部，最低限度冬季也要用冷水洗鼻部，以提高耐寒能力，预防和减少本病发作。

（李 贞）

第三节 支气管哮喘

支气管哮喘（bronchial asthma，简称哮喘）是由嗜酸性粒细胞、肥大细胞、T 淋巴细胞等多种炎性细胞和细胞组分参与的气道慢性炎症性疾病。这种慢性炎症导致气道高反应性和广泛多变的可逆性气流受限，并引起反复发作性的喘息、气急、胸闷或咳嗽等症状，常在夜间和（或）清晨发作和加重，多数患者可自行缓解或治疗后缓解。支气管哮喘如贻误诊治，随病程的延长可产生气道不可逆性狭窄和气道重塑。因此，合理的防治至关重要。

哮喘是全球性疾病，全球约有 1.6 亿患者，我国患病率为 1% ~ 4%，其中儿童患病率高于青壮年，城市高于农村，老年人群的患病率有增高趋势。成人男女患病率相近，约 40% 的患者有家族史。

一、病因和发病机制

（一）病因

本病的确切病因不清。目前认为哮喘是多基因遗传病，受遗传因素和环境因素双重影响。

1. 遗传因素 哮喘发病具有明显的家族集聚现象，临床家系调查发现，哮喘患者亲属患病率高于群体患病率，且亲缘关系越近患病率越高；病情越严重，其亲属患病率也越高。

2. 环境因素 主要包括：①吸入性变应原：如尘螨、花粉、真菌、动物毛屑、二氧化硫、氨气等各种特异和非特异性吸入物。②感染：如细菌、病毒、原虫、寄生虫等。③食物：如鱼、虾、蟹、蛋类、牛奶等。④药物：如普萘洛尔（心得安）、阿司匹林等。⑤其他：气候改变、运动、妊娠等都可能是哮喘的激发因素。

（二）发病机制

哮喘的发病机制非常复杂（图 8 - 1），变态反应、气道炎症、气道反应性增高及神经等因素及其相互作用被认为与哮喘的发病关系密切。其中气道炎症是哮喘发病的本质，而气道高反应性是哮喘的重要特征。根据变应原吸入后哮喘发生的时间，可分为速发性哮喘反应（IAR）、迟发性哮喘反应（LAR）和双相型哮喘反应（DAR）。IAR 在吸入变应原的同时立即发生反应，15 ~ 30min 达高峰，2h 逐渐恢复正常。LAR 约在吸入变应原 6h 左右发作，持续时间长，症状重，常呈持续性哮喘表现，为气道慢性炎症反应的结果。

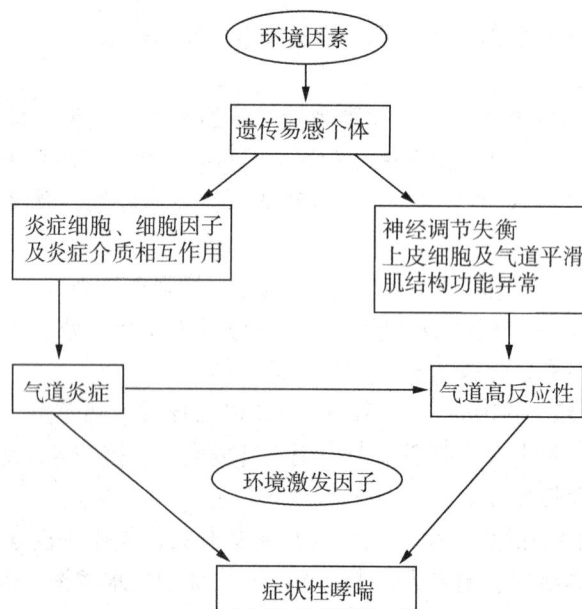

图 8 - 1 哮喘发病机制

二、病理

疾病早期，无明显器质性改变，随疾病进展，肉眼可见肺膨胀及肺气肿，支气管及细支气管内含有黏稠痰液及黏液栓，黏液栓塞局部可出现肺不张。支气管壁平滑肌增厚、黏膜及黏膜下血管增生、黏膜水肿，气道上皮下有肥大细胞、嗜酸性粒细胞、淋巴细胞等多种炎性细胞浸润。

三、临床表现

（一）症状

哮喘发作前常有干咳、呼吸紧迫感、连打喷嚏、流泪等先兆表现；典型表现为发作性呼气性呼吸困难或发作性胸闷和咳嗽。严重者呈强迫坐位或端坐呼吸，甚至出现发绀等；干咳或咳大量泡沫样痰，有时仅以咳嗽为唯一的症状（咳嗽变异性哮喘）。哮喘症状可在数分钟内发作，经数小时至数日，用支气管舒张药或自行缓解。在夜间及凌晨发作和加重常是哮喘的特征之一。有些青少年，在运动时出现胸闷、咳嗽和呼吸困难（运动性哮喘）。

（二）体征

发作时胸部呈过度充气征象，双肺可闻及广泛的哮鸣音，以呼气相为主，呼气音延长。严重者可有辅助呼吸肌收缩加强，心率加快、奇脉、胸腹反常运动和发绀。严重哮喘发作时，哮鸣音可不出现，称之为寂静胸。非发作期可无阳性体征。

（三）分期及病情评价

根据临床表现哮喘分为急性发作期、慢性持续期和缓解期。缓解期系指经过或未经治疗症状、体征消失，肺功能恢复到急性发作前水平，并维持 4 周以上。以下介绍急性发作期和慢性持续期。

1. 急性发作期　是指气促、咳嗽、胸闷等症状突然发生，常有呼吸困难，以呼气流量降低为其特征，常因接触变应原等或治疗不当所致。

2. 慢性持续期　在哮喘非急性发作期，哮喘患者仍有不同程度的哮喘症状或 PEF 降低。

（四）并发症

发作时可并发气胸、纵隔气肿、肺不张；反复发作和感染可并发慢性支气管炎、肺气肿和肺源性心脏病。

四、处理要点

目前尚无根治的方法。治疗的目的为控制症状，防止病情恶化，尽可能保持肺功能正常，维持正常活动能力（包括运动），避免治疗不良反应，防止不可逆气道阻塞，避免死亡。

（一）脱离变应原

找到引起哮喘发作的变应原或其他非特异刺激因素，并使患者迅速脱离，这是防治哮喘最有效的方法。

（二）药物治疗

1. 缓解哮喘发作　常用药物有以下几种。

（1）β_2 肾上腺素受体激动剂（简称 β_2 受体激动剂）：是控制哮喘急性发作症状的首选药物，短效 β_2 受体激动剂起效较快，但药效持续时间较短，一般仅维持 4~6h，常用药物有沙丁胺醇（又名舒喘宁、全特宁）、特布他林（博利康尼，喘康速）等。长效 β_2 受体激动剂作用时间均在 10~12h 以上，且有一定抗炎作用，如福莫特罗（奥克斯都宝）、沙美特罗（施立稳）及丙卡特罗（美普清）等，用药方法可采用定量气雾剂（MDI）吸入、干粉吸入、持续雾化吸入等，也可用口服或静脉注射。首选吸入法，因药物直接作用于呼吸道，局部浓度高且作用迅速，所用剂量较小，全身性不良反应少。常用沙丁胺醇或特布他林，每日 3~4 次，每次 1~2 喷。干粉吸入方便较易掌握。持续雾化吸入多用于重症和儿童患者，方法简单易于配合。β_2 激动剂的缓（控）释型口服制剂，用于防治反复发作性哮喘和夜间哮喘。注射用药，用于严重哮喘，一般每次用量为沙丁胺醇 0.5mg，只在其他疗法无效时使用。

（2）茶碱类：是目前治疗哮喘的有效药物，通过抑制磷酸二酯酶，提高平滑肌细胞内的 cAMP 浓度，拮抗腺苷受体，刺激肾上腺分泌肾上腺素，增强呼吸肌的收缩；同时具有气道纤毛清除功能和抗炎作用。口服氨茶碱一般剂量每日 6~10mg/kg，控（缓）释茶碱制剂，可用于夜间哮喘。静脉给药主要应用于重、危症哮喘，静脉注射首次剂量 4~6mg/kg，注射速度不超过 0.25mg/（kg·min），静脉滴注维持量为 0.6~0.8mg/（kg·h），日注射量一般不超过 1.0g。

（3）抗胆碱药：胆碱能受体（M 受体）拮抗剂，有舒张支气管及减少痰液的作用。常用异丙托溴铵吸入或雾化吸入，约 10min 起效，维持 4~6h；长效抗胆碱药噻托溴铵作用维持时间可达 24h。

2. 控制哮喘发作　常用药物如下所述：

（1）糖皮质激素：是当前控制哮喘发作最有效的药物。可分为吸入、口服和静脉用药。吸入治疗是目前推荐长期抗感染治疗哮喘的最常用的方法。常用吸入药物有倍氯米松、氟替卡松、莫米松等，起效慢，通常需规律用药一周以上方能起效。口服药物用于吸入糖皮质激素无效或需要短期加强的患者。有泼尼松、泼尼松龙，起始 30~60mg/d，症状缓解后逐渐减量至小于等于 10mg/d。然后停用，或改用吸入剂。在重度或严重哮喘发作时，提倡及早静脉给药。

（2）白三烯（LT）拮抗剂：具有抗炎和舒张支气管平滑肌的作用。常用药物如扎鲁斯特 20mg，每日 2 次，或孟鲁司特 10mg，每日 1 次口服。

（3）其他：色苷酸钠是非糖皮质激素抗炎药物。对预防运动或过敏原诱发的哮喘最为有效。色苷酸钠雾化吸入 3.5~7.0mg 或干粉吸入 20mg，每日 3~4 次。酮替酚和新一代组胺 H_1 受体拮抗剂阿司咪唑、曲尼斯特等对轻症哮喘和季节性哮喘有效，也可与 β_2 受体激动剂联合用药。

（三）急性发作期的治疗

急性发作的治疗目的是纠正低氧血症，尽快缓解气道阻塞，恢复肺功能，预防进一步恶化或再次发作，防止并发症。一般根据哮喘的分度进行综合性治疗。

1. 轻度　每日定时吸入糖皮质激素（200~500μg 倍氯米松）。出现症状时可间断吸入短效 β_2 受体激动剂。效果不佳时可加服 β_2 受体激动剂控释片或小量茶碱控释片（200mg/d），或加用抗胆碱药如异丙托溴铵气雾剂吸入。

2. 中度　每日增加糖皮质激素吸入剂量（500~1 000μg 倍氯米松）；规则吸入 β_2 受体激动剂或口服其长效药，或联用抗胆碱药，也可加服白三烯拮抗剂，若不能缓解，可持续雾化吸入 β_2 受体激动剂（或联用抗胆碱药吸入），或口服糖皮质激素（小于 60mg/d），必要时可静脉注射氨茶碱。

3. 重度至危重度　持续雾化吸入 β_2 受体激动剂，或合用抗胆碱药；或静脉滴注氨茶碱或沙丁胺醇，加服白三烯拮抗剂。静脉滴注糖皮质激素，常用有琥珀酸氢化可的松（4~6h 起效，100~400mg/d）、甲泼尼松（2~4h 起效，80~160mg/d）。地塞米松因在体内半衰期较长、不良反应较多，宜慎用。待病情控制和缓解后，改为口服给药。注意维持水、电解质及酸碱平衡，纠正缺氧，如病情恶化缺氧状态不能改善时，进行机械通气。

（四）哮喘的长期治疗

哮喘经过急性期治疗后，其症状一般都能得到控制，但哮喘的慢性炎症病理生理改变仍然存在，因此，必须根据哮喘的不同病情程度制定合适的长期治疗方案。

1. 间歇至轻度持续　根据个体差异吸入 β_2 受体激动剂或口服 β_2 受体激动剂以控制症状。小剂量茶碱口服也能达到疗效。亦可考虑每日定量吸入小剂量糖皮质激素（小于等于 500μg/d）。在运动或对环境中已知抗原接触前吸入 β_2 受体激动剂、色苷酸钠或口服 LT 拮抗剂。

2. 中度持续　每日定量吸入糖皮质激素（500~1 000μg/d）。除按需吸入 β_2 受体激动剂，效果不佳时合用吸入型长效 β_2 受体激动剂、口服 β_2 受体激动剂控释片、口服小剂量控释茶碱或 LT 拮抗剂等，亦可同时吸入抗胆碱药。

3. 重度持续　每日吸入糖皮质激素量大于 1 000μg/d。应规律吸入 β_2 受体激动剂或口服 β_2 受体激动剂、茶碱控释片，或 β_2 受体激动剂联用抗胆碱药，或合用 LT 拮抗剂口服，若仍有症状，需规律口服泼尼松或泼尼松龙，长期服用者，尽可能将剂量维持于小于等于 10mg/d。

（五）免疫疗法

分为特异性和非特异性两种，前者又称脱敏疗法（或称减敏疗法）。通常采用特异性变应原（如螨、花粉、猫毛等）做定期反复皮下注射，剂量由低至高，以产生免疫耐受性，使患者脱敏。非特异性免疫疗法，如注射卡介苗、转移因子、疫苗等生物制品抑制变应原反应的过程。目前采用基因工程制备的人重组抗 IgE 单克隆抗体治疗中重度变应性哮喘，已取得较好效果。

五、护理评估

询问患者发病原因，是否与接触变应原、受凉、气候变化、精神紧张、妊娠、运动有关；评估患者的临床表现如喘息、呼吸困难、胸闷，或咳嗽的程度、咳痰能力、持续时间、诱发或缓解因素；询问有无哮喘家族史；既往治疗经过，是否进行长期规律的治疗；是否掌握药物吸入技术等。在身体评估方面，注意患者的生命体征、意识状态，有无发绀、大汗淋漓。观察有无辅助呼吸肌参与呼吸，听诊肺部呼吸音，有无哮鸣音；同时，注意对患者呼吸功能试验、动脉血气分析、痰液及胸部 X 线检查等结果的评估。此外，还应注意评估患者的心理状态，有无焦虑、恐惧情绪，有无家庭角色或地位的改变，评估家属对疾病的认知程度及对患者的支持程度、经济状况和社区保健情况。

六、常见护理诊断及医护合作性问题

1. 低效性呼吸型态　与支气管痉挛、气道炎症、黏液分泌增加、气道阻力增加有关。
2. 清理呼吸道无效　与支气管痉挛、痰液黏稠及气道黏液栓形成有关。
3. 知识缺乏　缺乏正确使用吸入器的相关知识。
4. 潜在并发症　自发性气胸、纵隔气肿、肺不张。

七、护理目标

患者呼吸困难缓解，能进行有效呼吸；痰液能排出；能正确使用雾化吸入器；无并发症发生。

八、护理措施

（一）一般护理

1. 环境与体位　提供安静、舒适、温湿度适宜的环境，保持室内清洁、空气流通。病室不宜布置花草，避免使用羽绒或蚕丝织物。发作时，协助患者采取舒适的半卧位或坐位，或用过床桌使患者伏桌休息，以减轻体力消耗。

2. 饮食护理　大约20%的成年人和50%的哮喘患儿可因不适当饮食而诱发或加重哮喘。护理人员应帮助患者找出与哮喘发作的有关食物。哮喘患者的饮食以清淡、易消化、高蛋白、富含维生素 A、维生素 C、钙食物为主，如哮喘发作与进食某些异体蛋白如鱼、虾、蟹、蛋类、牛奶等有关，应忌食；某些食物添加剂如酒石黄、亚硝酸盐（制作糖果、糕点用于漂白、防腐）也可诱发哮喘发作，应当引起注意。慎用或忌用某些引起哮喘的药物，如阿司匹林或阿司匹林的复方制剂。戒酒、戒烟。哮喘发作时，患者呼吸增快、出汗，极易形成痰栓阻塞小支气管，若无心、肾功能不全时，应鼓励患者饮水 2 000～3 000ml/d，必要时，遵医嘱静脉补液，注意输液速度。

3. 保持身体清洁舒适　哮喘患者常会大量出汗，应每日以温水擦浴，勤换衣服和床单，保持皮肤的清洁、干燥和舒适。协助并鼓励患者咳嗽后用温水漱口，保持口腔清洁。

4. 氧疗护理　重症哮喘患者常伴有不同程度的低氧血症存在，应遵医嘱给予吸氧，吸氧流量为每分钟1～3L，吸氧浓度一般不超过40%。为避免气道干燥和寒冷气流的刺激而导致气道痉挛，吸入的氧气应尽量温暖湿润。

（二）病情观察

观察哮喘发作的前驱症状，如鼻咽痒、喷嚏、流涕、眼痒等黏膜过敏症状；哮喘发作时，观察患者意识状态、呼吸频率、节律、深度及辅助呼吸肌是否参与呼吸运动等，监测呼吸音、哮鸣音变化，监测动脉血气分析和肺功能情况，了解病情和治疗效果。呼吸困难时遵医嘱给予吸氧，注意氧疗效果；哮喘发作严重时，如经治疗病情无缓解，做好机械通气准备工作；加强对急性期患者的监护，尤其在夜间和凌晨易发生哮喘的时间段内，严密观察有无病情变化。

（三）用药护理

1. β₂ 受体激动剂 指导患者按医嘱用药，不宜长期规律、单一、大量使用，否则会引起气道 β_2 受体功能下调，药物减效；由于本类药物（特别是短效制剂）无明显抗炎作用，故宜与吸入激素等抗炎药配伍使用。口服沙丁胺醇或特布他林时，观察有无心悸、骨骼肌震颤等不良反应。静脉点滴沙丁胺醇注意滴速 $2 \sim 4\mu g/min$，并注意有无心悸等不良反应。

2. 糖皮质激素 吸入治疗药物全身性不良反应少，少数患者可出现口腔念珠菌感染、声音嘶哑或呼吸道不适，指导患者吸药后必须立即用清水充分漱口以减轻局部反应和胃肠吸收。全身用药应注意肥胖、糖尿病、高血压、骨质疏松、消化性溃疡等不良反应，口服用药宜在饭后服用，以减少对胃肠道黏膜的刺激。气雾吸入糖皮质激素可减少其口服量，当用吸入剂替代口服剂时，通常需同时使用两周后逐步减少口服量，指导患者不得自行减量或停药。

3. 茶碱类 其主要不良反应为胃肠道、心脏和中枢神经系统的毒性反应。氨茶碱用量过大或静脉注射（滴注）速度过快可引起恶心、呕吐、头痛、失眠、心律失常，严重者引起室性心动过速，抽搐乃至死亡。静脉注射时浓度不宜过高，速度不宜过快，注射时间宜在 10min 以上，以防中毒症状发生，观察用药后疗效和不良反应，最好在用药中监测血药浓度，其安全有效浓度为 $6 \sim 15\mu g/ml$。发热、妊娠、小儿或老年有心、肝、肾功能障碍及甲状腺功能亢进者慎用。合用西咪替丁（甲氰米胍）、喹诺酮类、大环内酯类药物等可影响茶碱代谢而使其排泄减慢，应减少用量。茶碱缓释片或茶碱控释片由于药片有控释材料，不能嚼服，必须整片吞服。

4. 其他 色苷酸钠及尼多酸钠，少数病例可有咽喉不适、胸闷、偶见皮疹，孕妇慎用。抗胆碱药吸入后，少数患者可有口苦或口干感。白三烯调节剂的主要不良反应是较轻微的胃肠道症状，少数有皮疹、血管性水肿、转氨酶升高，停药后可恢复正常。

（四）吸入器的正确使用

1. 定量雾化吸入器（MDI） MDI 的使用需要患者协调呼吸动作，正确使用是保证吸入治疗成功的关键。①介绍雾化吸入的器具：根据患者文化层次、学习能力，提供雾化吸入器的学习资料。②MDI 使用方法：打开盖子，摇匀药液，深呼气至不能再呼时，张口，将 MDI 喷嘴置于口中，双唇包住咬口，以慢而深的方式经口吸气，同时以手指按压喷药，至吸气末屏气 10s，使较小的雾粒沉降在气道远端，然后缓慢呼气，休息 3min 后可再重复使用一次。指导患者反复练习，医护人员演示，直至患者完全掌握。③特殊 MDI 的使用：对不易掌握 MDI 吸入方法的儿童或重症患者，可在 MDI 上加储物罐（spacer），可以简化操作，增加吸入到下呼吸道和肺部的药物量，减少雾滴在口咽部沉积引起刺激，增加雾化吸入疗效。

2. 干粉吸入器 较常用的有蝶式吸入器、都宝装置和准纳器。

（1）蝶式吸入器：指导患者正确将药物转盘装进吸入器中，打开上盖至垂直部位（刺破胶囊），用口唇含住吸嘴用力深吸气，屏气数秒钟。重复上述动作 $3 \sim 5$ 次，直至药粉吸尽为止。完全拉出滑盘，再推回原位（此时旋转转盘至一个新囊泡备用）。

（2）都宝装置：使用时移去瓶盖，一手垂直握住瓶体，另一手握住底盖，先右转再向左旋转至听到"喀"的一声。吸入前先呼气，然后含住吸嘴，仰头，用力深吸气，屏气 $5 \sim 10s$。

（3）准纳器：使用时一手握住外壳，另一手的大拇指放在拇指柄上向外推动至完全打开，推动滑竿直至听到"咔哒"声，将吸嘴放入口中，经口深吸气，屏气 10s。

（五）心理护理

研究证明，精神因素在哮喘的发生发展过程中起重要作用，培养良好的情绪和战胜疾病的信心是哮喘治疗和护理的重要内容。哮喘患者的心理表现类型多种多样，可有抑郁、焦虑、恐惧、性格的改变（如悲观、失望、孤独、脆弱、躁动、敌对、易于冲动、神经质、自卑等）、社会工作能力的下降（如自信心及适应能力下降、交际减少等）或自主神经紊乱的表现，如多汗、头晕、眼花、食欲减退、手颤、胸闷、气短、心悸等。针对哮喘患者心理障碍的情况，护理人员应体谅和同情患者的痛苦，尤其对于慢性哮喘治疗效果不佳的患者更应关心，给予心理疏导和教育，向患者解释避免不良情绪的重要性，多用鼓励性语言，减轻患者的心理压力，提高治疗的信心和依从性。

（六）健康指导

1. 疾病知识指导　通过教育使患者能懂得哮喘虽不能彻底治愈，但只要坚持充分的正规治疗，完全可以有效地控制哮喘的发作，即患者可达到没有或仅有轻度症状，能坚持日常工作和学习。

2. 识别和避免触发因素　针对个体情况，指导患者有效控制可诱发哮喘发作的各种因素，如避免摄入引起过敏的食物；室内布局力求简洁，避免使用地毯、种植花草、不养宠物；经常打扫房间，清洗床上用品；避免接触刺激性气体及预防呼吸道感染；避免进食易引起哮喘的食物；避免强烈的精神刺激和剧烈的运动；避免大笑、大哭、大喊等过度换气动作；在缓解期应加强体育锻炼、耐寒锻炼及耐力训练，以增强体质。

3. 自我监测病情　识别哮喘加重的早期情况，学会哮喘发作时进行简单的紧急自我处理方法，学会利用峰流速仪来监测最大呼气峰流速（PEFR），做好哮喘日记，为疾病预防和治疗提供参考资料。峰流速仪是一种可随身携带，能测量 PEFR 的一种小型仪器。使用方法是，取站立位，尽可能深吸一口气，然后用唇齿部分包住口含器后，以最快的速度，用一次最有力的呼气吹动游标滑动，游标最终停止的刻度，就是此次峰流速值。峰流速测定是发现早期哮喘发作最简便易行的方法，在没有出现症状之前，PEFR 下降，提示早期哮喘的发生。

临床实验观察证实，每日测量的 PEFR 与标准的 PEFR 进行比较，不仅能早期发现哮喘发作，还能判断哮喘控制的程度和选择治疗措施。如果 PEFR 经常地、有规律地保持在 80% ~ 100%，为安全区，说明哮喘控制理想；如果 PEFR 50% ~ 80%，为警告区，说明哮喘加重，需及时调整治疗方案；如果 PEFR < 50%，为危险区，说明哮喘严重，需要立即到医院就诊。

4. 用药指导　哮喘患者应了解自己所用的每种药的药名、用法及使用时的注意事项，了解药物的主要不良反应及如何采取相应的措施来避免。指导患者或家属掌握正确的药物吸入技术。一般先用 β_2 受体激动剂，后用糖皮质激素吸入剂。与患者共同制定长期管理、防止复发的计划。坚持定期随访保健，指导正确用药，使药物不良反应减至最少，β_2 受体激动剂使用量减至最小，甚至不用也能控制症状。

5. 心理 – 社会指导　保持有规律的生活和乐观情绪，积极参加体育锻炼，最大程度恢复劳动能力，特别向患者说明发病与精神因素和生活压力的关系。动员与患者关系密切的力量，如家人或朋友参与对哮喘患者的管理；为其身心健康提供各方面的支持，并充分利用社会支持系统。

九、护理评价

患者呼吸平稳，肺部听诊呼吸音正常，哮鸣音消失。动脉血气检测结果维持在正常范围；患者能摄入足够的液体，痰液稀薄，容易咳出；患者能描述使用吸入器的目的、注意事项、正确掌握使用方法。

（董丽琴）

第九章

消化科疾病的护理

第一节　急性胃炎

一、概述

急性胃炎指由各种原因引起的急性胃黏膜炎症，其病变可以仅局限于胃底、胃体、胃窦的任何一部分，病变深度大多局限于黏膜层，严重时则可累及黏膜下层、肌层，甚至达浆膜层。临床表现多种多样，可以有上腹痛、恶心、呕吐、上腹不适、呕血、黑粪，也可无症状，而仅有胃镜下表现。急性胃炎的病因虽然多样，但各种类型在临床表现、病变的发展规律和临床诊治等方面有一些共性。大多数患者，通过及时诊治能很快痊愈，但也有部分患者其病变可以长期存在并转化为慢性胃炎。

二、护理评估

（一）健康史

评估患者既往有无胃病史，有无服用对胃有刺激的药物，如阿司匹林、保泰松、洋地黄、铁剂等，评估患者的饮食情况及睡眠。

（二）临床症状评估与观察

1. 腹痛的评估　患者主要表现为上腹痛、饱胀不适。多数患者无症状，或症状被原发疾病所掩盖。

2. 恶心、呕吐的评估　患者可有恶心、呕吐、食欲不振等症状，注意观察患者呕吐的次数及呕吐物的性质、量的情况。

3. 腹泻的评估　食用沙门菌、嗜盐菌或葡萄球菌毒素污染食物引起的胃炎患者常伴有腹泻。评估患者的大便次数、颜色、性状及量的情况。

4. 呕血和（或）黑粪的评估　在所有上消化道出血的病例中，急性糜烂出血性胃炎所致的消化道出血占 10%～30%，仅次于消化性溃疡。

（三）辅助检查的评估

1. 病理　主要表现为中性粒细胞浸润。

2. 胃镜检查　可见胃黏膜充血、水肿、糜烂、出血及炎性渗出。

3. 实验室检查　血常规检查：糜烂性胃炎可有红细胞、血红蛋白减少。便常规检查：便潜血阳性。血电解质检查：剧烈腹泻患者可有水、电解质紊乱。

（四）心理社会因素评估

1. 生活方式　评估患者生活是否规律，包括学习或工作、活动、休息与睡眠的规律性，有无烟酒嗜好等。评估患者是否能得到亲人及朋友的关爱。

2. 饮食习惯　评估患者是否进食过冷、过热、过于粗糙的食物；是否食用刺激性食物，如辛辣、过酸或过甜的食物，以及浓茶、浓咖啡、烈酒等；是否注意饮食卫生。

3. 焦虑或恐惧　因出现呕血、黑粪或症状反复发作而产生紧张、焦虑、恐惧心理。

4. 认知程度　是否了解急性胃炎的病因及诱发因素，以及如何防护。

（五）腹部体征评估

上腹部压痛是常见体征，有时上腹胀气明显。

三、护理问题

1. 腹痛　由于胃黏膜的炎性病变所致。

2. 营养失调：低于机体需要量　由于胃黏膜的炎性病变所致的食物摄入、吸收障碍所致。

3. 焦虑　由于呕血、黑粪及病情反复所致。

四、护理目标

（1）患者腹痛症状减轻或消失。

（2）患者住院期间保证机体需热量，维持水电解质及酸碱平衡。

（3）患者焦虑程度减轻或消失。

五、护理措施

（一）一般护理

1. 休息　患者应注意休息，减少活动，对急性应激造成者应卧床休息，同时应做好患者的心理疏导。

2. 饮食　一般可给予无渣、半流质的温热饮食。如少量出血可给予牛奶、米汤等以中和胃酸，有利于黏膜的修复。剧烈呕吐、呕血的患者应禁食，可静脉补充营养。

3. 环境　为患者创造整洁、舒适、安静的环境，定时开窗通风，保证空气新鲜及温湿度适宜，使其心情舒畅。

（二）心理护理

1. 解释症状出现的原因　患者因出现呕血、黑粪或症状反复发作而产生紧张、焦虑、恐惧心理。护理人员应向其耐心说明出血原因，并给予解释和安慰。应告知患者，通过有效治疗，出血会很快停止；并通过自我护理和保健，可减少本病的复发次数。

2. 心理疏导　耐心解答患者及家属提出的问题，向患者解释精神紧张不利于呕吐的缓解，特别是有的呕吐与精神因素有关，紧张、焦虑还会影响食欲和消化能力，而树立信心及情绪稳定则有利于症状的缓解。

3. 应用放松技术　利用深呼吸、转移注意力等放松技术，减少呕吐的发生。

（三）治疗配合

1. 患者腹痛的时候　遵医嘱给予局部热敷、按摩、针灸，或给予止痛药物等缓解腹痛症状，同时应安慰、陪伴患者以使其精神放松，消除紧张恐惧心理，保持情绪稳定，从而增强患者对疼痛的耐受性；非药物止痛方法还可以用分散注意力法，如数数、谈话、深呼吸等；行为疗法，如放松技术、冥想、音乐疗法等。

2. 患者恶心、呕吐、上腹不适　评估症状是否与精神因素有关，关心和帮助患者消除紧张情绪。观察患者呕吐的次数及呕吐物的性质和量的情况。一般呕吐物为消化液和食物时有酸臭味。混有大量胆汁时呈绿色，混有血液呈鲜红色或棕色残渣。及时为患者清理呕吐物、更换衣物，协助患者采取舒适体位。

3. 患者呕血、黑粪　排除鼻腔出血及进食大量动物血、铁剂等所致呕吐物呈咖啡色或黑粪。观察患者呕血与黑粪的颜色性状和量的情况，必要时遵医嘱给予输血、补液、补充血容量治疗。

（四）用药护理

（1）向患者讲解药物的作用、不良反应、服用时的注意事项，如抑制胃酸的药物多于饭前服用；抗生素类多于饭后服用，并询问患者有无过敏史，严密观察用药后的反应；应用止泻药时应注意观察排便情况，观察大便的颜色、性状、次数及量，腹泻控制时应及时停药；保护胃黏膜的药物大多数是餐前服用，个别药例外；应用解痉止痛药如 654-2 或阿托品时，会出现口干等不良反应，并且青光眼及前列腺肥大者禁用。

（2）保证患者每日的液体入量，根据患者情况和药物性质调节滴注速度，合理安排所用药物的前后顺序。

（五）健康教育

（1）应向患者及家属讲明病因，如是药物引起，应告诫今后禁止用此药；如疾病需要必须用该药，必须遵医嘱配合服用制酸剂以及胃黏膜保护剂。

（2）嗜酒者应劝告戒酒。

（3）嘱患者进食要有规律，避免食生、冷、硬及刺激性食物和饮料。

（4）让患者及家属了解本病为急性病，应及时治疗及预防复发，防止发展为慢性胃炎。

（5）应遵医嘱按时用药，如有不适，及时来院就医。

（郭秀玲）

第二节　慢性胃炎

一、概述

慢性胃炎系指不同病因引起的慢性胃黏膜炎性病变，其发病率在各种胃病中居首位。随着年龄增长而逐渐增高，男性稍多于女性。

二、护理评估

（一）健康史

评估患者既往有无其他疾病，是否长期服用 NSAID 类消炎药如阿司匹林、吲哚美辛等，有无烟酒嗜好及饮食、睡眠情况。

（二）临床症状评估与观察

1. 腹痛的评估　评估腹痛发生的原因或诱因，疼痛的部位、性质和程度；与进食、活动、体位等因素的关系，有无伴随症状。慢性胃炎进展缓慢，多无明显症状。部分患者可有上腹部隐痛与饱胀的表现。腹痛无明显节律性，通常进食后较重，空腹时较轻。

2. 恶心、呕吐的评估　评估恶心、呕吐发生的时间、频率、原因或诱因，与进食的关系；呕吐的特点及呕吐物的性质、量；有无伴随症状，是否与精神因素有关。慢性胃炎的患者进食硬、冷、辛辣或其他刺激性食物时可引发恶心、反酸、嗳气、上腹不适、食欲不振等症状。

3. 贫血的评估　慢性胃炎并发胃黏膜糜烂者可出现少量或大量上消化道出血，表现以黑粪为主，持续 3~4d 停止。长期少量出血可引发缺铁性贫血，患者可出现头晕、乏力及消瘦等症状。

（三）辅助检查的评估

1. 胃镜及黏膜活组织检查　这是最可靠的诊断方法，可直接观察黏膜病损。慢性萎缩性胃炎可见黏膜呈颗粒状、黏膜血管显露、色泽灰暗、皱襞细小；慢性浅表性胃炎可见红斑、黏膜粗糙不平、出血点（斑）。两种胃炎皆可见伴有糜烂、胆汁反流。活组织检查可进行病理诊断，同时可检测幽门螺杆菌。

2. 胃酸的测定　慢性浅表性胃炎胃酸分泌可正常或轻度降低，而萎缩性胃炎胃酸明显降低，其分泌胃酸功能随胃腺体的萎缩、肠腺化生程度的加重而降低。

3. 血清学检查　慢性胃体炎患者血清抗壁细胞抗体和内因子抗体呈阳性，血清胃泌素明显升高；慢性胃窦炎患者血清抗壁细胞抗体多呈阴性，血清胃泌素下降或正常。

4. 幽门螺杆菌检测　通过侵入性和非侵入性方法检测幽门螺杆菌。慢性胃炎患者胃黏膜中幽门螺杆菌阳性率的高低与胃炎活动与否有关，且不同部位的胃黏膜其幽门螺杆菌的检测率亦不相同。幽门螺杆菌的检测对慢性胃炎患者的临床治疗有指导意义。

（四）心理社会因素评估

1. 生活方式　评估患者生活是否有规律；生活或工作负担及承受能力；有无过度紧张、焦虑等负性情绪；睡眠的质量等。

2. 饮食习惯　评估患者平时饮食习惯及食欲，进食时间是否规律；有无特殊的食物喜好或禁忌，有无食物过敏，有无烟酒嗜好。

3. 心理 - 社会状况　评估患者的性格及精神状态；患病对患者日常生活、工作的影响。患者有无焦虑、抑郁、悲观等负性情绪及其程度。评估患者的家庭成员组成，家庭经济、文化、教育背景，对患者的关怀和支持程度；医疗费用来源或支付方式。

4. 认知程度　评估患者对慢性胃炎的病因、诱因及如何预防的了解程度。

（五）腹部体征的评估

慢性胃炎的体征多不明显，少数患者可出现上腹轻压痛。

三、护理问题

1. 疼痛　由于胃黏膜炎性病变所致。
2. 营养失调：低于机体需要量　由于厌食、消化吸收不良所致。
3. 焦虑　由于病情反复、病程迁延所致。
4. 活动无耐力　由于慢性胃炎引起贫血所致。
5. 知识缺乏　缺乏对慢性胃炎病因和预防知识的了解。

四、护理目标

（1）患者疼痛减轻或消失。
（2）患者住院期间能保证机体所需热量、水分、电解质的摄入。
（3）患者焦虑程度减轻或消失。
（4）患者活动耐力恢复或有所改善。
（5）患者能自述疾病的诱因及预防保健知识。

五、护理措施

（一）一般护理

1. 休息　指导患者急性发作时应卧床休息，并可用转移注意力、做深呼吸等方法来减轻。

2. 活动　病情缓解时，进行适当的锻炼，以增强机体抵抗力。嘱患者生活要有规律，避免过度劳累，注意劳逸结合。

3. 饮食　急性发作时可予少渣半流食，恢复期患者指导其食用富含营养、易消化的食物，避免食用辛辣、生冷等刺激性食物及浓茶、咖啡等饮料。嗜酒患者嘱其戒酒。指导患者加强饮食卫生并养成良好的饮食习惯，定时进餐、少量多餐、细嚼慢咽。如胃酸缺乏者可酌情食用酸性食物，如山楂、食醋等。

4. 环境　为患者创造良好的休息环境，定时开窗通风，保证病室的温湿度适宜。

（二）心理护理

1. 减轻焦虑　提供安全舒适的环境，减少患者的不良刺激。避免患者与其他有焦虑情绪的患者或亲属接触。指导其散步、听音乐等转移注意力的方法。

2. 心理疏导　首先帮助患者分析这次产生焦虑的原因，了解患者内心的期待和要求；然后共同商讨这些要求是否能够实现，以及错误的应对机制所产生的后果。指导患者采取正确的应对机制。

3. 树立信心　向患者讲解疾病的病因及防治知识，指导患者如何保持合理的生活方式和去除对疾病的不利因素。并可以请有过类似疾病的患者讲解采取正确应对机制所取得的良好效果。

（三）治疗配合

1. 腹痛　评估患者疼痛的部位、性质及程度。嘱患者卧床休息，协助患者采取有利于减轻疼痛的体位。可利用局部热敷、针灸等方法来缓解疼痛。必要时遵医嘱给予药物止痛。

2. 活动无耐力　协助患者进行日常生活活动。指导患者体位改变时动作要慢，以免发生直立性低血压。根据患者病情与患者共同制定每日的活动计划，指导患者逐渐增加活动量。

3. 恶心、呕吐　协助患者采取正确体位，头偏向一侧，防止误吸。安慰患者，消除患者紧张、焦虑的情绪。呕吐后及时为患者清理，更换床单位并协助患者采取舒适体位。观察呕吐物的性质、量及呕吐次数。必要时遵医嘱给予止吐药物治疗。

附：呕吐物性质及特点分析

1. 呕吐不伴恶心　呕吐突然发生，无恶心、干呕的先兆，伴明显头痛，且呕吐于头痛剧烈时出现，常见于神经血管头痛、脑震荡、脑溢血、脑炎、脑膜炎及脑肿瘤等。

2. 呕吐伴恶心　多见于胃源性呕吐，例如胃炎、胃溃疡、胃穿孔、胃癌等，呕吐多与进食、饮酒、服用药物有关，吐后常感轻松。

3. 清晨呕吐　多见于妊娠呕吐和酒精性胃炎的呕吐。

4. 食后即恶心、呕吐　如果食物尚未到达胃内就发生呕吐，多为食管的疾病，如食管癌、食管贲门失弛缓症。食后即有恶心、呕吐伴腹痛、腹胀者常见于急性胃肠炎、阿米巴痢疾。

5. 呕吐发生于饭后 2~3h　可见于胃炎、胃溃疡和胃癌。

6. 呕吐发生于饭后 4~6h　可见于十二指肠溃疡。

7. 呕吐发生在夜间　呕吐发生在夜间，且量多有发酵味者，常见于幽门梗阻、胃及十二指肠溃疡、胃癌。

8. 大量呕吐　呕吐物如为大量，提示有幽门梗阻、胃潴留或十二指肠瘀滞。

9. 少量呕吐　呕吐常不费力，每口吐出量不多，可有恶心，进食后可立即发生，吐完后可再进食，多见于神经官能性呕吐。

10. 呕吐物性质辨别　如下所述：

（1）呕吐物酸臭：呕吐物酸臭或呕吐隔日食物见于幽门梗阻、急性胃炎。

（2）呕吐物中有血：应考虑消化性溃疡、胃癌。

（3）呕吐黄绿苦水：应考虑十二指肠梗阻。

（4）呕吐物带粪便：见于肠梗阻晚期，带有粪臭味见于小肠梗阻。

（四）用药护理

（1）向患者讲解药物的作用、不良反应及用药的注意事项，观察患者用药后的反应。

（2）根据患者的情况进行指导，避免使用对胃黏膜有刺激的药物，必须使用时应同时服用抑酸剂或胃黏膜保护剂。

（3）有幽门螺杆菌感染的患者，应向其讲解清除幽门螺杆菌的重要性，嘱其连续服药两周，停药 4 周后再复查。

（4）静脉给药患者，应根据患者的病情、年龄等情况调节滴注速度，保证入量。

（五）健康教育

（1）向患者及家属介绍本病的有关病因，指导患者避免诱发因素。

（2）教育患者保持良好的心理状态，平时生活要有规律，合理安排工作和休息时间，注意劳逸结合，积极配合治疗。

（3）强调饮食调理对防止疾病复发的重要性，指导患者加强饮食卫生和饮食营养，养成有规律的饮食习惯。

（4）避免刺激性食物及饮料，嗜酒患者应戒酒。

（5）向患者介绍所用药物的名称、作用、不良反应，以及服用的方法剂量和疗程。

（6）嘱患者定期按时服药，如有不适及时就诊。

（胡光瑞）

第三节　假膜性肠炎

一、概述

假膜性肠炎（pseudomembranous colitis，PMC）是一种主要发生于结肠，也可累及小肠的急性黏膜坏死、纤维素渗出性炎症，黏膜表面覆有黄白或黄绿色假膜，其多系在应用抗生素后导致正常肠道菌群失调，难辨梭状芽孢杆菌（clostridium difficile，CD）大量繁殖，产生毒素致病，因此，有人称其为CD相关性腹泻（clostridium difficile associated diarrhea，CDAD）。Henoun报道CDAD占医院感染性腹泻患者的25%。该病多发生于老年人、重症患者、免疫功能低下和外科手术后等患者。年龄多在50~59岁，女性稍多于男性。

二、护理评估

（一）评估患者的健康史及家族史

询问患者既往身体状况，尤其是近期是否发生过比较严重的感染，以及近期使用抗生素的情况。

（二）临床症状评估与观察

1. 评估患者腹泻的症状　临床表现可轻如一般腹泻，重至严重血便。患者表现为水泻（90%~95%），可达10次/d，较重病例水样便中可见漂浮的假膜，5%~10%的患者可有血便。顽固腹泻可长达2~4周。

2. 评估患者腹痛的情况　80%~90%的患者会出现腹痛。

3. 评估患者有无发热症状　近80%的患者有发热。

4. 评估患者营养状况　因患者腹泻、发热可致不同程度的营养不良。

5. 评估患者精神状态　有些患者可表现为精神萎靡、乏力和神志模糊，严重者可进入昏迷状态。

（三）辅助检查评估

1. 血液检查　白细胞增多，多在（10~20）×10^9/L以上，甚至高达40×10^9/L或更高，以中性粒细胞增多为主。有低白蛋白血症、电解质失常或酸碱平衡失调。

2. 粪便检查　大便涂片如发现大量革兰阳性球菌，提示葡萄球菌性肠炎。难辨梭状芽孢杆菌培养及毒素测定对诊断假膜性肠炎具有非常重要的意义。

3. 内镜检查　是诊断假膜性肠炎快速而可靠的方法。轻者内镜下可无典型表现，肠黏膜可正常或仅有轻度充血水肿。严重者可见黏膜表面覆以黄白或黄绿色假膜。早期，假膜呈斑点状跳跃分布；进一步发展，病灶扩大，隆起，周围有红晕，红晕周边黏膜正常或水肿。假膜相互融合成各种形态，重者可形成假膜管型。假膜附着较紧，强行剥脱后可见其下黏膜凹陷、充血、出血。皱襞顶部最易受累，可因水肿而增粗增厚。

4. X 线检查　腹平片可见结肠扩张、结肠袋肥大、肠腔积液和指压痕。气钡灌肠双重造影显示结肠黏膜紊乱，边缘呈毛刷状，黏膜表面见许多圆形或不规则结节状阴影、指压痕及溃疡征。

5. B 超检查　可见肠腔扩张、积液。

6. CT 检查　提示肠壁增厚，皱襞增粗。

（四）心理社会因素评估

（1）评估患者对假膜性肠炎的认识程度。

（2）评估患者心理承受能力、性格类型。

（3）评估患者是否缺少亲人及朋友的关爱。

（4）评估患者是否存在焦虑及恐惧心理。

（5）评估患者是否有经济负担。

（6）评估患者的生活方式及饮食习惯。

（五）腹部体征的评估

其中 10%～20% 的患者在查体时腹部会出现反跳痛。

三、护理问题

1. 腹泻　由于肠毒素与细胞毒素在致病过程中的协同作用，肠毒素通过黏膜上皮细胞的 cAMP 系统使水、盐分泌增加所致。

2. 腹痛　由于肠内容物通过充血、水肿的肠管而引起的刺激痛。

3. 体温过高　由于肠道炎症活动及继发感染所致。

4. 部分生活自理能力缺陷　与静脉输液有关。

5. 营养失调：低于机体需要量　由于腹泻、肠道吸收障碍所致。

6. 有体液不足的危险　与肠道炎症所致腹泻有关。

7. 有肛周皮肤完整性受损的危险　与腹泻有关。

8. 潜在的并发症：肠穿孔、中毒性巨结肠　与肠黏膜基底层受损，结肠扩张有关。

9. 潜在的并发症：水、电解质紊乱，低蛋白血症　与腹泻、肠黏膜上皮细胞脱落、基底膜受损、液体和纤维素有关。

10. 焦虑　由于腹痛腹泻所致。

四、护理目标

（1）患者主诉大便次数减少或恢复正常排便。

（2）患者主诉腹痛症状减轻或缓解。

（3）患者体温恢复正常。

（4）患者住院期间生活需要得到满足。

（5）患者住院期间体重增加，贫血症状得到改善。

（6）保持体液平衡，患者不感到口渴，皮肤弹性良好，血压和心率在正常范围。

（7）患者住院期间肛周皮肤完整无破损。

（8）患者住院期间，通过护士的密切观察，能够及早发现并发症，得到及时治疗。

（9）患者住院期间不出现水、电解质紊乱，或通过护士的密切观察，能够及早发现，得到及时纠正；血清总蛋白、清蛋白达到正常水平。

（10）患者住院期间保持良好的心理状态。

五、护理措施

（一）一般护理

（1）为患者提供舒适安静的环境，嘱患者卧床休息，避免劳累。

（2）室内定时通风，保持空气清新，调节合适的温度湿度。

（3）患者大便次数多，指导患者保护肛周皮肤，每次便后用柔软的卫生纸擦拭，并用温水清洗、软毛巾蘸干，避免用力搓擦，保持局部清洁干燥，如有发红，可局部涂抹鞣酸软膏或润肤油。

（4）将日常用品放置于患者随手可及的地方，定时巡视病房，满足患者各项生理需要。

（二）心理护理

（1）患者入院时主动接待，热情服务，向患者及家属介绍病房环境及规章制度，取得患者及家属的配合，消除恐惧心理。

（2）患者腹痛、腹泻时，应耐心倾听患者主诉，安慰患者，稳定患者情绪，帮助患者建立战胜疾病的信心。

（3）向患者讲解各项检查的目的、方法，术前准备及术后注意事项，消除患者的恐惧心理。

（三）治疗配合

（1）观察患者大便的次数、性状、量以及有无黏液脓血，及时通知医生给予药物治疗。

（2）观察患者腹痛的部位、性质、持续时间、缓解方式及腹部体征的变化，及时发现，避免肠穿孔及中毒性巨结肠的发生。

（3）观察患者生命体征变化，尤其是体温变化，注意观察热型，遵医嘱应用物理降温及药物降温。

（4）评估患者营养状况，监测血常规、电解质及人血清蛋白、总蛋白的变化，观察患者有无皮肤黏膜干燥、弹性差、尿少等脱水表现。

（5）指导患者合理选择饮食，一般给予高营养低渣饮食，适量补充维生素及微量元素。

（6）指导患者合理用药，观察药物效果及不良反应。

（四）用药护理

（1）抗菌治疗（表9－1）。

表9－1 假膜性肠炎患者的抗菌治疗

万古霉素、去甲万古霉素使用注意事项：

· 输入速度不可过快：否则可产生红斑样或荨麻疹样反应

· 浓度不可过高：可致血栓性静脉炎，应适当控制药液浓度和滴注速度

· 不可肌内注射

· 不良反应：可引起口麻、刺痛感、皮肤瘙痒、嗜酸粒细胞增多、药物热、感冒样反应以及血压剧降、过敏性休克反应等，与许多药物可产生沉淀反应

· 含本品的输液中不得添加其他药物

（2）保证患者每日液体入量，根据药物的性质和患者自身情况合理调节滴注速度。

（五）健康教育

（1）向患者及家属介绍假膜性肠炎的病因、疾病过程以及预防方法。

（2）指导患者合理选择饮食，避免粗纤维和刺激性食物。

（3）讲解用药的注意事项、不良反应及服用方法，教会患者自我观察。

（4）嘱患者注意腹部保暖，避免受凉，如有不适随时就医。

（王　莹）

第十章

肾内科疾病的护理

第一节　肾小球肾炎

一、急性肾小球肾炎

急性肾小球肾炎（acute glomerulonephritis，AGN）简称急性肾炎，是以急性肾炎综合征为主要表现的一组疾病。其特点为起病急，患者出现血尿、蛋白尿、水肿和高血压，可伴有一过性氮质血症。本病好发于儿童，男性居多。常有前驱感染，多见于链球菌感染后，其他细菌、病毒和寄生虫感染后也可引起。本部分主要介绍链球菌感染后急性肾炎。

（一）病因及发病机制

本病常发生于 β-溶血性链球菌 "致肾炎菌株" 引起的上呼吸道感染（多为扁桃体炎）或皮肤感染（多为脓疱疮）后，感染导致机体产生免疫反应而引起双侧肾脏弥漫性的炎症反应。目前多认为，链球菌的主要致病抗原是胞质或分泌蛋白的某些成分，抗原刺激机体产生相应抗体，形成免疫复合物沉积于肾小球而致病。同时，肾小球内的免疫复合物可激活补体，引起肾小球内皮细胞及系膜细胞增生，并吸引中性粒细胞及单核细胞浸润，导致肾脏病变。

（二）临床表现

前驱感染后常有 1~3 周（平均 10d 左右）的潜伏期。呼吸道感染的潜伏期较皮肤感染短。本病起病较急，病情轻重不一，轻者仅尿常规及血清补体 C3 异常，重者可出现急性肾衰竭。大多预后良好，常在数月内临床自愈。典型者呈急性肾炎综合征的表现。

1. 尿异常　几乎所有患者均有肾小球源性血尿，约 30% 出现肉眼血尿，且常为首发症状或患者就诊的原因。可伴有轻、中度蛋白尿，少数（小于 20%）患者可呈大量蛋白尿。

2. 水肿　80% 以上患者可出现水肿，常为起病的首发表现，表现为晨起眼睑水肿，呈 "肾炎面容"，可伴有下肢轻度凹陷性水肿，少数严重者可波及全身。

3. 高血压　约 80% 患者患病初期水钠潴留时，出现一过性轻、中度高血压，经利尿后血压恢复正常。少数患者可出现高血压脑病、急性左心衰竭等。

4. 肾功能异常　大部分患者起病，时尿量减少（400~700ml/d），少数为少尿（小于 400ml/d）。可出现一过性轻度氮质血症。一般于 1~2 周后尿量增加，肾功能于利尿后数日恢复正常，极少数出现急性肾功能衰竭。

（三）辅助检查

1. 尿液检查　均有镜下血尿，呈多形性红细胞。尿蛋白多为 +~++。尿沉渣中可有红细胞管型、颗粒管型等。早期尿中白细胞、上皮细胞稍增多。

2. 血清 C3 及总补体　发病初期下降，于 8 周内恢复正常，对本病诊断意义很大。血清抗链球菌溶血素 "O" 滴度可增高。

3. 肾功能检查 可有内生肌酐清除率（Ccr）降低，血尿素氮（BUN）、血肌酐（Cr）升高。

（四）诊断要点

链球菌感染后 1~3 周出现血尿、蛋白尿、水肿和高血压等肾炎综合征典型表现，血清 C3 降低，病情于发病 8 周内逐渐减轻至完全恢复者，即可诊断为急性肾小球肾炎。病理类型需行肾活组织检查确诊。

（五）治疗要点

本病患者的治疗以卧床休息、对症处理为主。本病为自限性疾病，不宜用糖皮质激素及细胞毒性药物。急性肾功能衰竭患者应予透析。

1. 对症治疗 利尿治疗可消除水肿，降低血压。尿后高血压控制不满意时，可加用其他降压药物。

2. 控制感染灶 以往主张使用青霉素或其他抗生素 10~14d，现其必要性存在争议。对于反复发作的慢性扁桃体炎，待肾炎病情稳定后，可作扁桃体摘除术，手术前后两周应注射青霉素。

3. 透析治疗 对于少数发生急性肾功能衰竭者，应予血液透析或腹膜透析治疗，帮助患者渡过急性期，一般不需长期维持透析。

（六）护理诊断/合作性问题

1. 体液过多 与肾小球滤过率下降、水钠潴留有关。

2. 活动无耐力 与疾病处于急性发作期、水肿、高血压等有关。

3. 潜在并发症 急性左心衰竭、高血压脑病、急性肾功能衰竭。

（七）护理措施

1. 一般护理 如下所述：

（1）休息与运动：急性期患者应绝对卧床休息，以增加肾血流量和减少肾脏负担。当其卧床休息 6 周~2 月，尿液检查只有蛋白尿和镜下血尿时，方可离床活动。病情稳定后逐渐增加运动量，避免劳累和剧烈活动，坚持 1~2 年，待完全康复后才能恢复正常的体力劳动。

（2）饮食护理：当患者有水肿、高血压或心力衰竭时，应严格限制盐的摄入，一般进盐应低于 3g/d，对于特别严重病例应完全禁盐。在急性期，为减少蛋白质的分解代谢，还应限制蛋白质的摄取量为 0.5~0.8g/（kg·d）。当血压下降、水肿消退、尿蛋白减少后，即可逐渐增加食盐和蛋白质的量。

除限制钠盐外，也应限制进水量，进水量的控制本着宁少勿多的原则。每日进水量应为不显性失水量（约 500ml）加上前一天 24h 尿量，此进水量包括饮食、饮水、服药、输液等所含水分的总量。另外，饮食应注意热量充足、易于消化和吸收。

2. 病情观察 注意观察水肿的范围、程度，有无胸腔积液、腹腔积液，有无呼吸困难、肺部湿啰音等急性左心衰竭的征象；监测高血压动态变化，监测有无头痛、呕吐、颈项强直等高血压脑病的表现；观察尿的变化及肾功能的变化，及早发现有无肾衰竭的可能。

3. 用药护理 在使用降压药的过程中，要注意一定要定时、定量服用，随时监测血压的变化，还要嘱患者服药后在床边坐几分钟，然后缓慢站起，防止眩晕及直立性低血压。

4. 心理护理 患者尤其是儿童对长期的卧床会产生忧郁、烦躁等心理反应，加上担心血尿、蛋白尿是否会恶化，会进一步加重精神负担。故应尽量多关心、巡视患者，随时注意患者的情绪变化和精神需要，按照患者的要求予以尽快解决。关于卧床休息需要持续的时间和病情的变化等，应适当予以说明，并要组织一些有趣的活动活跃患者的精神生活，使患者能以愉快、乐观的态度安心接受治疗。

（八）健康指导

1. 预防指导 平时注意加强锻炼，增强体质。注意个人卫生，防止化脓性皮肤感染。有上呼吸道或皮肤感染时，应及时治疗。注意休息和保暖，限制活动量。

2. 生活指导 急性期严格卧床休息，按照病情进展调整作息制度。掌握饮食护理的意义及原则，切实遵循饮食计划。指导患者及其家属掌握本病的基本知识和观察护理方法，消除各种不利因素，防止疾病进一步加重。

3. 用药指导　遵医嘱正确使用抗生素、利尿药及降压药等，掌握不同药物的名称、剂量、给药方法，观察各种药物的疗效和不良反应。

4. 心理指导　增强战胜疾病的信心，保持良好的心境，积极配合诊疗计划。

二、急进性肾小球肾炎

急进性肾小球肾炎（rapidly progressive glomerulonephritis，RPGN），是一组病情发展急骤，由血尿、蛋白尿迅速发展为少尿或无尿直至急性肾衰竭的急性肾炎综合征。临床上，肾功能呈急剧进行性恶化，常在 3 个月内肾小球滤过率（GFR）下降 50% 以上，发展至终末期肾衰竭一般为数周或数月。该病进展迅速，病情危重，预后差。病理改变特征为肾小球囊内细胞增生、纤维蛋白沉着，表现为广泛的新月体形成，故又称新月体肾炎。这组疾病发病率较低，危险性大，及时诊断、充分治疗尚可有效改变疾病的预后，临床上应高度重视。

（一）病因及发病机制

由多种原因所致的一组疾病，包括：①原发性急进性肾小球肾炎。②继发于全身性疾病（如系统性红斑狼疮肾炎）的急进性肾小球肾炎。③在原发性肾小球病（如系膜毛细血管性肾小球肾炎）的基础上形成广泛新月体，即病理类型转化而来的新月体性肾小球肾炎。本文着重讨论原发性急进性肾小球肾炎（以下简称急进性肾炎）。

RPGN 根据免疫病理可分为三型，其病因及发病机制各不相同：①Ⅰ型又称抗肾小球基底膜型肾小球肾炎，由于抗肾小球基底膜抗体与肾小球基底膜（GBM）抗原相结合激活补体而致病。②Ⅱ型又称免疫复合物型，因肾小球内循环免疫复合物的沉积或原位免疫复合物形成，激活补体而致病。③Ⅲ型为少或无免疫复合物型，肾小球内无或仅微量免疫球蛋白沉积。现已证实 50% ~80% 该型患者为原发性小血管炎肾损害，肾脏可为首发、甚至唯一受累器官或与其他系统损害并存。原发性小血管炎患者血清抗中性粒细胞胞质抗体（ANCA）常呈阳性。我国以Ⅱ型多见，Ⅰ型好发于青、中年，Ⅱ型及Ⅲ型常见于中、老年患者，男性居多。

RPGN 患者约半数以上有上呼吸道感染的前驱病史，其中少数为典型的链球菌感染，其他多为病毒感染，但感染与 RPGN 发病的关系尚未明确。接触某些有机化学溶剂、碳氢化合物如汽油，与 RPGN Ⅰ型发病有较密切的关系。某些药物如丙硫氧嘧啶（PTU）、肼苯达嗪等可引起 RPGN Ⅲ型。RPGN 的诱发因素包括吸烟、吸毒、接触碳氢化合物等。此外，遗传的易感性在 RPGN 发病中作用也已引起重视。

（二）病理

肾脏体积常较正常增大。病理类型为新月体性肾小球肾炎。光镜下通常以广泛（50% 以上）的肾小球囊腔内有大量新月体形成（占肾小球囊腔 50% 以上）为主要特征，病变早期为细胞性新月体，后期为纤维性新月体。另外，Ⅱ型常伴有肾小球内皮细胞和系膜细胞增生，Ⅲ型常可见肾小球节段性纤维素样坏死。免疫病理学检查是分型的主要依据，Ⅰ型 IgG 及 C3 呈光滑线条状沿肾小球毛细血管壁分布；Ⅱ型 IgG 及 C3 呈颗粒状沉积于系膜区及毛细血管壁；Ⅲ型肾小球内无或仅有微量免疫沉积物。电镜下可见Ⅱ型电子致密物在系膜区和内皮下沉积，Ⅰ型和Ⅲ型无电子致密物。

（三）临床表现

患者可有前驱呼吸道感染，起病多较急，病情急骤进展。Ⅰ型的临床特征为急性肾炎综合征（起病急、血尿、蛋白尿、少尿、水肿、高血压），且多在早期出现少尿或无尿，进行性肾功能恶化并发展成尿毒症；Ⅱ型患者约半数可伴肾病综合征；Ⅲ型患者常有不明原因的发热、乏力、关节痛或咯血等系统性血管炎的表现。

（四）辅助检查

1. 尿液检查　常见肉眼血尿，镜下大量红细胞、白细胞和红细胞管型，尿比重及渗透压降低，蛋白尿常呈阳性（ + ~ + + + + ）。

2. 肾功能检查　血尿素氮、肌酐浓度进行性升高，肌酐清除率进行性降低。

3. 免疫学检查　主要有抗 GBM 抗体阳性（Ⅰ型）、ANCA 阳性（Ⅲ型）。此外，Ⅱ型患者的血液循环免疫复合物及冷球蛋白可呈阳性，并可伴血清 C3 降低。

4. 影像学检查　半数患者 B 型超声显示双肾增大。

（五）治疗要点

包括针对急性免疫介导性炎症病变的强化治疗以及针对肾脏病变后果（如水钠潴留、高血压、尿毒症及感染等）的对症治疗两方面。尤其强调在早期做出病因诊断和免疫病理分型的基础上尽快进行强化治疗。

1. 强化疗法　如下所述：

（1）强化血浆置换疗法：应用血浆置换机分离患者的血浆和血细胞并弃去血浆，再以等量正常人的血浆（或血浆白蛋白）和患者血细胞混合后重新输入患者体内。通常每日或隔日 1 次，每次置换血浆 2～4L，直到血清抗体（如抗 GBM 抗体、ANCA）或免疫复合物转阴、病情好转，一般需置换 6～10 次左右。该疗法需配合糖皮质激素［口服泼尼松 1mg/（kg·d），2～3 个月后渐减］及细胞毒性药物［环磷酰胺 2～3mg/（kg·d）口服，累积量一般不超过 8g］，以防止在机体大量丢失免疫球蛋白后有害抗体大量合成而造成"反跳"。该疗法适用于各型急进性肾炎，但主要适用于Ⅰ型；对于 Goodpasture 综合征和原发性小血管炎所致急进性肾炎（Ⅲ型）伴有威胁生命的肺出血作用较为肯定、迅速，应首选。

（2）甲泼尼龙冲击伴环磷酰胺治疗：为强化治疗之一。甲泼尼龙 0.5～1.0g 溶于 5% 葡萄糖中静脉滴入，每日或隔日 1 次，3 次为一疗程。必要时间隔 3～5d 可进行下一疗程，一般不超过 3 个疗程。甲泼尼龙冲击疗法也需辅以泼尼松及环磷酰胺常规口服治疗，方法同前。近年有人用环磷酰胺冲击疗法（0.8～1.0g 溶于 5% 葡萄糖静脉滴入，每月 1 次）替代常规口服，可减少环磷酰胺的不良反应，其确切优缺点和疗效尚待进一步总结。该疗法主要适用Ⅱ、Ⅲ型，Ⅰ型疗效较差。用甲泼尼龙冲击治疗时，应注意继发感染和水钠潴留等不良反应。

2. 替代治疗　凡急性肾功能衰竭已达透析指征者应及时透析。对强化治疗无效的晚期病例或肾功能已无法逆转者，则有赖于长期维持透析。肾移植应在病情静止半年（Ⅰ型、Ⅲ型患者血中抗 GBM 抗体、ANCA 需转阴）后进行。

3. 对症治疗　对水钠潴留、高血压及感染等需积极采取相应的治疗措施。

（六）护理诊断/合作性问题

1. 潜在并发症　急性肾功能衰竭。

2. 体液过多　与肾小球滤过率下降、大量激素治疗导致水钠潴留有关。

3. 有感染的危险　与激素、细胞毒性药物的应用、血浆置换、大量蛋白尿致机体抵抗力下降有关。

4. 恐惧　与疾病的病情进展快、预后差有关。

5. 知识缺乏　缺乏疾病防治的相关知识。

（七）护理措施

1. 病情监测　密切观察病情变化，及时识别急性肾功能衰竭的发生。监测项目包括：①生命体征：观察有无气促、端坐呼吸、肺部湿啰音等心力衰竭表现。②尿量：若尿量迅速减少或出现无尿，提示发生急性肾功能衰竭。③血肌酐、尿素氮、内生肌酐清除率：急性肾衰竭时可出现血尿素氮、肌酐浓度迅速进行性升高，肌酐清除率快速降低。④血清电解质：重点观察有无高血钾，急性肾衰竭时常可出现高血钾，并诱发心律失常、心脏骤停。⑤消化道症状：了解患者有无消化道症状，如食欲减退、恶心、呕吐、呕血或黑便等表现。⑥神经系统症状：有无意识模糊、定向障碍、甚至昏迷等神经系统症状。

2. 用药护理　严格遵医嘱用药，密切观察激素、免疫抑制剂、利尿剂的效果和不良反应。糖皮质激素可导致水钠潴留、血压升高、精神兴奋、消化道出血、骨质疏松、继发感染、伤口愈合缓慢以及类肾上腺皮质功能亢进症的表现，如满月脸、水牛背、腹部脂肪堆积、多毛。对肾脏患者，使用糖皮质激素后应特别注意有无加重肾损害导致病情恶化的水钠潴留、血压升高和继发感染等不良反应。激素和细胞毒性药物冲击治疗时，可明显抑制机体的免疫功能，必要时需要对患者实施保护性隔离，防止感染。血浆置换和透析治疗时，应注意严格无菌操作。

（八）健康指导

1. 疾病防护指导　部分患者的发病与前驱感染病史、吸烟或接触某些有机化学溶剂有关，应积极预防，注意保暖，避免受凉和感冒。

2. 疾病知识指导　向患者家属介绍疾病特点。

3. 用药指导　对患者及家属强调遵医嘱用药的重要性，告知激素及细胞毒性药物的作用、可能出现的不良反应和服药的注意事项，鼓励患者配合治疗。

4. 病情监测指导　向患者解释如何监测病情变化和病情经治疗缓解后的长期随访，防止疾病复发及恶化。

（九）预后

患者若能得到及时明确诊断和早期强化治疗，预后可得到显著改善。早期强化治疗可使部分患者得到缓解，避免或脱离透析，甚至少数患者肾功能得到完全恢复。若诊断不及时，早期未接受强化治疗，患者多于数周至半年内进展至不可逆肾衰竭。影响患者预后的主要因素有：①免疫病理类型：Ⅲ型较好，Ⅰ型差，Ⅱ型居中。②强化治疗是否及时：临床无少尿，血肌酐小于 $530\mu mol/L$，病理尚未显示广泛不可逆病变（纤维性新月体、肾小球硬化或间质纤维化）时，即开始治疗者预后较好，否则预后差。③老年患者预后相对较差。

本病缓解后的长期转归，以逐渐转为慢性病变并发展为慢性肾功能衰竭较为常见，故应特别注意采取措施保护残存肾功能，延缓疾病进展和慢性肾衰竭的发生。部分患者可长期维持并缓解。仅少数患者（以Ⅲ型多见）可复发，必要时需重复肾活检，部分患者强化治疗仍可有效。

三、慢性肾小球肾炎

慢性肾小球肾炎（chronic glomerulonephritis，CGN），简称慢性肾炎，是一组以血尿、蛋白尿、高血压、水肿为基本临床表现的肾小球疾病。临床特点是病程长，起病初无症状，进展缓慢，最终可发展成慢性肾衰竭。由于不同的病理类型及病程阶段不同，疾病表现可多样化。可发生于任何年龄，以青、中年男性居多。

（一）病因及发病机制

绝大多数慢性肾炎由不同病因、不同病理类型的原发性肾小球疾病发展而来，仅少数由急性链球菌感染后肾小球肾炎所致。其发病机制主要与原发病的免疫炎症损伤有关。此外，高血压、大量蛋白尿、高血脂等非免疫非炎症性因素亦参与其慢性化进程。

（二）病理类型

慢性肾炎的常见病理类型有系膜增生性肾小球肾炎（包括 IgA 肾病和非 IgA 系膜增生性肾小球肾炎）、系膜毛细血管性肾炎、膜性肾病及局灶节段性肾小球硬化等。上述所有类型均可转化为不同程度的肾小球硬化、肾小管萎缩和间质纤维化，最终肾脏体积缩小，晚期进展成硬化性肾小球肾炎，临床上进入尿毒症阶段。

（三）临床表现

本病起病多缓慢、隐匿，部分患者因感染、劳累呈急性发作。临床表现多样，病情时轻时重，逐渐发展为慢性肾衰竭。

1. 一般表现　蛋白尿、血尿、高血压、水肿为基本临床表现。早期患者可有乏力、纳差、腰部疼痛；水肿可有可无；轻度尿异常，尿蛋白定量常在 $1\sim3g/d$，多有镜下血尿；血压可正常或轻度升高；肾功能正常或轻度受损。以上情况持续数年，甚至数十年，肾功能逐渐恶化出现相应临床表现（贫血、血压增高等）。

2. 特殊表现　有的患者可表现为血压（特别是舒张压）持续性升高，出现眼底出血、渗出，甚至视盘水肿；感染、劳累、妊娠和使用肾毒性药物可使病情急剧恶化，可能引起不可逆慢性肾衰竭。

（四）辅助检查

1. 尿液检查　尿蛋白 + ~ + + +，24h 尿蛋白定量常在 1~3g。尿中可有多形性的红细胞 + ~ + +，红细胞颗粒管型等。

2. 血液检查　肾功能不全的患者可有肾小球滤过率（GFR）下降，血尿素氮（BUN）、血肌酐（Cr）增高、内生肌酐清除率下降。贫血患者出现贫血的血象改变。部分患者可有血脂升高，血浆白蛋白降低。另外，血清补体 C3 始终正常，或持续降低 8 周以上不恢复正常。

3. B 超检查　双肾可有结构紊乱、缩小、皮质变薄等改变。

4. 肾活组织检查　可以确定慢性肾炎的病理类型，对指导治疗和估计预后有重要价值。

（五）诊断要点

凡蛋白尿持续 1 年以上，伴血尿、水肿、高血压和肾功能不全，排除继发性肾炎、遗传性肾炎和慢性肾盂肾炎后，可诊断为慢性肾炎。

（六）治疗要点

慢性肾炎的治疗应以防止或延缓肾功能进行性恶化、改善或缓解临床症状及防治严重并发症为目标，主要治疗如下。

1. 优质低蛋白饮食和必需氨基酸治疗　限制食物中蛋白质及磷的摄入量，低蛋白及低磷饮食可减轻肾小球内高压力、高灌注及高滤过状态，延缓肾小球的硬化。根据肾功能的状况给予优质低蛋白饮食（每日 0.6~0.8g/kg），同时控制饮食中磷的摄入。在进食低蛋白饮食时，应适当增加糖类的摄入以满足机体生理代谢所需要的热量，防止负氮平衡。在低蛋白饮食 2 周后可使用必需氨基酸或 α - 酮酸（每日 0.1~0.2g/kg）。极低蛋白饮食者，0.3g/（kg·d），应适当增加必需氨基酸（8~12g/d）或 α - 酮酸，防止负氮平衡。有明显水肿和高血压时，需低盐饮食。

2. 对症治疗　主要是控制高血压。控制高血压尤其肾内毛细血管高血压是延缓慢性肾功能衰竭进展的重要措施。一般多选用血管紧张素转换酶抑制剂（ACEI）、血管紧张素 II 受体拮抗剂（ARB）或钙通道阻滞剂。临床与实验研究结果均证实，ACEI 和 ARB 具有降低肾小球内血压、减少蛋白尿及保护肾功能的作用。肾功能损害的患者使用此类药物时应注意高钾血症的防治。其他降压药，如 β - 受体阻滞剂、α - 受体阻滞剂、血管扩张药及利尿剂等亦可应用。患者应限盐，有明显水钠潴留的容量依赖型高血压患者选用噻嗪类利尿药。肾功能较差时，噻嗪类利尿剂无效或疗效较差，应改用袢利尿剂。

血压控制欠佳时，可联合使用多种抗高血压药物把血压控制到靶目标值。多数学者认为肾病患者的血压应较一般患者控制更严格，蛋白尿大于等于 1.0g/24h，血压应控制在 125/75mmHg 以下；如果蛋白尿小于等于 1.0g/24h，血压应控制在 130/80mmHg 以下。应尽量选用具有肾脏保护作用的降压药如 ACEI 和 ARB。

3. 特殊治疗　目前研究结果显示，大剂量双嘧达莫（300~400mg/d）、小剂量阿司匹林（40~300mg/d）对系膜毛细血管性肾小球肾炎有降低尿蛋白的作用。对糖皮质激素和细胞毒性药物一般不主张积极应用，但对病理类型较轻、肾体积正常、肾功能轻度受损而尿蛋白较多的患者在无禁忌时可试用。

4. 防治肾损害因素　包括：①预防和治疗各种感染，尤其是上呼吸道感染，因其可致慢性肾炎急性发作，使肾功能急剧恶化。②纠正水电解质和酸碱平衡紊乱。③禁用肾毒性药物，包括中药（如含马兜铃酸的中药关木通、广防己等）和西药（如氨基糖苷类、两性霉素、磺胺类抗生素等）。④及时治疗高脂血症、高尿酸血症。

（七）护理诊断/合作性问题

1. 营养失调：低于机体需要量　与限制蛋白饮食、低蛋白血症等有关。

2. 有感染的危险　与皮肤水肿、营养失调、应用糖皮质激素和细胞毒性药物致机体抵抗力下降有关。

3. 焦虑　与疾病的反复发作、预后不良有关。

4. 潜在并发症　慢性肾功能衰竭。

（八）护理措施

1. 一般护理　如下所述：

（1）休息与活动：慢性肾炎患者每日在保证充分休息和睡眠的基础上，应有适度的活动。尤其是肥胖者应通过活动减轻体重，以减少肾脏和心脏的负担。但对病情急性加重及伴有血尿、心力衰竭或并发感染的患者，应限制活动。

（2）饮食护理：慢性肾炎患者肾小管的重吸收作用不良，在排尿量达到一般标准时，应充分饮水，增加尿量以排泄体内废物。一般情况下不必限制饮食，但若肾功能已受到严重损害，伴有高血压且有发展为尿毒症的倾向时，应限制盐为 $3 \sim 4g/d$，蛋白质为 $0.3 \sim 0.4g/$（kg·d），且宜给予优质的动物蛋白，使之既能保证身体所需的营养，又可达到低磷饮食的要求，起到保护肾功能的作用。另外，应提供足够热量、富含维生素、易消化的饮食，适当调节高糖和脂类在饮食热量中的比例，以减轻自体蛋白质的分解，减轻肾脏负担。

2. 病情观察　密切观察血压的变化，因血压突然升高或持续高血压可加重肾功能的恶化。注意观察水肿的消长情况，注意患者有无出现胸闷、气急及腹胀等胸、腹腔积液的征象。监测患者的尿量变化及肾功能，如血肌酐（Cr）、血尿素氮（BUN）升高和尿量迅速减少，应警惕肾衰竭的发生。

3. 用药护理　使用利尿剂注意监测有无电解质、酸碱平衡紊乱，如低钾血症、低钠血症等；肾功能不全患者在应用 ACEI 降压时，应监测电解质，防止高血钾，另外注意观察有无持续性干咳的不良反应，如果发现要及时提醒医生换药；用血小板解聚药时注意观察有无出血倾向，监测出血、凝血时间等；激素或免疫抑制剂常用于慢性肾炎伴肾病综合征的患者，应观察该类药物可能出现的不良反应。

4. 心理护理　本病病程长，病情反复，长期服药疗效差、不良反应大，预后不良，患者易产生悲观、恐惧等不良情绪反应。且长期患病使患者生活、工作能力下降，经济负担加重，更进一步增加了患者及亲属的思想负担。因此心理护理尤为重要。积极主动与患者沟通，鼓励其说出内心的感受，对提出的问题予以耐心解答。与亲属一起做好患者的疏导工作，联系单位和社区解决患者的后顾之忧，使患者以良好的心态正确面对现实。

（九）健康指导

1. 预防感染指导　保持环境清洁、空气流通、阳光充足；注意休息，避免剧烈运动和过重的体力劳动；注意个人卫生，预防呼吸道和泌尿道感染，如出现感染症状时，应及时治疗。

2. 生活指导　严格按照饮食计划进餐；能够劳逸结合；学会与疾病有关的家庭护理知识，如如何控制饮水量、自我监测血压等。

3. 怀孕指导　在血压和 BUN 正常时，可安全怀孕。如曾有高血压症，且 BUN 较高，应该避孕，必要时行人工流产。

4. 用药指导　掌握利尿剂、降压药等各种药物的使用方法、用药过程中的注意事项；不使用对肾功能有害的药物，如氨基糖苷类抗生素、抗真菌药等。

5. 心理指导　能明确不良心理对疾病的危害性，学会有效的调适方法，心境平和，积极配合医护工作。

（十）预后

慢性肾炎呈持续进行性进展，最终发展至终末期肾衰竭。其进展的速度主要取决于肾脏病理类型、延缓肾功能进展的措施以及避免各种危险因素。其中长期大量蛋白尿、伴高血压或肾功能受损者预后较差。

（胡　娟）

第二节 肾病综合征

肾病综合征（nephrotic syndrome，NS）是指由各种肾小球疾病引起的以大量蛋白尿（尿蛋白定量大于 3.5g/d）、低蛋白血症（血浆白蛋白小于 30g/L）、水肿、高脂血症为临床表现的一组综合征。

一、病因

NS 分为原发性和继发性两大类，本节主要讨论原发性 NS。原发性 NS 为各种不同病理类型的肾小球病，常见的有：①微小病变肾病。②系膜增生性肾小球肾炎。③局灶节段性肾小球硬化。④膜性肾病。⑤系膜毛细血管性肾小球肾炎。

二、病理生理

1. 大量蛋白尿　在正常生理情况下，肾小球滤过膜具有分子屏障及电荷屏障作用，这些屏障作用受损致使原尿中蛋白含量增多，当其增多明显超过近曲小管回吸收量时，形成大量蛋白尿。而高血压、高蛋白饮食或大量输注血浆蛋白等因素均可加重尿蛋白的排出。尿液中主要含白蛋白和与白蛋白近似分子量的蛋白。大分子蛋白如纤维蛋白原、α_1 和 α_2 巨球蛋白等，因其无法通过肾小球滤过膜，从而在血浆中的浓度保持不变。

2. 低白蛋白血症　大量白蛋白从尿中丢失的同时，如肝白蛋白合成增加不足以克服丢失和分解，则出现低白蛋白血症。同时，NS 患者因胃肠黏膜水肿导致食欲减退、蛋白摄入不足、吸收不良或丢失也可加重低白蛋白血症。另外，某些免疫球蛋白（如 IgG）和补体、抗凝及纤溶因子、金属结合蛋白及内分泌素蛋白也可减少，尤其是肾小球病理损伤严重，大量蛋白尿和非选择性蛋白尿时更为显著。患者易产生感染、高凝、微量元素缺乏、内分泌紊乱和免疫功能低下等并发症。

由于免疫球蛋白和补体成分的丢失，NS 患者的抵抗力降低，易患感染。B 因子和 D 因子的丢失导致患者对致病微生物的易感性增加。激素结合蛋白随尿液的丢失会导致体内一系列内分泌和代谢紊乱。少数患者会在临床上表现出伴 NS 的甲状腺功能低下，并且会随着 NS 的缓解而得到恢复。NS 时，血钙和维生素 D 水平也受到明显的影响。血浆中维生素 D 水平下降，又同时使用激素或者有肾功能损害时，就会加速骨病的产生。因此，对于这样的患者应及时进行骨密度、血浆激素水平的监测，同时补充维生素 D 及相关药物，防止骨病的发生。

3. 水肿　NS 时低白蛋白血症、血浆胶体渗透压下降，使水分从血管腔内进入组织间隙，是造成 NS 水肿的基本原因。此外，部分患者有效循环血容量不足，肾素－血管紧张素－醛固酮系统激活和抗利尿激素分泌增加，可增加肾小管对钠的重吸收，进一步加重水肿。但也有研究发现，约 50% 的 NS 患者血容量并不减少甚至增加，血浆肾素水平正常或下降，提示 NS 患者的水钠潴留并不依赖于肾素，血管紧张素，醛固酮系统的激活，而是肾脏原发的水钠潴留的结果。

4. 高脂血症　患者表现为高胆固醇血症和（或）高三酰甘油血症，并可伴有低密度脂蛋白（LDL）、极低密度脂蛋白（VLDL）及脂蛋白 a［Lp（a）］的升高，高密度脂蛋白（HDL）正常或降低。高脂血症的发生与肝脏脂蛋白合成的增加和外周组织利用及分解减少有关，后者可能是高脂血症更为重要的原因。高胆固醇血症的发生与肝脏合成过多富含胆固醇和载脂蛋白 B 的 LDL 及 LDL 受体缺陷致 LDL 清除减少有关。高三酰甘油血症在 NS 中也常见，其产生的原因更多是由于分解减少而非合成增多。

三、临床表现

引起原发性 NS 的肾小球疾病的病理类型有五种，各种病理类型的临床特征、对激素的治疗反应和预后不尽相同。

1. 微小病变型肾病　微小病变型肾病占儿童原发性 NS 的 80%～90%，占成人原发性 NS 的 5%～

10%。好发于儿童，男性多于女性。典型临床表现为 NS，15% 左右伴镜下血尿，一般无持续性高血压及肾功能减退。60 岁以上的患者，高血压和肾功能损害较多见。90% 对糖皮质激素治疗敏感，但复发率高达 60%。

2. 系膜增生性肾小球肾炎　此类型在我国的发病率显著高于西方国家，占原发性 NS 的 30%，男性多于女性，好发于青少年。约 50% 于前驱感染后急性起病，甚至出现急性肾炎的表现。如为非 IgA 系膜增生性肾小球肾炎，约 50% 表现为 NS，约 70% 伴有血尿；如为 IgA 肾病，约 15% 出现 NS，几乎均有血尿。肾功能不全和高血压随着病变程度加重会逐渐增加。对糖皮质激素及细胞毒性药物的治疗反应与病理改变轻重有关，轻者疗效好，重者疗效差。50% 以上的患者经激素治疗后可获完全缓解。

3. 系膜毛细血管性肾小球肾炎　此类型占我国原发性 NS 的 10%，男性多于女性，好发于青壮年。约半数患者有上呼吸道的前驱感染史。50%～60% 表现为 NS，30% 的患者表现为无症状蛋白尿，常伴有反复发作的镜下血尿或肉眼血尿。20%～30% 的患者表现为急性肾炎综合征。高血压、贫血及肾功能损害常见，常呈持续进行性进展。75% 的患者有持续性低补体血症，是本病的重要特征之一。糖皮质激素及细胞毒性药物对成人疗效差，发病 10 年后约 50% 的病例将进展为慢性肾功能衰竭。肾移植术后常复发。

4. 膜性肾病　此型占我国原发性 NS 的 25%～30%，男性多于女性，好发于中老年。起病隐匿，70%～80% 表现为 NS，约 30% 可伴有镜下血尿。肾静脉血栓发生率可高达 40%～50%，肾静脉血栓最常见。有自发缓解倾向，约 25% 的患者会在 5 年内自发缓解。单用激素治疗无效；必须与细胞毒性药物联合使用可使部分患者缓解，但长期和大剂量使用激素和细胞毒性药物有较多的不良反应，因此必须权衡利弊，慎重选择。此外，应适当使用调脂药和抗凝治疗。患者常在发病 5～10 年后逐渐出现肾功能损害。

5. 局灶性节段性肾小球硬化　此型占我国原发性 NS 的 20%～25%，好发于青少年男性。多隐匿起病，NS 为主要临床表现，其中约 3/4 伴有血尿，约 20% 可见肉眼血尿。确诊时约半数伴高血压、约 30% 有肾功能减退，部分患者可伴有近曲小管功能障碍。部分患者可由微小病变型肾病转变而来。对激素和细胞毒性药物治疗的反应性较差，激素治疗无效者达 60% 以上，疗程要较其他病理类型的 NS 适当延长。预后与激素治疗的效果及蛋白尿的程度密切相关。激素治疗反应性好者，预后较好。

四、并发症

1. 感染　是 NS 的常见并发症，与大量蛋白质营养不良、免疫功能紊乱及激素治疗有关。常见感染部位的顺序为：呼吸道、泌尿道、皮肤。感染是 NS 复发和疗效不佳的主要原因之一。

2. 血栓和栓塞　NS 患者的高脂血症以及蛋白质从尿中丢失会造成血液黏稠度增加，加之 NS 时血小板功能亢进、利尿剂和糖皮质激素等因素进一步加重高凝状态，使血栓、栓塞易发，其中以肾静脉血栓最为多见（发生率为 10%～50%，其中 3/4 病例无临床症状）。此外，肺血管血栓、栓塞，下肢静脉、脑血管、冠状血管血栓也不少见。

3. 急性肾衰竭　NS 时有效循环血容量的减少导致肾血流量不足，易诱发肾前性氮质血症。少数患者可出现急性肾衰竭，尤以微小病变型肾病居多。其机制可能是肾间质高度水肿压迫肾小管及大量管型阻塞肾小管，导致肾小管腔内高压、肾小球滤过率骤然减少所致。

4. 蛋白质和脂肪代谢紊乱　可出现低蛋白血症，蛋白代谢呈负平衡。长期低蛋白血症可造成患者营养不良、机体抵抗力下降、生长发育迟缓、内分泌紊乱等。低蛋白血症还可导致药物与蛋白结合减少，游离药物增多，影响药物的疗效，增加部分药物的毒性作用；金属结合蛋白丢失可使微量元素（铁、铜、锌等）缺乏；内分泌素结合蛋白不足可诱发内分泌紊乱。高脂血症增加血液黏稠度，促进血栓、栓塞并发症的发生，还将增加心血管系统并发症冠状动脉粥样硬化、心肌梗死，并可促进肾小球硬化和肾小管 - 间质病变的发生，促进肾脏病变的慢性进展。

五、辅助检查

1. 尿液检查　尿蛋白定性一般为 +++～++++，尿中可有红细胞、管型等。24h 尿蛋白定量超过 3.5g。

2. 血液检查 血浆清蛋白低于 30g/L，血中胆固醇、三酰甘油、低及极低密度脂蛋白增高。肾衰竭时血尿素氮、血肌酐升高。

3. 肾活检 可明确肾小球的病理类型。

4. 肾 B 超检查 双肾正常或缩小。

六、诊断要点

根据大量蛋白尿、低蛋白血症、高脂血症、水肿等临床表现，排除继发性 NS 即可确立诊断，其中尿蛋白大于 3.5g/d、血浆清蛋白小于 30g/L 为诊断的必备条件。NS 的病理类型有赖于肾活组织病理检查。

七、治疗要点

治疗原则以抑制免疫与炎症反应为主，同时防治并发症。

（一）一般治疗

1. 适当休息，预防感染 NS 患者应注意休息，避免到公共场所并预防感染。病情稳定者适当活动是必需的，以防止静脉血栓形成。

2. 限制水钠，优质蛋白饮食 水肿明显者应适当限制水钠摄入（NaCl < 3g/d）。肾功能良好者不必限制蛋白的摄入，但 NS 患者摄入高蛋白饮食会加重蛋白尿，促进肾脏病变的进展。因此，主张给予 NS 患者正常量 0.8~1.0g/（kg·d）的优质蛋白（富含必需氨基酸的动物蛋白）饮食。

（二）对症治疗

1. 利尿消肿 一般患者在使用激素并限制水、钠摄入后可达到利尿消肿的目的。对于水肿明显，经上述处理仍无效者可适当选用利尿剂。利尿治疗的原则是不宜过快、过猛，以免引起有效血容量不足、加重血液高黏倾向，诱发血栓、栓塞并发症。常用噻嗪类利尿剂（氢氯噻嗪）和保钾利尿剂（螺内酯）做基础治疗，二者并用可提高利尿的效果，同时可减少钾代谢紊乱。上述治疗无效时，改为渗透性利尿剂（低分子右旋糖酐、羟乙基淀粉）并用袢利尿剂（呋塞米），可获良好利尿效果。注意在通过输注血浆或血浆白蛋白利尿时要严格掌握适应证，只有对病情严重的患者在必需利尿时方可使用，且要避免过频、过多。对伴有心脏病的患者应慎用此法利尿。

2. 提高血浆胶体渗透压 血浆或清蛋白等静脉输注均可提高血浆胶体渗透压，促进组织中水分回吸收并利尿，如继而使用呋塞米 60~120mg 加于葡萄糖溶液中缓慢静脉滴注，有时能获得良好的利尿效果。但由于输入的蛋白均将于 24~48h 内由尿中排出，可引起肾小球高滤过及肾小管高代谢造成肾小球脏层及肾小管上皮细胞损伤、促进肾间质纤维化，轻者影响糖皮质激素疗效，延迟疾病缓解，重者可损害肾功能，多数学者认为非必要时不宜多用。故应严格掌握适应证，对严重低蛋白血症、高度水肿而又少尿（尿量小于 400ml/d）的 NS 患者，在必需利尿的情况下方可考虑使用，但也要避免过频、过多使用。心力衰竭者慎用。

3. 减少尿蛋白 持续性大量蛋白尿本身可导致肾小球高滤过、加重肾小管·间质损伤、促进肾小球硬化，是影响肾小球病预后的重要因素。已证实减少尿蛋白可以有效延缓肾功能的恶化。应用 ACEI 如贝那普利和（或）ARB 如氯沙坦，可通过有效地控制高血压，降低肾小球内压和直接影响肾小球基底膜对大分子蛋白的通透性，有不依赖于降低全身血压而减少尿蛋白作用。所用剂量一般应比常规降压药剂量大，才能获得良好疗效。

4. 调脂 高脂血症可加速肾小球疾病的发展，增加心、脑血管疾病的发生率，因此，NS 患者并发高脂血症应使用调脂药，尤其是有高血压及冠心病家族史、高 LDL 及低 HDL 血症的患者更需积极治疗。常用降脂药有：①3-羟基-3-甲基戊二酰单酰辅酶 A 还原酶抑制剂，如洛伐他汀、辛伐他汀。②纤维酸类药物，如非诺贝特、吉非贝齐。③普罗布考，本品除降脂作用外还具有抗氧化作用，可防止低密度脂蛋白的氧化修饰，抑制粥样斑块的形成，长期使用可预防肾小球硬化。若 NS 缓解后高脂血症自行缓解则不必使用调脂药。

5. 抗凝 由于凝血因子的改变及激素的使用，常处于高凝状态，有较高血栓并发症的发生率，尤其是在血浆白蛋白小于 20g/L 时，更易并发静脉血栓的形成。建议当血浆白蛋白 <20g/L 时常规使用抗凝剂，可使用普通肝素或低分子肝素，维持 APTT 在正常的 2 倍。此外，也可使用口服抗血小板药如双嘧达莫、阿司匹林。一旦出现血栓或栓塞时，应及早予尿激酶或链激酶溶栓，并配合应用抗凝药。治疗期间应密切观察出、凝血情况，避免药物过量而致出血。

6. 抗感染 用激素治疗时，不必预防性使用抗生素，因其不能预防感染，反而可能诱发真菌双重感染。一旦出现感染，应及时选用敏感、强效及无肾毒性的抗生素。

7. 透析 急性肾衰竭时，利尿无效且达到透析指征时应进行血液透析。

（三）抑制免疫与炎症反应

1. 糖皮质激素 该药可能是通过抑制免疫与炎症反应，抑制醛固酮和抗利尿激素的分泌，影响肾小球基底膜通透性而达到治疗作用。应用激素时应注意以下几点：①起始用量要足：如泼尼松始量为 1mg/（kg·d），共服 8～12 周。②撤减药要慢：足量治疗后每 1～2 周减少原用量的 10%，当减至 20mg/d 时疾病易反跳，应更加缓慢减量。③维持用药要久：最后以最小有效剂量（10mg/d）作为维持量，再服半年至 1 年或更久。激素可采用全日量顿服，维持用药期间两日量隔日一次顿服，以减轻激素的不良反应。

NS 患者对激素治疗的反应可分为三种类型：①激素敏感型：即治疗 8～12 周内 NS 缓解。②激素依赖型：即药量减到一定程度即复发。③激素抵抗型：即对激素治疗无效。

2. 细胞毒性药物 目前国内外最常用的细胞毒性药物为 CTX，细胞毒性药物常用于"激素依赖型"或"激素抵抗型"NS，配合激素治疗有可能提高缓解率。一般不首选及单独应用。

3. 环孢素 该药可选择性抑制辅助性 T 细胞及细胞毒效应 T 细胞。近年来已开始用该药治疗激素及细胞毒性药物都无效的难治性 NS，但此药昂贵，不良反应大，停药后病情易复发：因而限制了它的广泛应用。

4. 霉酚酸酯 霉酚酸酯（mycophenolate mofetil，MMF）是一种新型有效的免疫抑制剂，在体内代谢为霉酚酸，通过抑制次黄嘌呤单核苷酸脱氢酶、减少鸟嘌呤核苷酸的合成，从而抑制 T、B 淋巴细胞的增殖。可用于激素抵抗及细胞毒性药物治疗无效的 NS 患者。推荐剂量为 1.5～2.0g/d，分两次口服，共用 3～6 个月，减量维持半年。不良反应相对较少，有腹泻及胃肠道反应等，偶有骨髓抑制作用。其确切的临床效果及不良反应还需要更多临床资料证实。

（四）中医中药治疗

一般主张与激素及细胞毒性药物联合使用，不但可降尿蛋白，还可拮抗激素及细胞毒性药物的不良反应，如雷公藤总苷、真武汤等。

八、护理评估

（一）健康史

1. 病史 询问本病的有关病因，如有无原发性肾疾病、糖尿病、过敏性紫癜、系统性红斑狼疮等病史。询问有关的临床表现，如水肿部位、程度、特点及消长情况，有无出现胸闷、气促、腹胀等胸腔、心包、腹腔积液的表现；有无肉眼血尿、高血压、尿量减少等。注意有无发热、咳嗽、咳痰、尿路刺激征、腹痛等感染征象；有无腰痛、下肢疼痛等肾静脉血栓、下肢静脉血栓的表现。

2. 治疗经过 询问患者的用药情况，如激素的剂量、用法、减药情况、疗程、治疗效果、有无不良反应等；有无用过细胞毒性药及其他免疫抑制剂，其用、剂量及疗效等。

（二）身心状况

1. 身体评估 评估患者的一般状态，如精神状态、营养状况、生命体征、体重等有无异常。评估水肿范围、特点，有无胸腔积注、腹腔积注、阴囊水肿和心包积液。

2. 心理 - 社会状况 患者有无因形象的改变产生自卑、悲观、失望等不良的情绪反应；患者及家属的应对能力；患者的社会支持情况、患者出院后的社区保健资源等。

（三）辅助检查

观察实验室及其他检查结果，如24h尿蛋白定量结果、血浆白蛋白浓度的变化、肝肾功能、血清电解质、血脂浓度的变化、凝血功能等；肾活组织的病理检查结果等。

九、护理诊断/合作性问题

1. 体液过多 与低蛋白血症致血浆胶体渗透压下降等有关。

2. 营养失调：低于机体需要量 与大量蛋白质的丢失、胃肠黏膜水肿致蛋白质吸收障碍等因素有关。

3. 焦虑 与疾病造成的形象改变及病情复杂，易反复发作有关。

4. 有感染的危险 与皮肤水肿，大量蛋白尿致机体营养不良，激素、细胞毒性药物的应用致机体免疫功能低下有关。

5. 潜在并发症 血栓形成、急性肾衰竭、心脑血管并发症等。

十、护理目标

（1）患者能积极配合治疗，水肿程度减轻或消失。

（2）能按照饮食原则进食，营养状况逐步改善。

（3）能正确应对疾病带来的各种问题，焦虑程度减轻。

（4）无感染发生。

（5）无血栓形成及急性肾衰竭、心脑血管等并发症的发生。

十一、护理措施

1. 一般护理 如下所述：

（1）休息与活动：NS如有全身严重水肿、胸腹腔积液时应绝对卧床休息，并取半坐卧位。护理人员可协助患者在床上做关节的全范围运动，以防止关节僵硬及挛缩，并可防止肢体血栓形成。对于有高血压的患者，应适当限制活动量。老年患者改变体位时不可过快，以防止直立性低血压。

水肿减轻后患者可进行简单的室内活动，尿蛋白定量下降到2g/d以下时可恢复适量的室外活动，恢复期的患者应在其体能范围内适当进行活动。但需注意在整个治疗、护理及恢复阶段，患者应避免剧烈运动，如跑、跳、提取重物等。

（2）饮食护理：NS患者的饮食要求既能改善患者的营养状况，又不增加肾脏的负担。饮食原则如下：①蛋白质：高蛋白饮食可增加肾脏负担，对肾不利，故提倡正常量的优质蛋白（富含必需氨基酸的动物蛋白）摄入，按1g/（kg·d）供给。但当肾功能不全时，应根据肌酐清除率调整蛋白质的摄入量。②热量供给要充足，不少于126~147kJ［30~35kcal/（kg·d）］。③为减轻高脂血症，应少食富含饱和脂肪酸的食物如动物油脂，而多吃富含多聚不饱和脂肪酸的食物如植物油及鱼油，以及富含可溶性纤维的食物如燕麦、豆类等。④水肿时低盐饮食，勿食腌制食品。⑤注意各种维生素及微量元素（如铁、钙）的补充。且应定期测量血浆白蛋白、血红蛋白等指标以反映机体营养状态。

由于NS患者一般食欲欠佳，因此可采用增加餐次的方法以提高摄入量。同时在食谱内容上注意色、香、味。在烹调方法上可用糖醋汁、番茄汁等进行调味以改善低盐膳食的味道。

2. 病情观察 监测生命体征、体重、腹围、出入量的变化，定时查看各种辅助检查结果，结合临床表现判断病情进展情况。如根据体温有无升高，患者有无出现咳嗽、咳痰、肺部湿啰音、尿路刺激征、皮肤破溃化脓等判断是否并发感染；根据患者有无腰痛、下肢疼痛、胸痛、头痛等判断是否并发肾静脉、下肢静脉、冠状血管及脑血管血栓；根据患者有无少尿、无尿及血BUN、血肌酐升高等判断有无肾衰竭。同时，注意观察有无营养不良、内分泌紊乱及微量元素缺乏的改变。

3. 感染的预防及护理　保持水肿皮肤清洁、干燥，避免皮肤受摩擦或损伤；指导和协助患者进行口腔黏膜、眼睑结膜及阴部等的清洁；定期作好病室的空气消毒，用消毒药水拖地板、湿擦桌椅等；尽量减少病区的探访人次，对有上呼吸道感染者应限制探访；同时指导患者少去公共场所等人多聚集的地方；遇寒冷季节，嘱患者减少外出，注意保暖。出现感染情况时，按医嘱正确采集患者的血、尿、痰、腹腔积液等标本送检，根据药敏试验使用有效的抗生素，观察用药后感染有无得到有效控制。

4. 用药护理　如下所述：

（1）激素和细胞毒性药物：应用环孢素的患者，服药期间应注意监测血药浓度，观察有无不良反应的出现，如肝肾毒性、高血压、高尿酸血症、高血钾、多毛及牙龈增生等。

（2）抗凝药：如在使用肝素、双嘧达莫等的过程中，若出现皮肤黏膜、口腔、胃肠道等的出血倾向时，应及时减药并给予对症处理，必要时停药。

（3）中药：使用雷公藤制剂时，应注意监测尿量、性功能及肝肾功能、血常规的变化。因其可造成性腺抑制、肝肾损害及外周血白细胞减少等不良反应。

5. 心理护理　针对本病病程长、表现复杂、易反复发作带给患者及家属的忧虑。首先允许患者发泄自己的郁闷，对患者的表现表示理解；还要引导患者多说话，随时将自己的需要说出来，这样消极的寂寞会逐渐变为积极的配合；在此期间，随时向患者及家属报告疾病的进展情形，对任何微小的进步都应给予充分的认可，使他们重建信心。同时，要根据评估资料，调动患者的社会支持系统，为患者提供最大限度的物质和精神支持。

十二、护理评价

（1）患者水肿程度有无减轻并逐渐消退。

（2）营养状况有无改善。

（3）焦虑程度有无减轻。

（4）是否发生感染。

（5）有无血栓形成、急性肾衰竭、心脑血管等并发症的发生。

十三、健康指导

1. 预防指导　认识到积极预防感染的重要性，能够加强营养、注意休息、保持个人卫生，积极采取措施防止外界环境中病原微生物的侵入。

2. 生活指导　能够根据病情适度活动，注意避免肢体血栓等并发症的产生。饮食上注意限盐，每日不会摄入过多蛋白。

3. 病情监测指导　学会每日用浓缩晨尿自测尿蛋白，出院后坚持定期门诊随访，密切观察肾功能的变化。

4. 用药指导　坚持遵医嘱用药，勿自行减量或停用激素，了解激素及细胞毒性药物的常见不良反应。

5. 心理指导　意识到良好的心理状态有利于提高机体的抵抗力，增强适应能力。能保持乐观开朗的心态，对疾病治疗充满信心。

十四、预后

影响 NS 预后的因素主要有：①病理类型：微小病变型肾病和轻度系膜增生性肾小球肾炎预后较好，系膜毛细血管性肾炎、局灶节段性肾小球硬化、重度系膜增生性肾小球肾炎预后较差。早期膜性肾病也有一定的缓解率，晚期则难于缓解。②临床表现：大量蛋白尿、严重高血压及肾功能损害者预后较差。③激素治疗效果：激素敏感者预后相对较好，激素抵抗者预后差。④并发症：反复感染导致 NS 经常复发者预后差。

（肖雪青）

第三节 急性肾功能衰竭

急性肾衰竭（acute renal failure，ARF）是由于各种病因引起的短期内（数小时或数日）肾功能急剧、进行性减退而出现的临床综合征。当肾衰竭发生时，原来应由尿液排出的废物，因为尿少或无尿而积存于体内，导致血肌酐（Cr）、尿素氮（BUN）升高，水、电解质和酸碱平衡失调，以及全身各系统并发症。

一、病因及发病机制

1. 病因 分三类：①肾前性：主要病因包括有效循环血容量减少和肾内血流动力学改变（包括肾前小动脉收缩或肾后小动脉扩张）等。②肾后性：肾后性肾衰竭的原因是急性尿路梗阻，梗阻可发生于从肾盂到尿道的任一水平。③肾性：肾性肾衰竭有肾实质损伤，包括急性肾小管坏死（acute tubular necrosis，ATN）、急性肾间质病变及肾小球和肾血管病变。其中急性肾小管坏死是最常见的急性肾衰竭类型，可由肾缺血或肾毒性物质损伤肾小管上皮细胞引起，其结局高度依赖于并发症的严重程度。如无并发症，肾小管坏死的死亡率为7%~23%，而在手术后或并发多器官功能衰竭时，肾小管坏死的死亡率高达50%~80%。在此主要以急性肾小管坏死为代表进行叙述。

2. 发病机制 不同病因、病理类型的急性肾小管坏死有不同的发病机制。中毒所致的急性肾小管坏死，是年龄、糖尿病等多种因素的综合作用。对于缺血所致急性肾小管坏死的发病机制，当前主要有三种解释：①肾血流动力学异常：主要表现为肾皮质血流量减少，肾髓质淤血等。目前认为造成以上结果最主要的原因为：血管收缩因子产生过多，舒张因子产生相对过少。②肾小管上皮细胞代谢障碍：缺血引起缺氧，进而影响到上皮细胞的代谢。③肾小管上皮脱落，管腔中管型形成：肾小管管型造成管腔堵塞，使肾小管内压力过高，进一步降低了肾小球滤过，加剧了肾小管间质缺血性障碍。

二、临床表现

临床典型病程可分为三期：

1. 起始期 此期急性肾功能衰竭是可以预防的，患者常有诸如低血压、缺血、脓毒病和肾毒素等病因，无明显的肾实质损伤。但随着肾小管上皮损伤的进一步加重，GFR下降，临床表现开始明显，进入维持期。

2. 维持期 又称少尿期。典型持续7~14d，也可短至几日，长达4~6周。患者可出现少尿，也可没有少尿，称非少尿型急性肾衰竭，其病情较轻，预后较好。但无论尿量是否减少，随着肾功能减退，可出现一系列尿毒症表现。

1）全身并发症

（1）消化系统症状：食欲降低、恶心、呕吐、腹胀、腹泻等，严重者有消化道出血。

（2）呼吸系统症状：除感染的并发症外，尚可因容量负荷增大出现呼吸困难、咳嗽、憋气、胸闷等。

（3）循环系统症状：多因尿少和未控制饮水，导致体液过多，出现高血压和心力衰竭；可因毒素滞留、电解质紊乱、贫血及酸中毒引起各种心律失常及心肌病变。

（4）其他：常伴有肺部、尿路感染，感染是急性肾功能衰竭的主要死亡原因之一，死亡率高达70%。此外，患者也可出现神经系统表现，如意识不清、昏迷等。严重患者可有出血倾向，如DIC等。

2）水、电解质和酸碱平衡失调：其中高钾血症、代谢性酸中毒最为常见。

（1）高钾血症：其发生与肾排钾减少、组织分解过快、酸中毒等因素有关。高钾血症对心肌细胞有毒性作用，可诱发各种心律失常，严重者出现心室颤动、心跳骤停。

（2）代谢性酸中毒：主要因酸性代谢产物排出减少引起，同时急性肾衰竭常并发高分解代谢状态，又使酸性产物明显增多。

（3）其他：主要有低钠血症，由水潴留过多引起。还可有低钙、高磷血症，但远不如慢性肾功能衰竭明显。

3. 恢复期　肾小管细胞再生、修复，肾小管完整性恢复，肾小球滤过率逐渐恢复正常或接近正常范围。患者开始利尿，可有多尿表现，每日尿量可达 3 000 ~ 5 000ml，通常持续 1 ~ 3 周，继而再恢复正常。少数患者可遗留不同程度的肾结构和功能缺陷。

三、辅助检查

1. 血液检查　少尿期可有轻、中度贫血；血肌酐每日升高 44.2 ~ 88.4μmol/L（0.5 ~ 1.0mg/dl），血 BUN 每日可升高 3.6 ~ 10.7mmol/L（10 ~ 30mg/dl）；血清钾浓度常大于 5.5mmol/L，可有低钠、低钙、高磷血症；血气分析提示代谢性酸中毒。

2. 尿液检查　尿常规检查尿蛋白多为 + ~ + +，尿沉渣可见肾小管上皮细胞，少许红、白细胞，上皮细胞管型，颗粒管型等；尿比重降低且固定，多在 1.015 以下；尿渗透浓度低于 350mmol/L；尿钠增高，多在 20 ~ 60mmol/L。

3. 其他　尿路超声显像对排除尿路梗阻和慢性肾功能不全很有帮助。如有足够理由怀疑梗阻所致，可做逆行性或下行性肾盂造影。另外，肾活检是进一步明确致病原因的重要手段。

四、诊断要点

患者尿量突然明显减少，肾功能急剧恶化（即血肌酐每天升高超过 44.2μmol/L 或在 24 ~ 72h 内血肌酐值相对增加 25% ~ 100%），结合临床表现、原发病因和实验室检查，一般不难作出诊断。

五、治疗要点

1. 起始期治疗　治疗重点是纠正可逆的病因，预防额外的损伤。对于严重外伤、心力衰竭、急性失血等都应进行治疗，同时停用影响肾灌注或肾毒性的药物。

2. 维持期治疗　治疗重点为调节水、电解质和酸碱平衡、控制氮质潴留、供给足够营养和治疗原发病。

（1）高钾血症的处理：当血钾超过 6.5mmol/L，心电图表现异常变化时，应紧急处理如下：①10% 葡萄糖酸钙 10 ~ 20ml 稀释后缓慢静脉注射。②5% $NaHCO_3$ 100 ~ 200ml 静脉滴注。③50% 葡萄糖液 50ml 加普通胰岛素 10U 缓慢静脉注射。④用钠型离子交换树脂 15 ~ 30g，每日 3 次口服。⑤透析疗法是治疗高钾血症最有效的方法，适用于以上措施无效和伴有高分解代谢的患者。

（2）透析疗法：凡具有明显尿毒症综合征者都是透析疗法的指征，具体包括：心包炎、严重脑病、高钾血症、严重代谢性酸中毒及容量负荷过重对利尿剂治疗无效。重症患者主张早期进行透析。对非高分解型、尿量正常的患者可试行内科保守治疗。

（3）其他：纠正水、电解质和酸碱平衡紊乱，控制心力衰竭，预防和治疗感染。

3. 多尿期治疗　此期治疗重点仍为维持水、电解质和酸碱平衡，控制氮质血症，防治各种并发症。对已进行透析者，应维持透析，当一般情况明显改善后可逐渐减少透析，直至病情稳定后停止透析。

4. 恢复期治疗　一般无需特殊处理，定期复查肾功能，避免肾毒性药物的使用。

六、护理诊断/合作性问题

1. 体液过多　与急性肾衰竭所致肾小球滤过功能受损、水分控制不严等因素有关。
2. 营养失调：低于机体需要量　与患者食欲低下、限制饮食中的蛋白质、透析、原发疾病等因素有关。
3. 有感染的危险　与限制蛋白质饮食、透析、机体抵抗力降低等有关。
4. 恐惧　与肾功能急骤恶化、症状重等因素有关。
5. 潜在并发症　高血压脑病、急性左心衰竭、心律失常、心包炎、DIC、多脏器功能衰竭等。

七、护理措施

1. 一般护理　如下所述：

1）休息与活动：少尿期要绝对卧床休息，保持安静，以减轻肾脏的负担，对意识障碍者，应加床护栏。当尿量增加、病情好转时，可逐渐增加活动量，但应注意利尿后的过分代谢，患者会有肌肉无力的现象，应避免独自下床。患者若因活动使病情恶化，应恢复前一日的活动量，甚至卧床休息。

2）饮食护理

（1）糖及热量：对发病初期因恶心、呕吐无法由口进食者，应由静脉补充葡萄糖，以维持基本热量。少尿期应给予足够的糖类（150g/d）。若患者能进食，可将乳糖75g、葡萄糖和蔗糖各37.5g溶于指定溶液中，使患者在一日中饮完。多尿期可自由进食。

（2）蛋白质：对一般少尿期的患者，蛋白质限制为0.5g/（kg·d），其中60%以上应为优质蛋白，如尿素氮太高，则应给予无蛋白饮食。接受透析的患者予高蛋白饮食，血液透析患者的蛋白质摄入量为1.0～1.2g/（kg·d），腹膜透析为1.2～1.3g/（kg·d）。对多尿期的患者，如尿素氮低于8.0mmol/L时，可给予正常量的蛋白质。

（3）其他：对少尿期患者，尽可能减少钠、钾、磷和氯的摄入量。多尿期时不必过度限制。

3）维持水平衡：急性肾功能衰竭少尿时，对于水分的出入量应严格测量和记录，按照"量出为入"的原则补充入液量。补液量的计算一般以500ml为基础补液量，加前一日的出液量。在利尿的早期，应努力使患者免于发生脱水，给予适当补充水分，以维持利尿作用。当氮质血症消失后，肾小管对盐和水分的再吸收能力改善，即不需要再供给大量的液体。

2. 病情观察　应对急性肾功能衰竭的患者进行临床监护。监测患者的神志、生命体征、尿量、体重，注意尿常规、肾功能、电解质及血气分析的变化。观察有无高血钾、低血钠或代谢性酸中毒的发生；有无严重头痛、恶心、呕吐及不同意识障碍等高血压脑病的表现；有无气促、端坐呼吸、肺部湿啰音等急性左心衰竭的征象；有无出现水中毒或稀释性低钠血症的症状，如头痛、嗜睡、意识障碍、共济失调、昏迷、抽搐等。

3. 用药护理　用甘露醇、呋塞米利尿治疗时应观察有无脑萎缩、溶血、耳聋等不良反应；使用血管扩张剂时注意监测血压的变化，防止低血压发生；纠正高血钾及酸中毒时，要随时监测电解质；使用肝素或双嘧达莫要注意有无皮下或内脏出血；输血要禁用库血；抗感染治疗时避免选用有肾毒性的抗生素。

4. 预防感染　感染是急性肾功能衰竭少尿期的主要死亡原因，故应采取切实措施，在护理的各个环节预防感染的发生。具体措施为：①尽量将患者安置在单人房间，做好病室的清洁消毒，避免与有上呼吸道感染者接触。②避免任意插放保留导尿管，可利用每24～48h导尿一次，获得每日尿量。③需留置尿管的患者应加强消毒、定期更换尿管和进行尿液检查以确定有无尿路感染。④卧床及虚弱的患者应定期翻身，协助做好全身皮肤的清洁，防止皮肤感染的发生。⑤意识清醒者，鼓励患者每小时进行深呼吸及有效排痰；意识不清者，定时抽取气管内分泌物，以预防肺部感染的发生。⑥唾液中的尿素可引起口角炎及腮腺炎，应协助做好口腔护理，保持口腔清洁、舒适。⑦对使用腹膜或血液透析治疗的患者，应按外科无菌技术操作。⑧避免其他意外损伤。

5. 心理护理　病情的危重会使患者产生对于死亡和失去工作的恐惧，同时因治疗费用的昂贵又会进一步加重患者及家属的心理负担。观察了解患者的心理变化及家庭经济状况，通过讲述各种检查和治疗进展信息，解除患者的恐惧，树立患者战胜疾病的信心；通过与社会机构的联系取得对患者的帮助，解除患者的经济忧患。还应给予患者高度同情、安慰和鼓励，以高度的责任心认真护理，使患者具有安全感、信赖感及良好的心理状态。

八、健康指导

1. 生活指导　合理休息，劳逸结合、防止劳累；严格遵守饮食计划，并注意加强营养；注意个人清洁卫生，注意保暖。

2. 病情监测　学会自测体重、尿量；明确高血压脑病、左心衰竭、高钾血症及代谢性酸中毒的表现；定期门诊随访，监测肾功能、电解质等。

3. 心理指导　在日常生活中能理智调节自己的情绪，保持愉快的心境；遇到病情变化时不恐慌，能及时采取积极的应对措施。

4. 预防指导　禁用库血；慎用氨基糖苷类抗生素；避免妊娠、手术、外伤；避免接触重金属、工业毒物等；误服或误食毒物，立即进行洗胃或导泻，并采用有效解毒剂。

（李娟娟）

第十一章

神经科疾病的护理

第一节　神经系统常见症状的护理

一、头痛

头痛是临床常见的症状，一般泛指各种原因刺激颅内外的疼痛敏感结构而引起的头颅上半部即眉毛以上至枕下部这一范围内的疼痛。

（一）评估

1. 病因评估

（1）血管性头痛：包括偏头痛、脑血管病性头痛及高血压性头痛。

（2）颅内压变化性头痛：如腰椎穿刺后低颅压头痛、自发性颅内低压症、颅内压增高头痛及脑肿瘤引起头痛。

（3）颅内外感染性头痛：如脑炎、脑膜炎、颞动脉炎等。

（4）紧张性头痛：无固定部位。

（5）其他头痛：如癫痫性头痛、精神性头痛、五官及颈椎病变所致头痛，颅面神经痛等。

2. 症状评估　评估患者头痛的部位、性质、程度、规律、起始与持续时间，头痛发生的方式与经过，加重、减轻或激发头痛的因素，有无先兆以及伴随的症状体征。

（二）护理措施

（1）了解患者头痛是否与紧张、饥饿、精神压力、噪声、强光刺激、气候变化以及进食某些食物如巧克力、红酒等因素有关；是否因情绪紧张、咳嗽、大笑以及用力性动作而加剧；评估患者是否因长期反复头痛而出现恐惧、焦虑或忧郁心理。

（2）避免诱因：告知患者可能诱发或加重头痛的因素，如情绪紧张、进食某些食物与酒、月经来潮、用力性动作等；保持环境安静、舒适、光线柔和。

（3）选择减轻头痛的方法：如指导患者缓慢深呼吸，听轻音乐和行气功、生物反馈治疗，引导式想象，冷、热敷以及理疗、按摩、指压止痛法等。

（4）心理支持：长期反复发作的头痛，可使患者出现焦虑、紧张心理，要理解、同情患者的痛苦，耐心解释，适当诱导，解除其思想顾虑，训练身心放松，鼓励患者树立信心，积极配合治疗。

（5）用药护理：指导患者按医嘱服药，告知药物作用、不良反应，让患者了解药物依赖性或成瘾性的特点。如大量使用止痛剂、滥用麦角胺咖啡因可致药物依赖。

二、眩晕

眩晕是机体对于空间关系的定向感觉障碍或平衡障碍，是一种运动幻觉或运动错觉。

（一）评估

1. 病因评估

（1）前庭性眩晕（真性眩晕）：由前庭神经病变引起，表现为有运动幻觉的眩晕如旋转、移动、摇晃感。

（2）非前庭性眩晕（头晕）：常为头昏（诉说眼花、头重脚轻），并无外境或自身旋转的运动感。

2. 症状评估　评估患者眩晕发作的类型、频率、持续时间、有无诱因以及伴发症状，评估患者对疾病的认识程度，了解有无紧张、害怕心理以及受伤情况。

（二）护理措施

1. 预防受伤　发作时应尽量卧位，避免搬动；保持安静，不要惊慌，尽量少与患者说话，少探视；经常发作的患者，应避免重体力劳动，尽量勿单独外出，扭头或仰头动作不宜过急，幅度不要太大，防止诱发发作或跌伤；平时生活起居要有规律，坚持适当的体育锻炼和运动，注意劳逸结合。

2. 生活护理　发作时如出现呕吐，应及时清除呕吐物，防止误吸；眩晕严重时额部可放置冷毛巾或冰袋，以减轻症状；眩晕发作时消化能力减低，故应给予清淡易消化半流质饮食，同时还应协助做好进食、洗漱、大小便等护理，保持体位舒适。

3. 心理支持　鼓励患者保持心情愉快，情绪稳定，避免精神紧张和过度操劳。

三、意识障碍

意识障碍是人体高级神经活动异常的一种临床表现。是指人体对外界环境刺激缺乏反应的一种精神状态。

（一）评估

1. 病因评估

（1）中枢神经系统感染性疾病：如脑膜炎、脑炎、脓肿。

（2）脑血管疾病：如脑出血、脑梗死、蛛网膜下隙出血。

（3）颅脑外伤：如脑震荡、脑挫裂伤、硬膜外血肿、硬膜下血肿。

（4）颅内肿瘤：如垂体腺瘤、颅咽管瘤。

（5）中毒：如酒精、一氧化碳中毒。

（6）重要脏器系统疾病：如肝性脑病、肺性脑病、尿毒症、心肌梗死、休克、重症感染等。

（7）其他：如癫痫、晕厥、中暑等。

2. 症状评估　意识障碍程度根据患者睁眼、言语、肢体运动情况制定的 GCS（Glasgow's comascale）分级计分法（表 11-1）。

表 11-1　GCS 昏迷分级计分法

睁眼反应	计分	言语反应	计分	运动反应	计分
自动睁眼	4	回答正确	5	按吩咐动作	6
呼唤睁眼	3	回答有错误	4	刺痛定位	5
刺痛睁眼	2	回答含糊不清	3	刺痛躲避	4
不睁眼	1	只能发音	2	刺痛屈肢（去皮质）	3
		不能言语	1	刺痛时过伸（去脑强直）	2
				肢体不动	1

1）以觉醒度改变为主的意识障碍：包括嗜睡、昏迷、浅昏迷、深昏迷。

2）以意识内容改变为主的意识障碍：包括意识模糊和谵妄状态。

3）特殊类型的意识障碍

（1）去皮层综合征：患者对外界刺激无反应，无自发性言语及有目的的动作，能无意识地睁眼闭眼或吞咽动作，瞳孔光反射和角膜反射存在。

（2）无动性缄默症：又称睁眼昏迷。患者可以注视检查者和周围的人，貌似觉醒，但缄默不语，不能活动。四肢肌张力低，腱反射消失，肌肉松弛，大小便失禁，无病理征。对任何刺激无意识反应，睡眠觉醒周期存在。

（二）护理措施

1. 严密监测 记录患者意识、瞳孔、生命体征的变化，观察有无恶心、呕吐及呕吐物的性状与量，及时报告医生，并配合采取相应抢救措施。

2. 体位 患者取侧卧或平卧头侧位，以利于分泌物引流；意识障碍伴有窒息、严重出血、休克或脑疝者不宜搬动患者，以免造成呼吸心搏骤停；颅内高压无禁忌患者，给予抬高床头 15°～30°，以利于颅内静脉回流，减轻脑水肿；休克患者采取头低足高位，以保证脑的血液供应。定时翻身及改变头部位置，防止压疮形成。肢体瘫痪者，协助并指导家属进行肢体按摩和被动运动，并保持肢体功能位置，防止足下垂、肌肉萎缩及关节僵直，一般被动运动及按摩肢体 2～3 次/d，15～30min/次。

3. 加强呼吸道管理 意识障碍时，呼吸中枢处于抑制状态，呼吸反射及呼吸道纤毛运动减弱，使分泌物积聚。应保持呼吸道通畅及时给予氧气吸入，以减少、预防呼吸道并发症，保证脑的血液供应。应及时去除义齿，吸除口鼻分泌物、痰液或呕吐物，以免进入呼吸道造成梗阻或肺炎发生。吸痰尽可能彻底、动作轻柔、方法正确，防止损伤气管黏膜并使吸痰有效；舌根后坠患者使用口咽通气管、托起下颌或以舌钳拉出舌前端。深度昏迷患者应尽早行气管切开，必要时行机械通气并加强呼吸机应用的护理。

4. 做好生活护理 卧气垫床，保持床单位整洁、干燥，减少皮肤的机械性刺激，洗脸、擦浴 1 次/d，每次翻身时按摩骨突部并予以拍背；注意口腔卫生，口腔护理 2～3 次/d；眼睑闭合不全患者，以 0.25% 氯霉素眼药水滴患眼 3 次/d，四环素眼膏涂眼每晚 1 次，并用眼罩遮盖患眼，必要时行上下眼睑缝合术。防止压疮、口腔感染、暴露性角膜炎发生。

5. 营养供给 给予高维生素、高热量饮食，补充足够的水分；遵医嘱静脉补充营养的同时，给予鼻饲流质饮食者，不可经口喂饮食，以免发生窒息、吸入性肺炎等意外，鼻饲饮食应严格遵守操作规程，喂食 6～7 次/d，每次量不超过 200mL，对于胃液反流的患者，每次喂食量减少，并注意抬高床头 30°～60°，喂食时和喂食后 30min 内尽量避免给患者翻身、吸痰，防止食物反流。

6. 监测水、电解质、维持酸碱平衡 意识障碍尤其是昏迷患者遵医嘱输液，并及时抽血查电解质，防止因电解质平衡紊乱而加重病情；必要时准确记录 24h 出入液量，预防消化道出血和脑疝的发生。

7. 大小便护理 保持大小便通畅，保持外阴部皮肤清洁，预防尿路感染，便秘时以开塞露或肥皂水低压灌肠，不可高压大量液体灌肠，以免反射性引起颅内压增高而加重病情。腹泻时，用烧伤湿润膏或氧化锌软膏保护肛周，防止肛周及会阴部糜烂。小便失禁、潴留而留置导尿管时，严格无菌操作，以 0.1% 聚维酮碘消毒尿道口 2 次/d，女性患者会阴部抹洗 2 次/d。

8. 安全护理 伴有抽搐、躁动、谵妄、精神错乱患者，应加强保护措施，使用床栏，必要时作适当的约束，防止坠床；指导患者家属关心体贴患者，预防患者伤人或自伤、外出；及时修剪患者指甲、防止抓伤。慎用热水袋，防止烫伤。

四、言语障碍

言语障碍分为构音障碍（dysarthria）和失语症（aphasia）。构音障碍患者表达的内容与语法正常，也能理解他人的语言；失语症患者理解形成和表达语言的能力受损。

（一）评估

1. 病因评估

（1）构音障碍是因神经肌肉的器质性损害所致口语（说话）动作控制失常而产生的语言障碍。

（2）失语症是患者理解形成和表达语言的能力受损，而并非由于感觉障碍或肌力下降。是脑部病变所致语言功能的丧失或障碍。

2. 症状评估

（1）构音障碍：构音障碍为发音含糊不清而用词正确，是一种纯言语障碍，表现为发声困难，发音不清，声音、音调及语速异常。可分为：迟缓性构音障碍、痉挛性构音障碍、运动过少性构音障碍、运动过多性构音障碍、运动失调性构音障碍、混合性构音障碍。

（2）Broca 失语：又称运动性失语或表达性失语，口语表达障碍为其突出的临床特点。患者不能说话，或者只能讲一两个简单的字，且不流畅，常用错字，自己也知道；对别人的语言能理解；对书写的词语、句子也能理解，但读出来有困难，也不能流利地朗诗、唱歌。多伴有上肢的轻瘫。

（3）Wernicke 失语：又称感觉性失语或感受性失语。口语理解严重障碍为其突出特点。患者发音清晰、语言流畅，但内容不正确，如将"帽子"说成"袜子"；无听力障碍，却不能理解别人和自己所说的话。在用词方面有错误，严重时说出的话，别人完全听不懂。多同时出现视野缺损。

（4）传导性失语（conduction aphasia，CA）：复述不成比例受损为其最大特点。患者口语清晰，能自发讲出语意完整、语法结构正确的句子，且听理解正常；但不能复述出在自发谈话时较易说出的词、句子或以错语复述，多为语音错语，如将"铅笔"说成"先北"，自发谈话常因找词困难并有较多的语音错语出现犹豫、中断。命名及朗读中出现明显的语音错语，伴不同程度的书写障碍。

（5）命名性失语（anomic aphasia，AA）：命名性失语又称遗忘性失语。患者不能说出物件的名称及人名，但可说该物件的用途及如何使用，当别人提示物件的名称时，他能辨别是否正确。

（6）完全性失语（global aphasia，GA）：又称混合性失语。其特点是所有语言功能均有明显障碍。

（7）失写症（agraphia）：失写是不能书写。患者无手部肌肉瘫痪，但不能书写或者写出的句子常有遗漏错误，却仍保存抄写能力。

（8）失读症（alexia）：患者尽管无失明，但由于对视觉性符号丧失认识能力，故不识文字、语句、图画。

（二）护理措施

1. 护理评估　了解患者言语障碍的类型、程度，注意有无言语交流方面的困难，能否进行自发性谈话、命名及复述，有无音调、速度及韵律的改变；是否语言含糊不清、发音不准或错语；能否理解他人语言等；评估患者的心理状态、精神状态及行为表现，观察有无孤独、烦躁及悲观情绪；观察患者有无面部表情改变、流涎或口腔滞留食物等。

2. 心理支持　耐心向患者及家属解释不能说话或说话吐词不清的原因，体贴、关心、尊重患者，避免挫伤患者自尊心的言行；鼓励患者克服害羞心理，大声说话，当患者进行尝试和获得成功时给予肯定和表扬；鼓励家属、朋友多与患者交谈，并耐心、缓慢、清楚地逐个问题解释，直至患者理解、满意；营造一种和谐的亲情氛围和轻松、安静的语言学习环境。

3. 康复训练　由患者及参与语言康复训练的医护人员共同制订语言康复计划，让患者、家属理解康复目标，既要考虑到患者要达到的主观要求，又要兼顾康复效果的客观可能性；遵循由少到多、由易到难、由简单到复杂的原则，根据病情轻重及患者的情绪状态，选择适当的训练方法，循序渐进地进行训练。避免训练的复杂化、多样化，避免患者产生疲劳感、注意力不集中、厌烦或失望情绪，使其能体会到成功的乐趣。原则上是轻症者以直接改善其功能为目标，而重症者则重点放在活化其残存功能或进行试验性治疗。

（1）对于 Broca 失语者，训练重点为口语表达。

（2）对于 Wernicke 失语者，训练重点为听理解、会话、复述。

（3）对于传导性失语者，重点训练听写、复述。

（4）对于命名性失语者，重点训练口语命名，文字称呼等。

（5）失读、失写者，可将日常用语、短语、短句或词、字写在卡片上，让其反复朗读、背诵和（或）抄写、默写。

（6）对于构音障碍的患者，训练越早，效果越好，训练重点为构音器官运动功能训练和构音训练。

（7）根据患者的情况，还可选择一些实用性的非语言交流，如手势的运用，利用符号、图画、交流画板等，也可利用电脑、电话等训练患者实用交流能力。语言的康复训练是一个由少到多，由易到难，由简单到复杂的过程，训练中应根据患者病情及情绪状态，循序渐进地进行训练。一般正确回答率约80%时即可进入下一组训练课题，使其既有成功感，又有求知欲，而不至于产生厌烦和失望情绪。

五、感觉障碍

感觉障碍是指机体对各种形式（痛、温、触、压、位置、震动等）的刺激无感知、感知减退或异常的综合征。

（一）评估

1. 病因评估

（1）抑制性感觉障碍：指感觉缺失或感觉减退，是由于感觉传导通路被破坏或功能被抑制所致。

（2）刺激性感觉障碍：表现为感觉过敏、感觉过度、感觉倒错、感觉异常和疼痛，是因为感觉传导通路受到刺激或兴奋性增高所致。

2. 症状评估

（1）抑制性症状：感觉缺失或感觉减退。

（2）感觉过敏（hyperesthesia）：轻微刺激引起强烈的感觉。

（3）感觉过度（hyperpathia）：感觉的刺激阈增高，反应剧烈，时间延长。

（4）感觉异常（paresthesia）：没有任何外界刺激而出现的感觉。

（5）感觉倒错（dysesthesia）：热觉刺激引起冷觉感，非疼痛刺激而出现疼痛感。

（6）疼痛（pain）：疼痛为临床上最常见的症状。

（二）护理措施

1. 护理评估　了解患者感觉障碍的部位、类型及性质；注意有无认知、情感或意识行为方面的异常，是否疲劳或注意力不集中；观察患者的全身情况及伴随症状，注意相应区域的皮肤颜色、毛发分布，有无烫伤、外伤及皮疹、出汗情况；评估患者是否因感觉异常而烦闷、忧虑，甚至失眠。

2. 生活护理　保持床单整洁、干燥、无渣屑，防止感觉障碍的身体部位受压或机械性刺激；避免高温或过冷刺激，慎用热水袋或冰袋，防止烫伤或冻伤，肢体保暖需用热水袋时，水温不宜超过50℃；对感觉过敏的患者尽量避免不必要的刺激。

3. 感觉训练　每日用温水擦洗感觉障碍的身体部位，以促进血液循环和刺激感觉恢复；同时可进行肢体的拍打、被动运动、按摩、理疗、针灸和各种冷、热、电的刺激。被动活动关节时，反复适当挤压关节、牵拉肌肉、韧带，让患者注视患肢并认真体会其位置、方向及运动感觉。让患者闭目寻找停滞在不同位置的患肢的不同部位，多次重复直至找准，这些方法可以促进患者本体感觉的恢复。

4. 心理护理　感觉障碍常使患者缺乏正确的判断而产生紧张、恐惧心理或烦躁情绪，严重影响患者的运动能力和兴趣，应关心、体贴患者，主动协助日常生活活动；多与患者沟通，取得患者信任，使其正确面对，积极配合治疗和训练。

六、运动障碍

运动障碍可分为瘫痪（paralysis）、僵硬（stiff）、不随意运动（involuntary movement）和共济失调（ataxia）等。

（一）评估

1. 病因评估

（1）瘫痪（paralysis）：肢体因肌力下降而出现运动障碍称为瘫痪。临床根据瘫痪程度分为完全性瘫痪（肌力完全丧失而不能运动）和不完全性瘫痪（保存部分运动的能力）；根据瘫痪的不同分布分为单瘫、偏瘫、截瘫、四肢瘫、交叉性瘫痪和局限性瘫痪等。

（2）僵硬（stiff）：指肌张力增加所致的肌肉僵硬、活动受限或不能活动的一组综合征，包括痉挛、僵直、强直等不同的临床表现。可由中枢神经、周围神经、肌肉及神经肌肉接头的病变所引起。

（3）不随意运动（involuntary movement）：由锥体外系统病变引起的不随意志控制的无规律、无目的的面、舌、肢体、躯干等骨骼肌的不自主活动。临床上可分为震颤、舞蹈、手足徐动、扭转痉挛、投掷动作等。所有不随意运动的症状随睡眠而消失。

（4）共济失调（ataxia）：有本体感觉、前庭和小脑系统病变引起的机体维持平衡和协调不能所产生的临床综合征。根据病变部位可分为：感觉性共济失调、前庭性共济失调、小脑性共济失调和大脑性共济失调。

2. 症状评估

（1）肌肉容积（muscle bulk）：肌肉的外形、体积、有无萎缩、肥大及其部位、范围和分布。

（2）肌张力（muscular tension）：肌张力是肌肉在静止松弛状态下的紧张度。

（3）肌力（muscle force）：肌力是受试者主动运动时肌肉产生的收缩力（表11-2）。

表11-2　肌力分级

分级	临床表现
0级	肌肉无任何收缩（完全瘫痪）
1级	肌肉可轻微收缩，但不能产生动作（不能活动关节）
2级	肌肉收缩可引起关节活动，但不能抵抗地心引力，即不能抬起
3级	肢体能抵抗重力离开床面，但不能抵抗阻力
4级	肢体能做抗阻力动作，但未达正常
5级	正常肌力

（4）共济运动（coordination movement）和不自主运动（involuntary movement）：观察不自主运动的形式、部位、规律和过程，以及与休息、活动、情绪、睡眠和气温的关系。

（5）姿势（posture）和步态（gait）：观察卧、坐、立和行走的姿势，注意起步、抬足、落足、步幅、步基、方向、节律、停步和协调动作的情况。

（二）护理措施

1. 护理评估　了解患者起病的缓急，运动障碍的性质、分布、程度及伴发症状；检查四肢的营养、肌力、肌张力情况，注意有无损伤、发热、抽搐或疼痛；了解步行的模式、速度、节律、步幅以及是否需要支持；评估患者是否因肢体运动障碍而产生急躁、焦虑情绪或悲观、抑郁心理。

2. 心理支持　给患者提供有关疾病、治疗及预后的可靠信息；鼓励患者正确对待疾病，消除忧郁、恐惧心理或悲观情绪，摆脱对他人的依赖心理；关心、尊重患者，多与患者交谈，鼓励患者表达自己的感受，指导克服焦躁、悲观情绪，适应患者角色的转变；避免任何刺激和伤害患者自尊的言行，尤其在喂饭、帮助患者洗漱和处理大小便时不应流露出厌烦情绪；营造一种舒适的休养环境和亲情氛围。正确对待康复训练过程中患者所出现的诸如注意力不集中，缺乏主动性，情感活动难以自制等现象，鼓励患者克服困难，增强自我照顾能力与自信心。

3. 生活护理　保持床单位整洁、干燥、无渣屑，减少对皮肤的机械性刺激。指导和协助患者洗漱、进食、如厕、穿脱衣服及个人卫生，帮助患者翻身和保持床单清洁，满足患者基本生活需要；患者需要在床上大、小便时，为其提供方便的条件、隐蔽的环境和充足的时间；指导患者学会配合和使用便器，便盆置入和取出时要注意动作轻柔，勿拖动和用力过猛。每天全身温水擦拭1~2次，促进肢体血液循环、增进睡眠。鼓励患者摄取充足的水分和均衡的饮食，养成定时排便的习惯，保持大、小便通畅；注意口腔卫生，增进舒适感。

4. 安全护理　运动障碍的患者要防止跌倒，确保安全。床铺要有护栏；走廊、厕所要装扶手；地面要保持平整干燥，防湿、防滑，去除门槛；呼叫器应置于床头患者随手可及处；运动场所要宽敞、明亮，没有障碍物阻挡；患者鞋最好使用防滑软橡胶底鞋，穿棉布衣服，衣着应宽松；患者在行走时不要在其身旁擦过或在其面前穿过，同时避免突然呼唤患者，以免分散其注意力；上肢肌力下降的患者不要自行打开水或用热水瓶倒水，防止烫伤；行走不稳或步态不稳者，选用三角手杖等合适的辅助具，并有人陪伴，防止受伤。

5. 康复护理　与患者、家属共同制订康复训练计划，并及时评价和修改；告知患者及家属，早期康复锻炼的重要性，指导患者急性期床上的患肢体位摆放、翻身、床上的上下移动；协助和督促患者早期床上的桥式主动运动、Bobath 握手（十字交叉握手），床旁坐起及下床进行日常生活作的主动训练；鼓励患者使用健侧肢体从事自我照顾的活动，并协助患肢进行主动或被动运动；教会家属协助患者锻炼的方法与注意事项，使患者保持正确的运动模式；指导和教会患者使用自助具；必要时选择理疗、针灸、按摩等辅助治疗。

1）重视患侧刺激：通常患侧的体表感觉、视觉和听觉减少，有必要加强刺激，以对抗疾病所引起的感觉丧失。房间的布置应尽可能地使患侧在白天自然地接受更多的刺激。如床头柜、电视机应置于患侧；所有护理工作如帮助患者洗漱、进食、测血压、脉搏等都应在患侧进行；家属与患者交谈时也应握住患侧手，引导偏瘫患者头转向患侧，以免忽略患侧身体和患侧空间；避免手的损伤，尽量不在患肢静脉输液；慎用热水瓶、热水袋等热敷。

2）正确变换体位：正确的体位摆放可以减轻患肢的痉挛、水肿、增加舒适感。

（1）床上卧位：床应放平，床头不宜过高，尽量避免半卧位，仰卧时身体与床边保持平衡，而不是斜卧。

（2）定时翻身：翻身主要是躯干的旋转，它能刺激全身的反应与活动，是抑制痉挛和减少患侧受压最具治疗意义的活动。患侧卧位是所有体位中最重要的体位，应给予正确引导（如指导患者肩关节向前伸展并外旋，肘关节伸展，前臂旋前，手掌向上放在最高处，患腿伸展、膝关节轻度屈曲等）；仰卧位因为受颈牵张性反射和迷路反射的影响，异常反射活动增强，应尽可能少用。不同的体位均应备数个不同大小和形状的软枕以支持。

（3）避免不舒适体位：避免被褥过重或太紧，如患手应张开，手中不应放任何东西，以避免让手处于抗重力的体位，也不应在足部放置坚硬的物体以试图避免足屈畸形，硬物压在足底部可增加不必要的伸肌模式的反射活动。

（4）鼓励患者尽早坐起来：坐位时其上肢始终放置于前面桌子上，可在臂下垫一软枕以帮助上举；坐轮椅活动时，应在轮椅上放一桌板，保证手不悬垂在一边。

3）指导选择性运动：选择性运动有助于缓解痉挛和改善已形成的异常运动模式，教会患者正常的运动方法。

（1）十指交叉握手的自我辅助运动（Bobath 握手）：可教会患者如何放松上肢和肩胛的痉挛，并保持关节的被动上举，可避免手的僵硬收缩，同时也使躯干活动受到刺激，对称性运动和负重得到改善。应鼓励患者每日多次练习，即使静脉输液，也应小心地继续上举其患肢，以充分保持肩关节无痛范围的活动。

（2）桥式运动（选择性伸髋）：训练用患腿负重，仰卧时抬高和放下臀部，为患者行走做准备，还可以防止患者在行走中的膝关节锁住（膝过伸位）。

（3）垫上活动：垫上活动可通过运动肢体近端而减轻远端痉挛，在偏瘫患者治疗过程中起着重要作用。垫上活动包括坐在垫上、侧坐、直腿坐、翻身、俯卧、俯跪、单跪及单腿跪站立等活动。患者可在垫上自由活动，而不必担心跌倒。垫上活动应针对患者的康复过程的难点有选择性、有针对性进行锻炼，并做到循序渐进。

（李娟娟）

第二节　病情观察与护理评估

一、概述

神经外科疾病病情复杂、变化快，护士在面对神经外科急重症患者时，是否能够及时、准确的发现病情变化并采取有效的治疗和护理措施，直接关系到患者抢救的成败。为使神经外科护理工作能够适应医学的发展和社会的需要，能够积极有效的配合医生进行救治，从而增加急重症患者抢救的成功率。

二、护理评估

护理评估是护理程序的第一步，目的是对患者的健康状况进行全面的收集、核实和记录，掌握患者的疾病状况和健康问题。护士必须通过护理评估，才能正确地对患者进行恰当的护理干预。

对神经系统的护理评估应包括意识水平、病情定位和认知、瞳孔标志、运动功能及生命体征等。评估和护理的频率应因人而异，及时观察神经系统的变化进行评估和记录，并与医生及时沟通研究。

（一）体温

1. 体温过高　脑损伤可引起中枢性高热，持续高热会使脑水肿加重。临床应用冬眠亚低温疗法进行脑保护，使用冬眠药物30min后应用物理降温，每1h下降1℃为宜，温度每降1℃，耗氧与血流量均降低6.7%，以利脑功能的保护。

2. 体温过低　颅脑手术术后患者体温过低是由于全麻药物能不同程度地抑制体温调节中枢，降低了体温的应激能力而不能及时调节；术中应用肌松药也阻滞了肌肉收缩使机体产热下降；肢端体温明显低于正常值是周围循环血容量不足的主要指征；也常见于休克及全身衰竭的患者。

（二）心电监测

对患者进行持续心电监护，清楚地显示心电波形及节律，能较完整地反映心脏状态。严重脑损伤患者的心电图改变包括窦性心动过速、窦性心律不齐、传导阻滞、心室复极异常及ST－T段改变等；中枢性高热、贫血、乏氧、感染、甲状腺功能亢进、疼痛、患者躁动不安、情绪激动等均可引起心率过快；颅内压增高、水电解质及酸碱失衡等是颅脑损伤并发窦性缓慢心律的主要原因。

（三）血压

是反映血流动力学状态的最主要的指标，影响血压的因素很多，诸如心率、外周循环阻力、每搏输出量、循环血量及动脉管壁的弹性等。脑损伤的患者血压过高，提示颅内出血增多，颅内压增高；血压过低，使脑有效血容量不足，可使脑细胞缺血、缺氧、坏死，加重脑水肿。

（四）呼吸和血氧饱和度

神经系统疾病呼吸功能障碍的原因有呼吸中枢的损伤、神经源性肺水肿及肺部感染等，常常几种原因同时存在，结局是低氧血症。持续低氧血症加重脑损害，进而形成恶性循环。脑水肿或颅内出血影响呼吸中枢，呼吸变慢表示颅内压升高。呼吸不规则出现潮式呼吸或呼吸停止，提示已发生脑疝或病变影响脑干。

血氧饱和度是指血液中氧气的最大溶解度，是判断低氧血症的主要手段之一。血氧饱和度的监测可以动态的观察机体状况，早期及时发现病情变化，对预防并发症起到了重要的作用。对神经外科急重症患者的呼吸道管理，首先应保持其呼吸道通畅，吸氧使血氧饱和度保持在95%以上。

三、临床观察

1. 神经系统　通过对脑神经、运动系统和感觉系统的观察，可以概括的了解患者的病情变化。
2. 意识　格拉斯哥昏迷评分（GCS）是常用的评价意识改变的方法。
3. 瞳孔　瞳孔的调节、对光反应灵敏度与动眼神经有关。瞳孔的观察在神经外科有着特殊的定位意义。神经外科患者，特别是急重症患者，必须严密观察瞳孔变化，并掌握其临床意义，为诊断、治疗、预后提供可靠的依据。除了以上的基本原则，护士还应考虑到患者其他的病情变化。

（肖雪青）

第三节　神经系统疾病的监护护理

一、护理评估

评估监测患者的意识状态，瞳孔、生命体征及监护指标的变化；评估患者有无缺氧表现及气道阻塞情况；评估肌力、感觉、反射及头痛呕吐的情况；评估有无颅压高的诱发因素；评估患者脑疝的前驱症状。

二、颅内压的监护

无论是什么原因造成的脑损伤都有不同程度的脑水肿，水肿大多在发病24～96h出现，3～6d为高峰，这一时间段特别需要护理者保持高度的警惕性，加强颅内压的监测。

颅内压监护：脑室内压及硬膜下压和硬膜外压监测。颅内压应保持在2kPa（15mmHg）以下。颅内压在20mmHg（2.66kPa）以上为颅压高。

脑内微透析监测：患者出现高颅内压及低脑灌流压，监测脑内生化物质的变化能准确显示脑部缺血的情况。脑内生化物质会有乳酸盐/丙酮酸盐比值增高；甘油水平增高；或谷氨酸盐水平增高等变化。

腰椎穿刺测压：腰椎穿刺测定脑脊液压力是最传统、简单的间接了解颅内压方法。正常成人侧卧位颅内压为80～180mmH$_2$O（10.64～23.94kPa）。

三、意识障碍的观察

（一）临床观察

护士在不同的时间段通过对患者的呼唤、拍打、指压眶上神经出口处，观察患者应答情况，有无面部表情、肢体活动或翻身动作；以及瞳孔对光反应、角膜反射、吞咽和咳嗽反射等方面的检查来判定。早期颅内压增高：患者意识表现为烦躁、头痛、伴剧烈呕吐等。颅内压达高峰期时：患者意识逐渐出现迟钝，进一步发展则出现嗜睡、朦胧甚至昏迷。颅内压增高到衰竭期：患者意识处于深昏迷状态，一切反应和生理反射均消失。

临床上用嗜睡、昏睡、昏迷等名称来描述意识障碍的程度。

嗜睡患者表现为持续睡眠状态，但能被叫醒，醒后能勉强配合检查及回答简单问题，停止刺激后即又入睡。

昏睡患者处于沉睡状态，但对语言的反应能力尚未完全丧失，高声呼唤可唤醒，并能做含糊、简单而不完全的答话，停止刺激后又复沉睡。对疼痛刺激有痛苦表情和躲避反应。

浅昏迷意识丧失，仍有较少的无意识自发动作。对周围事物及声、光等刺激全无反应，但对强烈刺激如疼痛有反应。吞咽、咳嗽、角膜反射以及瞳孔对光反射仍然存在。生命体征无明显改变。

中昏迷对各种刺激均无反应，自发动作很少。对强度刺激的防御反射、角膜和瞳孔对光反射均减弱，生命体征已有改变，大小便潴留或失禁。

深昏迷全身肌肉松弛，处于完全不动的姿势。对外界任何刺激全无反应，各种反射消失，生命体征已有明显改变，呼吸不规则，血压或有下降。大小便多失禁。

（二）定性定量评定

格拉斯哥意识障碍量表（Glasgow）客观表述患者的意识状态。此量表有三部分即：睁眼动作、运动反应和语言反应所得到的分数总和，作为判断患者意识障碍的程度。病情越重得分越低。正常者总分为15分，7分以下昏迷，3分以下提示脑死亡或预后不良。意识障碍是颅内压增高患者最常见的症状。颅内压增高造成脑组织严重缺氧，将导致脑的生理功能障碍，进而出现意识障碍。

（三）特殊意识类型

1. 去皮质综合征　睡眠和觉醒周期存在的一种意识障碍。患者能无意识地睁眼、闭眼和转动眼球，但眼球不能随光线或物品转动，貌似清醒但对外界刺激无反应。光反射、角膜反射，甚至咀嚼动作、吞咽、防御反射均存在，可有吸吮、强握等原始反射，但无自发动作。大小便失禁。

2. 无动性缄默症　又称睁眼昏迷，为脑干上部和丘脑的网状激活系统受损，而大脑半球及其传出通路无病变。患者能注视周围环境及人物，貌似清醒，但不能活动或言语，二便失禁。肌张力减低，无锥体束征。强烈刺激不能改变其意识状态，存在睡眠–觉醒周期。

3. 闭锁综合征　又称去传出状态，病变位于脑桥腹侧基底部，损及皮质脊髓束及皮质脑干束引起。患者呈失运动状态，眼球不能向两侧转动，不能张口，四肢瘫痪，不能言语，但意识清醒，能以瞬目和眼球垂直运动示意与周围建立联系。

4. 持久性植物状态　大片脑损害后仅保存间脑和脑干功能的意识障碍称之为植物状态。患者保存完整的睡眠觉醒周期和心肺功能，对刺激有原始清醒，但无内在的思想活动。

四、瞳孔的动态变化

瞳孔的改变是护理者观察颅内压增高的重点项目之一。最重要的是早期发现因小脑幕切迹疝所致的一侧瞳孔进行性散大和光反应消失。

瞳孔大小瞳孔的收缩和散大是由动眼神经的副交感纤维和颈上交感神经节发出的交感纤维调节的。普通光线下瞳孔正常直径为 3~4mm，小于 2mm 为瞳孔缩小，大于 5mm 为瞳孔散大。

1. 瞳孔监护　护理者将患者一侧瞳孔盖住，将手电光源从患者的另一侧迅速移向瞳孔并立即移开瞳孔，再观察两侧瞳孔的大小是否等大等圆，光源强度要一致，同时观察瞳孔对光反应。注意在暗环境下进行，照射时间不要过长，防止由于长时间光照反射造成瞳孔反应迟钝而掩盖病情。移去光线 5 秒后再检查另一侧瞳孔。如果用光线照射另一只眼，观察另一侧瞳孔的反应称为间接对光反应。

2. 异常瞳孔

（1）瞳孔散大：一侧瞳孔散大见于脑底动脉瘤。幕上一侧半球出血、脑肿瘤等颅内压增高所致的天幕疝压迫动眼神经时也可出现单侧瞳孔散大。脑膜炎、颅底外伤或糖尿病等也可出现一侧瞳孔散大。双侧瞳孔散大主要由副交感神经损伤引起，脑干损伤严重，造成脑缺氧–脑疝时，则双侧瞳孔散大，光反应消失。还可见于颠茄类药物中毒、癫痫大发作后或深昏迷时。

（2）瞳孔缩小：双侧瞳孔缩小主要为交感神经损害所致，见于镇静安眠药、氯丙嗪和有机磷中毒时，瞳孔针尖样缩小见于吗啡类药物中毒或脑桥病变时，一侧瞳孔缩小，若伴有同侧眼裂变小、眼球内陷和面部少汗则为 Horner 综合征。

小脑幕切迹疝即颞叶沟回疝早期动眼神经内副交感神经受刺激致患侧瞳孔缩小，但持续时间较短。随后，因副交感神经麻痹，致患侧瞳孔扩大，对光反射消失。

（3）对光反射：光反射通路上任何一处损害均引起光反射丧失和瞳孔散大，但中枢性失明，光反射不丧失，瞳孔也不散大。

五、生命体征的监测

颅内压增高的早期通过机体的自身代偿，生命体征无明显变化。当压力增高到 4.7kPa 以上时，导致脑血流量减少至正常的 1/2 时造成脑组织严重缺血缺氧，为了维持脑血流量，机体通过自主神经系统的反射作用，使全身周围血管收缩，血压升高，心搏出量增加，以提高血氧饱和度，临床上患者表现为血压进行性升高，伴有心率减慢和呼吸减慢，这是颅内压增高的危险信号，说明颅内压代偿已濒于衰竭。

当颅内压力升高到一定程度和超出了脑组织的代偿功能时，延髓生命中枢功能将趋向衰竭，而出现血压下降，脉搏快而弱和潮式呼吸，并可发生自主呼吸骤停。护理者应立即与医师联系，迅速停止降压处理。护士密切观察生命体征的动态变化，并准确记录，以了解和掌握病情的发展，同时做好各项抢救准备工作，如气管插管和人工呼吸等。

六、监护措施

（一）确保监护系统正常运转

密切观察颅内压监护仪的变化，做好记录。保持导管通畅和固定，防止移位、打折或脱落，确保监护系统正常运转。观察伤口有无感染与渗出并及时更换敷料，更换导管时要严格遵守无菌操作规程，拔管时检查传感器的完整性。

（二）保证呼吸道通畅，给予足够的氧气供给

通气不畅、神经性肺水肿等导致患者出现缺氧的表现如：烦躁不安、呼吸费力、脉搏加快。护士可通过观察患者的口唇、甲床及动脉血气的变化分析给予提示。应及时采取措施，保持呼吸道的通畅，如清除口腔鼻、咽部分泌物，给予足够的氧气，定时翻身，拍背，取出异物和假牙。调整体位，防止舌后坠和误吸。建立人工气道，可使用口咽通气道、气管插管、机械通气。

（三）排除颅内压升高的因素

患者烦躁不安，剧烈咳嗽，用力排便，尿潴留都能引起颅内压升高，患者的卧位，头部位置及转动体位不当对颅内压有一定的影响，应积极采取相应护理措施。有些医源性原因，如吸痰、翻身和中心静脉插管，均可使颅内压增高，应谨慎操作。

（四）卧位与休息

危重患者要绝对卧床休息，头部的位置和体位的变动，对颅内压有一定的影响，特别是颅内压升高的早、中期卧位时头部抬高20°~30°，有利于颅内静脉回流，减轻脑水肿使颅内压降低。颈部的过度旋转，头颈的屈伸，都可使颅内压增高。避免过多搬动，如果必须要进行搬运时，需有一人托其头部及肩部，保持头部固定平稳，不能颠簸、震动。如患者有呕吐，要让患者侧卧或头偏向一侧，清除口腔中分泌物。

（五）环境与操作

病室保持安静，减少探视，做好家属及患者的解释工作，稳定情绪，室内不宜过热或过冷，光线适宜。操作时动作宜轻柔，定时更换床单、保持床单清洁平整，预防压疮的发生等。需要搬动患者的操作中，应注意避免头颈的扭曲，使其始终与躯干的转动一致，防止颅内压增高。

（六）脱水药物观察

脱水药物是治疗脑水肿和降低颅内压的主要方法之一。由于甘露醇有较强的脱水作用，因此临床上常将甘露醇作为控制脑水肿、抢救脑疝、改善脑水肿与脑缺氧之间的恶性循环的关键措施。大剂量的应用甘露醇可使肾血管和肾小管的细胞膜通透性改变，造成肾组织水肿、肾缺血，肾小管坏死。

（1）准确应用药物：20%甘露醇溶液每次按0.25~1.0g/kg体重，输入速度按病情而定，一般于15~30min内滴注完毕，紧急时可静脉推注。用药20~30min后颅内压开始下降，1.0~1.5h作用最强，持续5~8h。

（2）防止医源性损伤：加强重点人群观察，对有心血管疾病的患者，特别是有心力衰竭时，输入速度不可太快，防止血容量增加而引起心力衰竭。注意观察脉搏、血压和呼吸的改变。对于老年人，每日用量不宜超过150g，用药时间一般不超过7d，同时严密观察肾功能情况，避免与肾毒性药物的联合使用。脑水肿伴有低蛋白血症时，要先输入清蛋白或血浆纠正低蛋白情况。再酌情使用甘露醇。

（3）效果观察：正常情况下排出1g甘露醇可带出6g水，故反复使用甘露醇时，要严格记录液体出入量，注意尿液的量和颜色。用药前注意检查药液，低温时要注意药液保温，如有结晶必须加热融化后摇匀使用。防止反跳现象，脱水药在血液中的存储是暂时性的，其中大部分从肾脏排出，当血中浓度继续降低，即出现相反的渗透压差，水分又向脑组织中转移，颅内压即回升，当超过用药前的压力水平时，即出现反跳现象。

（七）心理护理

患神经系统疾的患者往往要经历否认、气愤、消沉、接受这一心理过程。当患者不能面对现实做出自我评估时，易将心理不平衡的愤怒情绪转嫁给护理者。当患者产生恐惧感时表现为主动找护理者诉说且过分期盼外来的支持；在患者进入接受现实阶段后，就会积极地了解患病程度、预后和有关疾病知识，同时寻求治疗方案。通常家属希望从医护人员那里得到有关患者安全和舒适的信息以减轻自己的焦虑。护士帮助患者和家属树立希望和信心就十分重要。由于患者的希望不是静态的，而是一种动态过程，因此护理者应采取干预措施有效地促进患者的希望早日实现。

深入病房多巡视、勤问候，认真倾听患者的主诉。加强交流，进行鼓励，举典型事例说服。采取放松的方法消除压力而不要逼迫患者接受现实。按患者的叙述和想法提供所需要的准确信息。让患者了解并遵守治疗方案。帮助患者全面考虑，选择与预期目标相符的治疗方法。寻求支持者，走访能帮助患者的人如患者的家人和朋友；使患者在整个病程中得到愉悦的心理支持。促使患者朝着目标不懈努力，鼓励参与自我护理，发挥最大残存能力。护理者要注意语言态度，加强自身知识水平。采取适时的健康教育方法，让患者掌握有关病情的知识信息。

总之，在患者树立希望的过程中，护理者应相应地提供护理和干预。树立希望是护理者帮助患者蓄积能量，指导患者树立信心，合理分配精神能量的过程。

（胡　娟）

第四节　脑梗死

脑梗死是指脑部血液供应障碍，缺血、缺氧引起的脑组织坏死软化，又称缺血性脑卒中，包括脑血栓形成、脑栓塞和腔隙性脑梗死等。此病好发于 60 岁以上的老年人，在两性别间无明显差异。脑梗死发病率为 110/10 万，占全部脑卒中的 60% ~ 80%。其基本病因为动脉粥样硬化，并在此基础上发生血栓形成，导致血液供应区域和邻近区域的脑组织血供障碍，引起局部脑组织软化、坏死；其次为血液成分改变和血流动力学改变等。本病常在安静或睡眠中起病，突然出现偏瘫、感觉障碍、失语、吞咽障碍和意识障碍等。其预后与梗死的部位、疾病轻重程度以及救治情况有关。病情轻、救治及时，能尽早获得充分的侧支循环，则患者可以基本治愈，不留后遗症；重症患者，因受损部位累及重要的中枢，侧支循环不能及时建立，则常常留有失语、偏瘫等后遗症；更为严重者，常可危及生命。

一、护理评估

1. 询问患者的起病情况

（1）了解起病时间和起病形式：询问患者是什么时候发病的，当时是否在休息中或睡眠状态下。脑梗死患者常在安静状态或睡眠中起病，急起的一侧肢体无力或瘫痪，症状和体征常在数分钟至数小时，或 1 ~ 2d 内达到高峰。

（2）询问患者有无明显的头昏、头痛等前驱症状。

（3）询问患者有无眩晕、恶心、呕吐等伴随症状，如有呕吐，了解是使劲呕出还是难以控制地喷出。

2. 观察神志、瞳孔和生命体征情况

（1）观察神志是否清楚，有无意识障碍及其类型：动脉硬化性脑梗死的患者一般意识清楚；起病时立即出现意识不清，常提示椎 - 基底动脉系统脑梗死；起病后不久逐渐出现意识障碍常提示大脑半球较大区域梗死，随着脑水肿的消退，患者意识可逐渐好转。

（2）观察瞳孔大小及对光反射是否正常：大面积脑梗死的患者因严重脑水肿致中线移位、脑干受压而出现颅内压增高，可发生脑疝致瞳孔散大，对光反射迟钝或消失。

（3）观察生命体征有无异常：起病初始体温、脉搏、呼吸一般正常，病变范围较大或脑干受累时可见呼吸不规则等。

3. 评估有无神经功能受损

（1）观察有无精神、情感障碍：额叶前部及颞叶梗死可有精神、情感异常，表现为记忆力、注意力下降，表情淡漠，反应迟钝，思维和综合能力下降，或人格改变，或有欣快或易激怒。

（2）询问患者双眼能否看清眼前的物品，了解有无眼球运动受限、眼球震颤及眼睑闭合不全，视野有无缺损。椎－基底动脉系统脑梗死时，患者常由于大脑后部、小脑、脑干和前庭系统的缺血、缺氧出现眼球震颤、视野缺损等表现。

（3）有无口角歪斜或鼻唇沟变浅，检查伸舌是否居中：大脑中动脉闭塞常可导致中枢性面神经麻痹和中枢性舌下神经麻痹，表现为病灶对侧面下部的瘫痪（鼻唇沟平坦和口角下垂）及伸舌时舌尖偏向病灶对侧。

（4）有无言语障碍、饮水反呛等：病变发生于优势半球时，可能出现运动性和（或）感觉性失语；基底动脉闭塞可导致IX、X、XI、XII脑神经的损害而出现延髓性麻痹（构音障碍、吞咽困难等）症状。

（5）检查患者四肢肌力、肌张力情况，了解有无肢体活动障碍、步态不稳及肌萎缩。大脑中动脉闭塞，会出现对侧偏瘫；椎－基底动脉系统脑梗死可出现共济失调、交叉瘫、四肢瘫；双侧大脑前动脉闭塞时可出现双侧下肢脑性瘫痪；大脑后动脉闭塞可出现皮质盲。

（6）检查有无感觉障碍：小脑下后动脉梗死时可表现为面部痛温觉障碍（三叉神经脊束核受损）和对侧半身痛温觉障碍（脊髓丘脑束受损）；大脑中动脉闭塞或大脑后动脉梗死累及丘脑和上部脑干，可出现丘脑综合征，表现为对侧偏身感觉障碍，如感觉异常、感觉过度、丘脑痛等。

（7）有无大小便障碍：除大面积脑梗死等重症病例因意识障碍可出现大小便失禁外，大脑前动脉闭塞所致额叶内侧缺血时，因旁中央小叶受累而出现排尿不易控制。

4. 了解既往史和用药情况

（1）询问患者的年龄、性别、身体状况，了解既往有无脑动脉硬化、原发性高血压、高脂血症及糖尿病病史。临床上脑梗死患者多有高血压、动脉硬化、糖尿病或心脏病病史。

（2）询问患者有无TIA发作史及其频率与发作形式，是否进行过正规、系统治疗，是否按医嘱正确服用降压、降糖、降脂及抗凝药物，目前用药情况怎样等。

5. 了解生活方式和饮食习惯

（1）询问患者的饮食习惯，有无偏食、嗜食爱好，是否喜食腊味、肥肉、动物内脏等，是否长期摄入高盐、高胆固醇饮食，是否缺乏体育锻炼。高盐饮食可致水钠潴留，加重高血压；长期高动物脂肪、高胆固醇饮食可使饮食中的脂质沉着在血管壁上，致血管发生动脉粥样硬化。

（2）询问患者有无烟酒嗜好及家族中有无类似疾病史或有卒中、原发性高血压病史。

6. 了解患者心理－社会状况　脑梗死常在几小时或几天内出现肢体瘫痪或不能讲话，而且恢复时间较长，见效不快，还可能留有后遗症，患者和家属很难接受，加之长期的康复治疗会给家庭生活和工作带来影响，精神和经济负担加重。应评估患者及家属对患者的关心程度和对疾病治疗的支持情况。

7. 了解实验室检查情况

（1）血常规及生化检查：白细胞计数和分类大致正常，如果明显增高提示并发感染。在急性期，常常出现高血糖现象，尿常规检查亦可发现尿糖。

（2）腰椎穿刺检查：脑脊液透明无色，一般压力不高。少数患者由于大范围脑梗死伴明显脑水肿时压力可超过$200mmH_2O$（26.6kPa）。

（3）影像学检查：脑梗死的CT特征为阻塞血管供应区出现低密度影，此改变一般在24～48h后逐渐出现，但病灶较小或梗死灶位于小脑或脑干，则CT检查可不明显或检查不出来；头部MRI检查时，病灶呈长T_1、长T_2异常信号。

（4）经颅多普勒检查：TCD可以探测到有无大血管的闭塞及血管弹性的改变。

二、治疗原则

（1）急性期维持呼吸、血压、血容量及心肺功能稳定，积极抗脑水肿，阻止脑疝形成，防止并发症，进行缺血脑保护和周边复流等。对临床表现为进展型脑梗死的患者可选择应用抗凝治疗，但出血性脑梗死和有高血压者禁用。在脑梗死的极早期，脑水肿出现之前（一般在起病后3h内），一般以发病后24h内可应用血管扩张药物。

（2）脑梗死恢复期，发病后3周以上，脑水肿完全消退之后。及时而适当地扩张脑血管可以促进侧支循环达到改善脑部血液供应的目的。如血压过高（大于200/120mmHg），可酌情给予降压药，但应防止降压过速过低，以免影响脑血流量。高压氧治疗可以提高血氧含量，促进侧支循环形成，增加病变部位脑血液供应，促进神经组织再生和神经功能恢复。水肿高潮过后就应开展康复治疗。为防止关节畸形或肌肉挛缩应加强理疗、针灸、按摩、中药等综合治疗，重视语言与肢体功能的康复训练，促进神经功能康复。如果脑梗死患者并发心力衰竭、糖尿病时，应及时控制症状、积极治疗原发病、预防复发。

三、护理措施

1. 一般护理　急性期不宜抬高患者床头，宜取头低位或放平床头，以改善头部的血液供应；恢复期枕头也不宜太高，患者可自由采取舒适的主动体位；应注意患者肢体位置的正确摆放，指导和协助家属被动运动和按摩患侧肢体，鼓励和指导患者主动进行有计划的肢体功能锻炼，如指导和督促患者进行Bobath握手和桥式运动，做到运动适度，方法得当，防止运动量过度而造成肌腱牵拉伤。

2. 饮食护理　饮食以低脂、低胆固醇、低盐（高血压者）、适量糖类、丰富维生素为原则。少食肥肉、猪油、奶油、蛋黄、带鱼、动物内脏及糖果甜食等；多吃瘦肉、鱼虾、豆制品、新鲜蔬菜、水果和含碘食物，提倡食用植物油。戒烟酒。

3. 症状护理

（1）对有意识障碍和躁动不安的患者，床铺应加护栏，以防坠床，必要时使用约束带加以约束；昏迷患者应酌情选择适当的漱口液做好口腔护理，保持口腔清洁。

（2）有吞咽困难的患者，鼓励能吞咽的患者进食，选择软饭、半流质或糊状、胨状的黏稠食物，避免粗糙、干硬、辛辣等刺激性食物；药物宜压碎，以利吞咽；不能使用吸水管饮水，以减轻或避免饮水呛咳；少食多餐，给患者充足的进餐时间；进食时宜取坐位或半坐位，从健侧缓慢喂入，把握好一口的量，教会患者空吞咽训练和咳嗽训练；出现呛咳时，立即扶托患者弯腰低头，使下颚靠近胸前，在患者肩胛骨之间快速连续拍击迫使食物残渣咳出，或站在患者背后，将手臂绕过胸廓下双手指交叉，对横膈施加一个向上猛拉的力量，由此产生一股气流经过会厌，使阻塞物呛出。不能进食的患者给予营养支持，必要时鼻饲流质饮食，鼻饲后保持体位0.5~1.0h后方可进行翻身操作及经口喂水、摄食等早期康复训练。并做好留置胃管的相关护理。

（3）对步行困难、步态不稳等运动障碍的患者，应注意其活动时的安全保护，地面保持干燥、平整，并注意清除周围环境中的障碍物，以防跌倒；走道和卫生间等患者活动的场所均应设置扶手；患者如厕、沐浴、外出时需有人陪护。

（4）卧床患者协助完成生活护理，保持床单位整洁和皮肤清洁，预防压疮的发生。大小便失禁的患者，应用温水擦洗臀部、肛周和会阴部皮肤，更换干净衣服和被褥，必要时撒肤疾散类粉剂或涂油膏以保护局部皮肤黏膜，防止出现湿疹和破损；对尿失禁的男患者可考虑使用体外导尿，如用接尿套连接引流袋。

4. 预防并发症护理

（1）预防肺部感染的护理：急性脑梗死大多数发生在老年人，由于年老体弱，大多有呼吸道功能减弱，尤其是昏迷患者咳嗽及吞咽反射减弱或消失，呼吸道分泌物增多，口腔分泌物滞留，肺部易发生感染。对神志清醒者在病情许可时取半坐卧位，鼓励他们尽量把痰咳出。对昏迷患者，应将其头偏向一侧，及时吸痰，防止痰液、呕吐物阻塞呼吸道引起窒息或坠积性肺炎。定时协助患者翻身和拍背，帮助痰液的排除。若患者咳嗽反射弱，则在其吸气终末，护士可用一手指稍用力按压其环状软骨下缘与胸骨交界处，刺激其咳嗽；痰液黏稠时，给雾化吸入。注意保持呼吸道通畅，吸痰时所用的吸痰管及无菌液要保持无菌，动作应轻柔，无创，敏捷，每次吸痰过程时间应小于15s，对于气管插管或行气管切开为防止套管堵塞，应及时吸痰，并保持气道湿化。

（2）预防泌尿系感染的护理：对于尿潴留或尿失禁的患者行留置导尿管，留置尿管期间，每日更换引流袋1次，接头处要避免反复打开，以免造成逆行感染，每4h松开开关定时排尿，促进膀胱功能恢复，并用0.1%聚维酮碘棉球擦洗会阴。注意观察尿量、颜色、性质是否有改变，发现异常及时报告医生处理。按时留尿送检，警惕泌尿系感染。

（3）预防便秘的护理：让患者养成定时排便的习惯，训练在床上排便，要为患者营造一个排便的环境，注意用屏风遮挡，并教会患者如何用力。平时还要教会患者按结肠蠕动的方向按摩下腹部，以促进肠蠕动。饮食方面注意多食含纤维素多的食物，如蔬菜、水果等。对于极少数便秘者及时给予口服缓泻药，必要时灌肠。

（4）预防压疮发生的护理：加强皮肤护理，防止压疮发生。保持床铺清洁、干燥、平整、无渣屑；每1~2h为患者翻身1次，必要时使用气垫床、气圈。对昏迷、病情危重及肥胖不宜翻身的患者，身体受压部位可放置水囊，水囊中水的流动能对受压部位起到按摩、促进血液循环并减轻局部压力作用。温水擦洗身体，保持皮肤干净，同时也促进血液循环。

（5）加强肢体和语言的功能锻炼：目标是最终使患者恢复行走和语言清晰，把残疾减轻到最低限度。康复应及早进行，越早肢体功能恢复越好。当患者生命征稳定、神志清醒、神经系统症状不再恶化48h后，就应着手进行康复。首先对患者进行肌力的评估，然后和家属一起制定锻炼计划。具体做法是：语言障碍者听录音，从简单发音、单词、短语开始，反复训练到说绕口令，促进语言功能的恢复。预防肢体功能障碍的发生：1次/4h做肢体被动运动和按摩，20min/次，帮助患者做关节伸展、内旋、外展等活动，防止肌肉萎缩和关节挛缩，并将肢体保持在功能位。然后练习翻身，促进肌力恢复，随着患者病情好转，能坐稳后要及时进行站立的行走锻炼，指导患者站立平衡训练。

5. 用药护理　告知药物的作用与用法，指导患者遵医嘱正确用药，注意观察药物的疗效与不良反应，发现异常情况，及时报告医生处理。

（1）使用溶栓药物进行早期溶栓治疗需经CT扫描证实无出血灶，患者无出血。溶栓治疗的时间窗为症状发生后3h或3~6h。使用低分子肝素、巴曲酶、降纤酶、尿激酶等药物治疗时可发生变态反应及出血倾向，用药前应按药物要求做好皮肤过敏试验，检测患者出凝血时间、凝血酶原时间，使用过程中应定期查血常规和注意观察有无出血倾向，观察有无皮疹、皮下瘀斑、黑便、牙龈出血或女患者经期延长等。如果患者出现严重的头痛、急性血压升高、恶心或呕吐，应考虑是否并发颅内出血，立即停药并及时报告医生处理。

（2）使用扩血管药尤其是尼莫地平等钙通道阻滞剂时，需缓慢静脉滴注，6~8滴/min，100ml液体通常需4~6h滴完。如输液速度过快，极易引起面部潮红、头昏、头痛及血压下降等不良反应。前列腺素E滴速为10~20滴/min，必要时加利多卡因0.1g同时静脉滴注，可以减轻前列腺素E对血管的刺激，如滴注速度过快，则可导致患者头痛，穿刺局部疼痛，皮肤发红，甚至发生条索状静脉炎。葛根素连续使用时间不宜过长，以7~10d为宜。发现异常立即报告医生并配合处理。

（3）使用甘露醇脱水降颅压时，需快速静脉滴注，15~20min滴完，必要时还需加压快速滴注。滴注前需确定针头在血管内，因为该药漏在皮下，可引起局部组织坏死。甘露醇的连续使用时间不宜过长，因为长期使用可致肾功能损害和低血钾。故应遵医嘱定期检查肾功能和电解质。

（4）低分子右旋糖酐可出现超敏反应，使用过程中应注意观察患者有无发热、皮疹、恶心、苍白、血压下降和意识障碍等不良反应，发现异常及时通知医生并积极配合抢救。

6. 心理护理　疾病早期，患者常因突然出现瘫痪、失语等产生焦虑、情感脆弱、易怒等情感障碍；疾病后期，则因遗留症状或生活自理能力降低而形成悲观忧郁、痛苦、绝望等不良心理。而这些不良心理阻碍了患者的有效康复，从而严重影响患者的生活质量。应针对患者不同时期的心理反应予以心理疏导和心理支持，关心患者的生活，尊重他（她）们的人格，耐心告知病情、治疗方法及预后，鼓励患者克服焦虑或忧郁心理，稳定情绪，保持乐观心态，积极配合治疗，争取达到最佳康复水平。

四、健康教育

1. 疾病知识和康复指导　应指导患者和家属了解本病的基本病因、主要危险因素和危害，告知本病的早期症状和就诊时机，掌握本病的康复治疗知识与自我护理方法，帮助分析和消除不利于疾病康复的因素，落实康复计划。偏瘫康复和语言康复都需要较长时间，致残率较高，而且容易复发。应鼓励患者树立信心，克服急于求成心理，应循序渐进、持之以恒。康复过程中应经常和康复治疗师联系，以便及时调整训练方案。家属应关心体贴患者，给予精神支持和生活照顾。

2. 合理饮食　指导进食高蛋白、低盐、低脂、低热量的清淡饮食，改变不良饮食习惯，多吃新鲜蔬菜、水果、谷类、鱼类和豆类，使能量的摄入和需要达到平衡。克服不良嗜好，戒烟、限酒。

3. 日常生活指导

（1）改变不良生活习惯，适当运动（如慢跑、散步等，每天 30min 以上），合理休息和娱乐，多参加朋友聚会和一些有益的社会活动，日常生活不要依赖家人，尽量做力所能及的家务等。

（2）患者起床、起坐或低头系鞋带等体位变换时动作宜缓慢，转头不宜过猛过急，洗澡时间不宜过长，平日外出时有人陪伴，防止跌倒。

（3）气候变化时注意保暖，防止感冒。

4. 预防复发　遵医嘱正确服用药物；原发性高血压患者服用降压药时，要定时服药，不可擅自服用多种降压药或自行停药、换药，防止血压骤降骤升；使用降糖、降脂药物时，也需按医嘱定时服药。

5. 定期门诊检查　动态了解血压、血糖、血脂变化和心脏功能情况；预防并发症和脑卒中复发。当患者出现头晕、头痛、一侧肢体麻木无力、讲话吐词不清或进食呛咳、发热、外伤时家属应及时协助就诊。

（王　莹）

第五节　脑出血

脑出血是由高血压并发动脉硬化或其他原因造成的非外伤性脑实质内出血。占急性脑血管病的 20%~30%。年发病率为（60~80）/10 万人口，急性期死亡率为 30%~40%，好发年龄在 50~70 岁，男性稍多见，冬春季发病较多。在脑出血中大脑半球出血占 80%，脑干和小脑出血占 20%。原发性高血压和动脉粥样硬化是脑出血最常见的病因，慢性原发性高血压患者使脑小动脉中形成微动脉瘤或夹层动脉瘤，在血压骤升时，瘤体可能破裂而引起脑出血。另外，高血压还可引起远端血管痉挛，造成远端脑组织缺氧坏死，发生点状出血和脑水肿，出血融合扩大即成大片出血。脑内动脉壁薄弱，可能是脑出血比其他内脏出血多见的一个原因。脑出血的其他病因还有动静脉畸形、动脉瘤、脑肿瘤、血液病、抗凝及溶栓治疗、淀粉样血管病等。临床主要表现为突然头痛、恶心、呕吐、偏瘫、失语、视力障碍、吞咽障碍、意识障碍、大小便失禁等，发病时有血压明显升高。脑出血预后与出血量、出血部位、病因及全身状况有关，部分患者可恢复生活自理或工作；相当一部分患者留有失语、偏瘫、智能障碍等严重后遗症；还有一部分患者可在短期内死亡。

一、护理评估

1. 询问患者的起病情况

（1）了解起病时间、方式、速度及有无正在活动，或者是在生气、大笑等情绪激动，或者是在用力大便等诱因。脑出血患者多在活动和情绪激动时起病。

（2）询问患者有无明显的头昏、头痛等前驱症状。大多数脑出血患者病前无预兆，少数患者可有头痛、头晕、肢体麻木、口齿不利等前驱症状。

（3）了解有无头痛、恶心、呕吐、打哈欠或烦躁不安等伴随症状，脑出血患者因血液刺激以及血肿压迫脑组织引起脑组织缺血、缺氧，发生脑水肿和颅内压增高，可致剧烈头痛和喷射状呕吐。

2. 观察患者的神志、瞳孔和生命体征情况

（1）观察神志是否清楚，有无意识障碍及其类型、程度：无论轻症或重症脑出血患者起病初时均可以意识清楚，随着病情加重，意识逐渐模糊，常常在数分钟或数十分钟内神志转为昏迷。观察瞳孔大小及对光反射是否正常。瞳孔的大小与对光反射是否正常，与出血量、出血部位有着密切关联，轻症脑出血患者瞳孔大小及对光反射均可正常；如出现"针尖样"瞳孔，为脑桥出血的特征性症状；双侧瞳孔散大可见于脑疝患者；双侧瞳孔缩小、凝视麻痹伴严重眩晕，意识障碍呈进行性加重，应警惕脑干和小脑出血的可能。

（2）观察生命体征的情况：重症脑出血患者呼吸深沉带有鼾声，甚至呈潮式呼吸或不规则呼吸；脉搏缓慢有力，血压升高；当脑桥出血时，丘脑下部对体温的正常调节被阻断而使体温严重上升，甚至呈持续高热状态。如脉搏增快，体温升高，血压下降，则有生命危险。

3. 观察有无神经功能受损

（1）观察有无"三偏征"：大脑基底核为最常见的出血部位，当累及内囊时，患者常出现偏瘫、偏身感觉障碍和偏盲。

（2）了解有无失语及失语类型：脑出血累及大脑优势半球时，常出现失语症。

（3）有无眼球运动及视力障碍：除了内囊出血可发生"偏盲"外，枕叶出血可引起皮质盲；丘脑出血可压迫中脑顶盖，产生双眼上视麻痹而固定向下注视；脑桥出血可表现为交叉性瘫痪，头和眼转向非出血侧，呈"凝视瘫肢"状；小脑出血可有面神经麻痹，眼球震颤、两眼向病变对侧同向凝视。

（4）检查有无肢体瘫痪及瘫痪类型：除内囊出血、丘脑出血和额叶出血引起"偏瘫"外，脑桥小量出血还可引起交叉性瘫痪，脑桥大量出血（血肿大于 5ml）和脑室大出血可迅即发生四肢瘫痪和去皮质强直发作。

（5）其他：颞叶受累除了发生 Wernicke 失语外，还可引起精神症状；小脑出血则可出现眩晕、眼球震颤、共济失调、行动不稳、吞咽障碍。

4. 了解患者的既往史和用药情况

（1）询问患者既往是否有原发性高血压、动脉粥样硬化、高脂血症、血液病病史及家族脑卒中病史。

（2）询问患者曾经进行过哪些治疗，目前用药情况怎样，是否持续使用过抗凝、降压等药物，发病前数日有无自行停服或漏服降压药的情况。

5. 了解患者的生活方式和饮食习惯

（1）询问患者工作与生活情况，是否长期处于紧张忙碌状态，是否缺乏适宜的体育锻炼和休息时间。

（2）询问患者是否长期摄取高盐、高胆固醇饮食。

（3）询问患者是否有嗜烟、酗酒等不良习惯。

6. 了解实验室检查情况

（1）血常规及血液生化检查：白细胞可增高，超过 $10 \times 10^9/L$ 者占 60% ~ 80%，甚至可达（15 ~ 20）$\times 10^9/L$，并可出现蛋白尿、尿糖、血液尿素氮和血糖升高。

（2）脑脊液检查：压力常增高，多为血性脑脊液。应注意重症脑出血患者，如诊断明确，不宜行腰穿检查，以免诱发脑疝导致死亡。

（3）影像学检查：头部 CT 检查是临床疑诊脑出血的首选检查。发病后 CT 即可显示边界清楚的均匀高密度病灶，并可显示血肿部位、大小、形态以及是否破入脑室；MRI 表现因疾病不同时期而不一样。

（4）DSA 检查：对血压正常疑有脑血管畸形的年轻患者，可考虑行 DSA 检查，以便进一步明确病因，积极针对病因治疗，预防复发。

7. 了解患者的心理－精神－社会状况 了解患者是否因突然发生肢体残疾或瘫痪卧床，生活需要依赖他人，而可能产生的焦虑、恐惧、绝望等心理反应；患者及家属对脑血管病的病因、病程经过、防

治知识及预后的了解程度，能否接受偏瘫、失语需要照顾的现状；家庭成员组成、家庭环境及经济状况如何；家属对患者的关心支持程度等。

二、治疗原则

急性期积极防止再出血、控制脑水肿、降低颅内压，控制高血压并维持在适当水平，维持生命功能，防治感染和消化道出血等并发症。应用止血药和凝血药，必要时可通过外科手术清除血肿，挽救重症患者的生命，但应严格掌握其适应证和禁忌证；当患者生命体征平稳，疾病停止进展后，宜尽早实施康复治疗，如体疗、理疗、针灸、按摩、高压氧治疗等，以尽早恢复患者的神经功能，提高生活质量。

三、护理措施

1. 一般护理　急性期患者绝对卧床休息4周，抬高床头15°~30°，以促进脑部静脉回流，减轻脑水肿；取侧卧位或平卧头侧位，防止呕吐物反流引起误吸。脑出血急性期患者应尽量就地治疗，避免不必要的搬动，并注意保持病房安静、安全，严格限制探视，避免各种刺激，各项治疗操作应集中进行。翻身时，注意保护头部，动作宜轻柔缓慢，尽量减少头部的摆动幅度，以免加重出血，避免咳嗽和用力排便。神经系统症状稳定48~72h后，患者即可开始早期康复锻炼，但应注意不可过度用力或憋气。恢复期的康复训练不可急于求成，应循序渐进、持之以恒。

2. 饮食护理　急性期患者给予高蛋白、高维生素、高热量饮食，并限制钠盐摄入（小于3g/d），有意识障碍、消化道出血的患者宜禁食24~48h，然后酌情给予清淡、易消化、无刺激、营养丰富的鼻饲流质，如牛奶、豆浆、藕粉、蒸蛋或混合匀浆等，注意温度适宜、少食多餐，4~5次/d，每次约200ml。恢复期患者应给予清淡、低盐、低脂、适量蛋白质、高维生素食物，戒烟酒，忌暴饮、暴食。

3. 症状护理

（1）对神志不清、躁动或有精神症状的患者，床应加护栏，并适当约束，防止患者自伤或他伤。

（2）注意保持呼吸道通畅：防止舌根后坠和窒息，及时清除口鼻分泌物，协助患者轻拍背部，以促进痰痂的脱落排出，但急性期应避免刺激咳嗽，必要时遵医嘱给予负压吸痰及定时雾化吸入。

（3）协助患者完成生活护理：按时翻身，保持床单干燥、整洁，保持皮肤清洁卫生，预防压疮的发生，必要时使用气垫床；如有闭眼障碍的患者，应涂四环素眼膏，并用湿纱布盖眼，保护角膜；昏迷和鼻饲患者应做好口腔护理，2次/d。有大小便失禁的患者，注意及时清理大小便，保持会阴部及肛周皮肤清洁、干燥。

（4）有吞咽障碍的患者，喂饭、喂水时宜缓慢，遇呕吐或反呛时应暂停喂食喂水，防止食物呛入气管引起窒息或吸入性肺炎，对昏迷等不能进食的患者可遵医嘱予以鼻饲流质饮食。

（5）注意保持瘫痪肢体的功能位，防止足下垂，被动运动关节和按摩患侧肢体，防止手足挛缩、变形及神经麻痹，病情稳定后应尽早开始肢体及语言功能的康复训练，以促进神经功能的早日康复。

（6）中枢性高热的患者先行物理降温，如温水擦浴、乙醇浴、冰敷等，效果不佳时可遵医嘱给予退热药，并注意监测和记录体温的情况。

（7）密切观察病情，尤其是生命体征、神志、瞳孔的变化，及早发现脑出血的先兆表现，发现异常，应立即报告医生及时抢救。使用脱水降颅内压药物时注意检测尿量与水、电解质的变化，防止低钾血症和肾功能受损。

4. 预防并发症的护理

（1）预防脑疝发生的护理：严密观察患者有无剧烈头痛、喷射性呕吐、躁动不安、血压升高、脉搏减慢、呼吸不规则、一侧瞳孔散大、意识障碍加重等脑疝的先兆表现，一旦出现，应立即报告医生，保持呼吸道通畅，迅速予吸氧，建立静脉通路，遵医嘱快速给予脱水、降颅压药物及其他抢救器械、药物。

（2）预防上消化道出血的护理：遵医嘱予合理饮食及保护胃黏膜、止血的药物；告知患者及家属上消化道出血的原因，安慰患者，消除其紧张情绪，创造安静舒适的环境，保证患者的休息。注意观察患者有无呃逆、上腹部饱胀不适，胃痛、呕血、黑便、尿量减少等症状和体征；胃管鼻饲的患者，注意回抽胃液，并观察胃液的颜色、有无黑便，如有异常及时报告医生。如果患者出现呕吐或从胃管抽出咖啡色液体，解柏油样大便，同时伴面色苍白、口唇发绀、呼吸急促、皮肤湿冷、烦躁不安、血压下降、尿少等，应考虑上消化道出血和出血性休克，要立即报告医生，并配合行止血、抗休克处理。

5. 用药护理　告知药物的作用与用法，注意观察药物的疗效与不良反应，发现异常情况，及时报告医生处理。

（1）颅高压使用20%甘露醇静脉滴注脱水时，要保证绝对快速输入，20%的甘露醇100~250ml要在15~30min内滴完，注意防止药液外漏，并注意尿量与血电解质的变化，防止低血钾和肾功能受损的发生。患者每日补液量可按尿量加500ml计算，在1 500~2 000ml以内，如有高热、多汗、呕吐或腹泻者，可适当增加入液量。每日补钠50~70mmol/L，补钾40~50mmol/L。防止低钠血症，以免加重脑水肿。

（2）严格遵医嘱服用降压药，不可骤停和自行更换，亦不宜同时服用多种降压药，避免血压骤降或过低致脑供血不足。应根据患者的年龄、基础血压、病后血压等情况来判定最适血压水平，缓慢降压，不宜使用强降压药。

（3）用地塞米松消除脑水肿时，因其易诱发上消化道应激性溃疡，应观察有无呃逆、上腹部饱胀不适、胃痛、呕血、便血等，注意胃内容物或呕吐物的性状，以及有无黑便的发生；鼻饲流质的患者，注意观察胃液的颜色是否为咖啡色或血性，必要时可做隐血试验检查，如发现异常及时通知医生处理。

（4）躁动不安的患者可根据病情给予小量镇静止痛药；患者有抽搐发作时，可用地西泮静脉缓慢注射，或苯妥英钠口服，并密切观察用药后的反应。

6. 心理护理　主动关心患者与家属，耐心介绍病情及预后，消除其紧张焦虑、悲观、忧郁等不良心理，保持患者及家属情绪稳定，积极配合抢救与治疗。

四、健康教育

1. 疾病知识和康复指导　同"脑梗死"。

2. 饮食　给予低盐、低脂、适量蛋白质、富含维生素与纤维素的清淡饮食，多吃蔬菜、水果，少食辛辣刺激性强的食物，戒烟酒。

3. 避免诱因　指导患者尽量避免使血压骤然升高的各种因素。

（1）避免情绪激动，去除不安、恐惧、愤怒、忧郁等不良心理，保持正常心态。避免惊吓等刺激。

（2）建立健康的生活方式，生活有规律，保证充足睡眠。

（3）养成定时排便的习惯，保持大便通畅，避免大便时用力过度和憋气。

（4）坚持适度锻炼，避免重体力劳动。如坚持做保健体操、慢散步、打太极拳等。避免突然用力过猛。

4. 控制高血压　遵医嘱正确服用降压药，维持血压稳定，减少血压波动对血管的损害。

5. 出院后护理　出院后定期复查血压、血糖、血脂、血常规等项目，积极治疗原发性高血压病、糖尿病、心脏病等原发疾病。如出现头痛、呕吐、肢体麻木无力、进食困难、饮水呛咳等症状时需及时就医。

（胡光瑞）

第六节　蛛网膜下隙出血

蛛网膜下隙出血是指由多种病因所致脑底部或脑及脊髓表面血管破裂、出血进入蛛网膜下隙引起的原发性SAH，不同于脑实质出血直接破入或经脑室进入蛛网膜下隙引起的继发性SAH。SAH占整个脑卒中的5%~10%，年发病率为（5~20）/10万。SAH的病因以先天动脉瘤最常见，脑血管畸形居第二位，其次为高血压动脉硬化性动脉瘤、脑底异常血管（Moyamoya病）、血液病、各种感染所致的脑动脉炎、肿瘤破坏血管、抗凝治疗的并发症等。由于 SAH 的病因不同，其发病机制也有所不同：①先天性动脉瘤可能与遗传及先天性发育缺陷有关。②脑血管畸形则因先天性发育异常所致。③脑动脉炎也可造成血管壁病变致血管破裂出血。④肿瘤可直接侵蚀血管而造成出血。SAH 以突起的剧烈头痛、呕吐、脑膜刺激征和血性 CSF 为临床特征。各个年龄组均可发病，动脉瘤破裂所致者好发于 30～60 岁，女性多于男性；因血管畸形所致者多见于青少年，无性别差异。无意识障碍的轻症患者经积极治疗预后好；部分患者可留有认知障碍等后遗症；个别及重症患者可因脑疝形成而迅速死亡。

一、护理评估

1. 询问患者起病的情况

（1）了解起病的形式：询问患者起病时间，了解是否在剧烈活动或情绪大悲大喜时急性起病，SAH 起病很急，常在突然剧烈活动或情绪激动、兴奋时突然发病。

（2）了解有无明显诱因和前驱症状：询问患者起病前数日内是否有头痛等不适症状，部分患者在发病前数日或数周有头痛、恶心、呕吐等"警告性渗漏"的前驱症状。

（3）询问患者有无伴随症状：多见的有短暂意识障碍、项背部或下肢疼痛、畏光等伴随症状。

2. 观察神志、瞳孔及生命体征的情况 询问患者病情，了解患者有无神志障碍。少数患者意识始终清醒，瞳孔大小及对光反射正常；半数以上患者有不同程度的意识障碍，轻者出现神志模糊，重者昏迷逐渐加深。监测患者血压、脉搏状况，了解患者血压、脉搏有无改变。起病初期患者常可出现血压上升，脉搏加快，有时节律不齐，但呼吸和体温均可正常；由于出血和脑动脉痉挛对下丘脑造成的影响，24h 以后患者可出现发热、脉搏不规则、血压波动、多汗等症状。

3. 评估有无神经功能受损

（1）活动患者头颈部，了解脑膜刺激征是否阳性，大多数患者在发病后数小时内即可出现脑膜刺激征，以颈项强直最具特征性，Kerning 征及 Brudzinski 征均呈阳性。

（2）了解患者有无瘫痪、失语及感觉障碍，这与出血引起脑水肿、血肿压迫脑组织，或出血后迟发性脑血管痉挛导致脑缺血、脑梗死等有关；大脑中动脉瘤破裂可出现偏瘫、偏身感觉障碍及抽搐；椎－基底动脉瘤可出现面瘫等脑神经瘫痪。

（3）观察患者瞳孔，了解有无眼征：后交通动脉瘤可压迫动眼神经而致眼睑下垂、瞳孔散大、复视等麻痹症状，有时眼内出血亦可引起严重视力减退。

（4）有无精神症状，少数患者急性期可出现精神症状，如烦躁不安、谵妄、幻觉等，且 60 岁以上的老年患者精神症状常较明显；大脑前动脉瘤可出现精神症状。

（5）有无癫痫发作，脑血管畸形患者常有癫痫发作。

4. 了解既往史及用药情况 询问患者既往身体状况，了解有无颅内动脉瘤，脑血管畸形和高血压、动脉硬化病史；有无冠心病、糖尿病、血液病、颅内肿瘤、脑炎病史；询问患者是否进行过治疗，过去和目前的用药情况怎样；了解患者有无抗凝治疗史等。

5. 评估患者的心理状态 主动与患者进行交谈，了解患者有无恐惧、紧张、焦虑及悲观绝望的心理，患者常因起病急骤，对病情和预后的不了解以及害怕进行 DSA 检查和开颅手术，易出现上述不良心理反应。

6. 了解实验室检查情况

（1）三大常规检查：起病初期常有白细胞增多，尿糖常可呈阳性但血糖大多正常，偶可出现蛋白尿。

（2）脑脊液检查：CSF 为均匀一致血性，压力增高（大于 200mmH$_2$O（19.6kPa）），蛋白含量增加。

（3）影像学检查：颅脑 CT 是确诊 SAH 的首选诊断方法，可见蛛网膜下隙高密度出血灶，并可显示出血部位、出血量、血液分布、脑室大小和有无再出血；MRI 检查可发现动脉瘤或动静脉畸形。

（4）数字减影血管造影：DSA 检查可为 SAH 的病因诊断提供可靠依据，如发现动脉瘤的部位、显示解剖行程、侧支循环和血管痉挛情况；还可发现动静脉畸形（AVM）、烟雾病、血管性肿瘤等。

（5）经颅多普勒 TCD 检查可作为追踪监测 SAH 后脑血管痉挛的一个方法，具有无创伤性。

二、治疗原则

积极控制脑水肿，降低颅内压；控制继续出血和防治迟发性脑血管痉挛及脑缺血；可行脱水、止血及钙通道阻滞剂治疗，也可考虑行脑室穿刺引流减压或 CSF 置换疗法，对动脉瘤和 AVM 患者可择期手术，去除病因，防止复发；维持生命体征稳定，纠正水、电解质紊乱，预防感染。

三、护理措施

1. 一般护理

（1）绝对卧床休息 4~6 周，头部稍抬高（15°~30°），以减轻脑水肿；尽量少搬动患者，避免震动患者头部；在此期间，禁止患者洗头、如厕、淋浴等一切下床活动。

（2）保持病房安静、舒适，治疗、护理活动集中进行，避免频繁接触和打扰患者休息。

（3）避免精神紧张、情绪波动、用力排便、屏气、咳嗽、喷嚏、过度劳累等诱发再出血的因素。

（4）保持呼吸道通畅：长期卧床的患者呼吸道内的分泌物不能有效排出，常并发坠积性肺炎。对呕吐频繁的患者应取侧卧位，及时引流呕吐物，预防吸入性肺炎，痰多者用吸痰器，以保持呼吸道通畅。

（5）急性蛛网膜下隙出血的患者发病 3~7d 后，如不并发其他感染常有体温升高到 38~40℃，此发热称为生理性发热，不用药物即可恢复正常。

（6）对血压高者一定要密切观察血压变化，定时定位测量血压，避免误差。

（7）SAH 再发率较高，出血后 1 个月内再出血危险性最大，其中 2 周内再发率占再发病例的半数以上，其原因多为动脉瘤再破裂。如果患者在病情稳定或好转情况下，突然再发剧烈头痛、呕吐、抽搐发作、昏迷，甚至去皮质强直及脑膜刺激征明显加重，多为再出血。护士应加强观察与巡视，密切观察生命体征、意识、瞳孔、头痛、呕吐等各种病情变化。并及时报告医生立即配合抢救治疗。

2. 饮食护理　给予清淡易消化，含丰富维生素和蛋白质的低盐、低脂饮食，谷类和鱼类、新鲜蔬菜、水果、豆类、坚果；少吃糖类和甜食。避免辛辣、油炸食物等刺激性强的食物；禁忌暴饮暴食；注意粗细搭配、荤素搭配；戒烟、限酒；控制食物热量，保持理想体重。

3. 症状护理

（1）头痛的护理：注意保持病室安静、舒适，避免不良的声、光刺激，控制探视，指导患者采用放松术减轻疼痛，如缓慢深呼吸，听轻音乐，全身肌肉放松等。必要时可遵医嘱给予止痛和脱水降颅内压药物。

（2）运动和感觉障碍的护理：应注意保持良好的肢体功能位，防止足下垂、爪形手、足外翻等后遗症，恢复期指导患者积极进行肢体功能锻炼，用温水擦洗患肢，改善血液循环，促进肢体知觉的恢复。

（3）对有精神症状的患者，应注意保持周围环境的安全，对烦躁不安等不合作的患者，应加护栏，防止坠床，必要时遵医嘱予以镇静治疗。有记忆力，定向力障碍的老年患者，外出时应有人陪护，注意防止患者走失或其他意外发生。

4. 预防并发症的护理

（1）压疮的护理：为避免加重出血，在尽量减少头部摆动时，采用小角度的翻身和轻度按摩，一般在 2h 左右为宜，以促进受压部位的血液循环。保持床铺平整、干燥、无碎屑，被褥要清洁、干燥。定期用温水清洗皮肤，保持皮肤清洁。补充足够营养，以维持患者机体所需要的热量，增强抵抗力。

（2）口腔的护理：每天早晚用 0.9% 的生理盐水棉球擦拭，严防患者将溶液吸入呼吸道。若有假牙者，应取下清洗。

（3）眼睛护理：昏迷患者常因眼睑闭合不全，应每日清洗眼睛排泄物，然后涂抗生素软膏，再用生理盐水纱布遮盖。

（4）二便观察：对于尿潴留者给予腹部热敷、针灸、按摩，促使患者自行排尿。必要时遵医嘱给予留置尿管。对便秘者，应按摩腹部遵医嘱予开塞露、番泻叶通便治疗，以防患者排便用力，诱发再出血。

5. 用药护理　告知药物的作用与用法，注意观察药物的疗效与不良反应，发现异常情况，及时报告医生处理。

（1）使用20%甘露醇脱水治疗时，应快速静脉滴入，并确保针头在血管内，必要时遵医嘱记录24h尿量。

（2）尼莫地平等缓解脑血管痉挛的药物静脉滴注时可能刺激血管引起皮肤发红、剧烈疼痛，及多汗、心动过速、心动过缓、胃肠道不适等反应。应通过三通阀与5%葡萄糖注射液或生理盐水溶液同时缓慢滴注，$5 \sim 10ml/h$，并密切注意血压变化，如果出现不良反应或收缩压小于90mmHg（11.97kPa），应报告医生适当减量、减速或停药处理；如果无三通阀联合输液，一般将50ml尼莫地平针剂加入5%葡萄糖注射液500ml中静脉滴注，速度为$15 \sim 20$ 滴/min，$6 \sim 8h$ 输完。

（3）使用6-氨基己酸（EACA）止血时应特别注意有无双下肢肿胀疼痛等临床表现，谨防深部静脉血栓形成；有肾功能障碍者应慎用。

6. 心理护理　关心患者，耐心告知病情、特别是绝对卧床与预后的关系，详细介绍DSA检查的目的、程序与注意事项，指导患者消除紧张、不安、焦虑、恐惧等不良心理，增强战胜疾病的信心，配合治疗和检查，并保持情绪稳定，安静休养。

四、健康教育

（1）避免情绪激动，去除不安、恐惧、愤怒、忧郁等不良心理，保持正常心态。避免惊吓等刺激。建立健康的生活方式，生活有规律，保证充足睡眠。

（2）养成定时排便的习惯，保持大便通畅，避免大便时用力过度和憋气。

（3）坚持适度锻炼，避免重体力劳动。如坚持做保健体操、慢散步、打太极拳等。避免突然用力过猛。

（4）合理饮食。

（5）SAH患者一般于首次出血3周后进行DSA检查，应告知脑血管造影的相关知识，指导患者积极配合，以明确病因，尽早手术，解除潜在威胁，以防复发。

（6）女性患者$1 \sim 2$年内避免妊娠和分娩。

（7）指导家属应关心、体贴患者，为其创造良好的修养环境，督促尽早检查和手术，发现再出血征象及时就诊。

（郭秀玲）

第七节　中枢神经系统感染性疾病

中枢神经系统（CNS）感染性疾病是指各种生物病原体侵犯中枢神经系统实质、脑膜和血管等引起的急性或慢性炎症性（或非炎症性）疾病。引起疾病的生物病原体包括病毒、细菌、螺旋体、寄生虫、真菌、立克次体和朊蛋白等。临床上根据中枢神经系统感染的部位不同可分为：脑炎、脊髓炎或脑脊髓炎，主要侵犯脑和（或）脊髓实质；脑膜炎、脊膜炎或脑脊膜炎，主要侵犯脑和（或）脊髓软膜；脑膜脑炎：脑实质和脑膜并发受累。生物病原体主要通过血行感染、直接感染和神经干逆行感染等途径进入中枢神经系统。

一、病毒性脑膜炎患者的护理

病毒性脑膜炎是一组由各种病毒感染引起的脑膜急性炎症性疾病。多为急性起病，出现病毒感染的全身中毒症状，如发热、头痛、畏光、恶心、呕吐、肌痛、食欲减退、腹泻和全身乏力等，并伴有脑膜刺激征，通常儿童病程超过 1 周，成人可持续 2 周或更长。本病大多呈良性过程。

（一）专科护理

1. 护理要点　急性期患者绝对卧床休息，给予高热量、高蛋白、高维生素、易消化的流质或半流质饮食，不能进食者给予鼻饲。密切观察病情变化，除生命体征外，必须观察瞳孔、精神状态、意识改变、有无呕吐、抽搐症状，及时发现是否有脑膜刺激征和脑疝的发生。

2. 主要护理问题　如下所述：

（1）急性疼痛——头痛：与脑膜刺激征有关。

（2）潜在并发症——脑疝：与脑水肿导致颅内压增高有关。

（3）体温过高：与病毒感染有关。

（4）有体液不足的危险：与反复呕吐、腹泻导致失水有关。

3. 护理措施　如下所述：

（1）一般护理：①为患者提供安静、温湿度适宜的环境，避免声光刺激，以免加重患者的烦躁不安、头痛及精神方面的不适感。②衣着舒适，患者内衣以棉制品为宜，勤洗勤换，且不易过紧；床单保持清洁、干燥、无渣屑。③提供高热量、高蛋白质、高维生素、低脂肪的易消化饮食，以补充高热引起的营养物质消耗。鼓励患者增加饮水量，1 000 ~ 2 000ml/d。④做好基础护理，给予口腔护理，减少患者因高热、呕吐引起的不适感，并防止感染；加强皮肤护理，防止降温后大量出汗带来的不适。

（2）病情观察及护理：①严密观察患者的意识、瞳孔及生命体征的变化，及时准确地报告医生。积极配合医生治疗，给予降低颅内压的药物，减轻脑水肿引起的头痛、恶心、呕吐等，防止脑疝的发生。保持呼吸道通畅，及时清除呼吸道分泌物，定时叩背、吸痰，预防肺部感染。②发热患者应减少活动，以减少氧耗量，缓解头痛、肌痛等症状。发热时可采用物理方法降温，可用温水擦浴、冰袋和冷毛巾外敷等措施物理降温。必要时遵医嘱使用药物降温，使用时注意药物的剂量，尤其对年老体弱及伴有心血管疾病者应防止出现虚脱或休克现象；监测体温应在行降温措施 30min 后进行。③评估患者头痛的性质、程度及规律，恶心、呕吐等症状是否加重。患者头痛时指导其卧床休息，改变体位时动作要缓慢。讲解减轻头痛的方法，如深呼吸、倾听音乐、引导式想象、生物反馈治疗等。④意识障碍患者给予侧卧位，备好吸引器，及时清理口腔，防止呕吐物误入气管而引起窒息。观察患者呕吐的特点，记录呕吐的次数，呕吐物的性质、量、颜色、气味，遵医嘱给予止吐药，帮助患者逐步恢复正常饮食和体力。指导患者少量多次饮水，以免引起恶心呕吐；剧烈呕吐不能进食或严重水电解质失衡时，给予外周静脉营养，准确记录 24h 出入量，观察患者有无失水征象，依失水程度不同，患者可出现软弱无力、口渴、皮肤黏膜干燥和弹性减低、尿量减少、尿比重增高等表现。⑤抽搐的护理：抽搐发作时，应立即松开衣领和裤带，取下活动性义齿，及时清除口鼻腔分泌物，保持呼吸道通畅；放置压舌板于上、下臼齿之间，防止舌咬伤，必要时用舌钳将舌拖出，防止舌后坠阻塞呼吸道；谵妄躁动时给予约束带约束，勿强行按压肢体，以免造成肢体骨折或脱臼。

（二）健康指导

1. 疾病知识指导　如下所述：

（1）概念：病毒性脑膜炎又称无菌性脑膜炎，是一组由各种病毒感染引起的脑膜急性炎症性疾病，主要表现为发热、头痛和脑膜刺激征。

（2）形成的主要原因：85% ~95% 的病毒性脑膜炎由肠道病毒引起，主要经粪－口途径传播，少数经呼吸道分泌物传播。

（3）主要症状：多为急性起病，出现病毒感染全身中毒症状，如发热、畏光、头痛、肌痛、食欲减退、腹泻和全身乏力等，并伴有脑膜刺激征。幼儿可出现发热、呕吐、皮疹等，而颈项强直较轻微甚至缺如。

（4）常用检查项目：血常规、尿常规、腰椎穿刺术、脑电图、头 CT、头 MRI。

（5）治疗：主要治疗原则是对症治疗、支持治疗和防治并发症。对症治疗如剧烈头痛可用止痛药，癫痫发作可首选卡马西平或苯妥英钠，抗病毒治疗可用无环鸟苷，脑水肿可适当应用脱水药。

（6）预后：预后良好。

（7）其他：如疑为肠道病毒感染应注意粪便处理，注意手部卫生。

2. 饮食指导　如下所述：

（1）给予高蛋白，高热量、高维生素等营养丰富的食物，如鸡蛋、牛奶、豆制品、瘦肉，有利于增强抵抗力。

（2）长期卧床的患者易引起便秘，用力屏气排便、过多的水钠潴留都易引起颅内压增高，为保证大便通畅，患者应多食粗纤维食物，如芹菜、韭菜等。

（3）应用甘露醇、速尿等脱水剂期间，患者应多食含钾高的食物如香蕉、橘子等，并要保证水分摄入。

（4）不能经口进食者，遵医嘱给予鼻饲，制订鼻饲饮食计划表。

3. 用药指导　如下所述：

（1）脱水药：保证药物滴注时间、剂量准确，注意观察患者的反应及患者皮肤颜色、弹性的变化，记录24h出入量，注意监测肾功能。

（2）抗病毒药：应用阿昔洛韦时注意观察患者有无谵妄、皮疹、震颤及血清转氨酶暂时增高等不良反应。

4. 日常生活指导　如下所述：

（1）保持室内环境安静、舒适、光线柔和。

（2）高热的护理：①体温上升阶段：寒战时注意保暖。②发热持续阶段：给予物理降温，必要时遵医嘱使用退热药，并要注意补充水分。③退热阶段：要及时更换汗湿衣服，防止受凉。

（3）腰椎穿刺术后患者取去枕平卧位4~6h，以防止低颅压性头痛的发生。

（三）循证护理

病毒性脑膜炎是由各种病毒引起中枢神经系统的炎症性疾病，其发病机制可能与病毒感染和感染后的免疫反应有关。而症状性癫痫是由脑损伤或全身性疾病引起脑代谢失常引发的癫痫，病毒性脑膜炎是引起癫痫发作的因素之一。针对病毒性脑膜炎并发症状性癫痫患者的临床特点，有学者研究得出病毒性脑炎并发症状性癫痫患者的护理重点应做好精神异常、癫痫发作、腰椎穿刺术和用药的观察及护理。

使用头孢菌素类和硝基咪唑类抗生素后服用含有酒精类的液体或食物时会引发双硫仑样反应。双硫仑样反应表现为面部潮红、头痛、眩晕、恶心、呕吐、低血压、心率加快、呼吸困难，严重者可致急性充血性心力衰竭、呼吸抑制、意识丧失、肌肉震颤等。据报道，一个高压电烧伤者，术后给予头孢哌酮抗感染，用75%乙醇处理创面，反复出现双硫仑样反应。说明应用上述药物的患者接触任何含乙醇的制品都有导致双硫仑样反应的可能，医护人员应提高警惕，并将有关注意事项告知患者。

二、化脓性脑膜炎患者的护理

化脓性脑膜炎即细菌性脑膜炎，又称软脑膜炎，是由化脓性细菌所致脑脊膜的炎症反应，脑和脊髓的表面轻度受累，是中枢神经系统常见的化脓性感染疾病。病前可有上呼吸道感染史，主要临床表现为发热、头痛、呕吐、意识障碍、偏瘫、失语、皮肤瘀点及脑膜刺激征等。通常起病急，好发于婴幼儿和儿童。

（一）专科护理

1. 护理要点　密切观察患者的病情变化，定时监测患者的生命体征、意识、瞳孔的变化及颅内压增高表现。做好高热患者的护理。对有肢体瘫痪及失语的患者，给予康复训练，预防并发症。加强心理护理，帮助患者树立战胜疾病的信心。

2. 主要护理问题　如下所述：

（1）体温过高：与细菌感染有关。

（2）急性疼痛——头痛：与颅内感染有关。

（3）营养失调——低于机体需要量：与反复呕吐及摄入不足有关。

（4）潜在并发症——脑疝：与颅内压增高有关。

（5）躯体活动障碍：与神经功能损害所致的偏瘫有关。

（6）有皮肤完整性受损的危险：与散在的皮肤瘀点有关。

3. 护理措施　如下所述：

1）一般护理：①环境：保持病室安静，经常通风，用窗帘适当遮挡窗户，避免强光对患者的刺激，减少患者家属的探视。②饮食：给予清淡、易消化且富含营养的流质或半流质饮食，多吃水果和蔬菜。意识障碍的患者给予鼻饲饮食，制订饮食计划表，保证患者摄入足够的热量。③基础护理：给予口腔护理，保持口腔清洁，减少因发热、呕吐等引起的口腔不适；加强皮肤护理，保持皮肤清洁干燥，特别是皮肤有瘀点、瘀斑时避免搔抓破溃。

2）病情观察及护理：①加强巡视，密切观察患者的意识、瞳孔、生命体征及皮肤瘀点、瘀斑的变化，婴儿应注意观察囟门。若患者意识障碍加重、呼吸节律不规则、双侧瞳孔不等大、对光反射迟钝、躁动不安等，提示脑疝的发生，应立即通知医生，配合抢救。②备好抢救药品及器械：抢救车、吸引器、简易呼吸器、氧气装置及硬脑膜下穿刺包等。

3）用药护理：①抗生素：给予抗生素皮试前，询问有无过敏史。用药期间监测患者的血常规、血培养、血药敏等检查结果。用药期间了解患者有无不适主诉。②脱水药：保证药物按时、准确滴注，注意观察患者的反应及皮肤颜色、弹性的变化，注意监测肾功能。避免药液外渗，如有外渗，可用硫酸镁湿热敷。③糖皮质激素：严格遵医嘱用药，保证用药时间、剂量的准确，不可随意增量、减量，询问患者有无心悸、出汗等不适主诉；用药期间监测患者的血常规、血糖变化；注意保暖，预防交叉感染。

4）心理护理：根据患者及家属的文化水平，介绍患者的病情及治疗和护理的方法，使其积极主动配合。关心和爱护患者，及时解除患者的不适，增强其信任感，帮助患者树立战胜疾病的信心。

5）康复护理：有肢体瘫痪和语言沟通障碍的患者可以进行如下的康复护理。

（1）保持良好的肢体位置，根据病情，给予床上运动训练，包括：①桥式运动：患者仰卧位，双上肢放于体侧，或双手十指交叉，双上肢上举；双腿屈膝，足支撑于床上，然后将臀部抬起，并保持骨盆成水平位，维持一段时间后缓慢放下。也可以将健足从治疗床上抬起，以患侧单腿完成桥式运动。②关节被动运动：为了预防关节活动受限，主要进行肩关节外旋、外展，肘关节伸展，腕和手指伸展，髋关节外展，膝关节伸展，足背屈和外翻。③起坐训练。

（2）对于清醒患者，要更多关心、体贴患者，增强自我照顾能力和信心。经常与患者进行交流，促进其语言功能的恢复。

（二）健康指导

1. 疾病知识指导　如下所述：

（1）概念：化脓性脑膜炎是由化脓性细菌感染所致的脑脊膜炎症，脑和脊髓的表面轻度受累。通常急性起病，是中枢神经系统常见的化脓性感染疾病。

（2）形成的主要原因：化脓性脑膜炎最常见的致病菌为肺炎链球菌、脑膜炎双球菌及 B 型流感嗜血杆菌。这些致病菌可通过外伤、直接扩延、血液循环或脑脊液等途径感染软脑膜和（或）蛛网膜。

（3）主要症状：寒战、高热、头痛、呕吐、意识障碍、腹泻和全身乏力等，有典型的脑膜刺激征。

（4）常用检查项目：血常规、尿常规、脑脊液检查、头 CT、头 MRI、血细菌培养。

（5）治疗：①抗菌治疗：未确定病原菌时首选三代头孢曲松或头孢噻肟，因其可透过血脑屏障，在脑脊液中达到有效浓度。如确定病原菌为肺炎球菌，首选青霉素，对其耐药者，可选头孢曲松，必要时联合万古霉素治疗；如确定病原菌为脑膜炎球菌，首选青霉素；如确定病原菌为铜绿假单胞菌可选头孢他啶。②激素治疗。③对症治疗。

（6）预后：病死率及致残率较高，但预后与机体情况、病原菌和是否尽早应用有效的抗生素治疗有关。

（7）宣教：搞好环境和个人卫生。

2. 饮食指导　给予高热量、清淡、易消化的流质或半流质饮食，按患者的热量需要制订饮食计划，保证足够热量的摄入。注意食物的搭配，增加患者的食欲，少食多餐。频繁呕吐不能进食者，给予静脉输液，维持水电解质平衡。

3. 用药指导　如下所述：

（1）应用脱水药时，保证输液速度。

（2）应用激素类药物时不可随意减量，以免发生"反跳"现象，激素类药物最好在上午输注，避免由于药物不良反应引起睡眠障碍。

4. 日常生活指导　如下所述：

（1）协助患者洗漱、如厕、进食及个人卫生等生活护理。

（2）做好基础护理，及时清除大小便，保持臀部皮肤清洁干燥，间隔 1～2h 更换体位，按摩受压部位，必要时使用气垫床，预防压疮。

（3）偏瘫的患者确保有人陪伴，床旁安装护栏，地面保持平整干燥、防湿、防滑，注意安全。

（4）躁动不安或抽搐的患者，床边备牙垫或压舌板，必要时在患者家属知情同意下用约束带，防止患者舌咬伤及坠床。

（三）循证护理

化脓性脑膜炎是小儿时期较为常见的由化脓性细菌引起的神经系统感染的疾病，婴幼儿发病较多。本病预后差，病死率高，后遗症多。相关学者通过对 78 例化脓性脑膜炎患儿的护理资料进行研究，分析总结得出做好病情的观察和加强临床护理是促进患儿康复的重要环节。

对小儿化脓性脑膜炎的临床护理效果的探讨，得出结论：提高理论知识水平、业务水平、对疾病的认识，对病情发展变化做出及时、正确的抢救和护理措施，可以提高患儿治愈率，降低并发症；后遗症发生，提高生命质量，促进患儿早日康复。

三、结核性脑膜炎患者的护理

结核性脑膜炎（TMD）是由结核杆菌引起的脑膜和脊髓膜的非化脓性炎症性疾病，是最常见的神经系统结核病。主要表现为结核中毒症状、发热、头痛、脑膜刺激征、脑神经损害及脑实质改变，如意识障碍、癫痫发作等。本病好发于幼儿及青少年，冬春季较多见。

（一）专科护理

1. 护理要点　密切观察患者的病情变化，观察有无意识障碍脑疝及抽搐加重的发生。做好用药指导，定期监测抗结核药物的不良反应。对抽搐发作、肢体瘫痪及意识障碍的患者加强安全护理，防止外伤，同时给予相应的对症护理，促进患者康复。

2. 主要护理问题　如下所述：

（1）体温过高：与炎性反应有关。

（2）有受伤的危险：与抽搐发作有关。

（3）有窒息的危险：与抽搐发作时口腔和支气管分泌物增多有关。

（4）营养失调——低于机体需要量：与机体消耗及食欲减退有关。

（5）疲乏：与结核中毒症状有关。

（6）意识障碍：与中枢神经系统、脑实质损害有关。

（7）潜在并发症：脑神经损害、脑梗死等。

（8）知识缺乏：缺乏相关医学知识。

3. 护理措施　如下所述：

1）一般护理：①休息与活动：患者出现明显结核中毒症状，如低热、盗汗、全身无力、精神萎靡不振时，应以休息为主，保证充足的睡眠，生活规律。病室安静，温湿度适宜，床铺舒适，重视个人卫生护理。②饮食护理：保证营养及水分的摄入。提供高蛋白、高热量、高维生素的饮食，每天摄入鱼、肉、蛋、奶等优质蛋白，多食新鲜的蔬菜、水果，补充维生素。高热或不能经口进食的患者给予鼻饲饮食或肠外营养。③戒烟、酒。

2）用药护理：①抗结核治疗：早期、联合、足量、全程、顿服是治疗结核性脑膜炎的关键。强调正确用药的重要性，督促患者遵医嘱服药，养成按时服药的习惯，使患者配合治疗。告知药物可能出现的不良反应，密切观察，出现如眩晕、耳鸣、巩膜黄染、肝区疼痛、胃肠不适等不良反应时，及时报告医生，并遵医嘱给予相应的处理。②全身支持：减轻结核中毒症状，可使用皮质类固醇等抑制炎症反应，减轻脑水肿。使用皮质类固醇时要逐渐减量，以免发生"反跳"现象。注意观察皮质类固醇药物的不良反应，正确用药，减少不良反应。③对症治疗：根据患者的病情给予相应的抗感染、脱水降颅压、解痉治疗。

3）体温过高的护理

（1）重视体温的变化，定时测量体温，给予物理或药物降温后，观察降温效果，患者有无虚脱等不适出现。

（2）采取降温措施：①物理降温：使用冰帽、冰袋等局部降温，温水擦浴全身降温，注意用冷时间，观察患者的反应，防止继发效应抵消治疗作用及冻伤的发生。身体虚弱的患者在降温过程中，控制时间，避免能量的消耗。②药物降温：遵医嘱给予药物降温，不可在短时间内将体温降得过低，同时注意补充水分，防止患者虚脱。儿童避免使用阿司匹林，以免诱发 Reye 综合征，即患者先出现恶心、呕吐，继而出现中枢神经系统症状，如嗜睡、昏睡等。小心谨慎使用金刚烷胺类药物，以免中枢神经系统不良反应的发生。

4）意识障碍的护理：①生活护理：使用床档等保护性器具。保持床单位清洁、干燥、无渣屑，减少对皮肤的刺激，定时给予翻身、叩背，按摩受压部位，预防压疮的发生。注意口腔卫生，保持口腔清洁。做好大小便护理，满足患者的基本生活需求。②饮食护理：协助患者进食，不能经口进食时，给予鼻饲饮食，保障营养及水分的摄入。③病情监测：密切观察患者的生命体征及意识、瞳孔的变化，出现异常及时报告医生，并配合医生处理。

（二）健康指导

1. 疾病知识指导　如下所述：

（1）病因及发病机制：结核杆菌通过血行直接播散或经脉络丛播散至脑脊髓膜，形成结核结节，结节破溃后结核菌进入蛛网膜下隙，导致结核性脑膜炎。此外，结核菌可因脑实质、脑膜干酪灶破溃所致，脊柱、颅骨、乳突部的结核病灶也可直接蔓延引起结核性脑膜炎。

（2）主要症状：多起病隐袭，病程较长，症状轻重不一。①结核中毒症状：低热、盗汗、食欲减退、疲乏、精神萎靡。②颅内压增高和脑膜刺激症状：头痛、呕吐、视神经盘水肿及脑膜刺激征。③脑实质损害：精神萎靡、淡漠、谵妄等精神症状或意识状态的改变；部分性、全身性的痫性发作或癫痫持续状态；偏瘫、交叉瘫、截瘫等脑卒中样表现。④脑神经损害：动眼、外展、面及视神经易受累及，表现为视力下降、瞳孔不等大、眼睑下垂、面神经麻痹等。

（3）常用检查项目：脑脊液检查、头 CT、头 MRI、血沉等。

（4）治疗：①抗结核治疗：异烟肼、利福平、吡嗪酰胺、链霉素、乙胺丁醇等。至少选择三种药物联合治疗，根据所选药物给予辅助治疗，防止药物不良反应。②皮质类固醇：用于减轻中毒症状、抑制炎症反应、减轻脑水肿、抑制纤维化，可用地塞米松或氢化可的松等。③对症治疗：降颅压、解痉、抗感染等。

（5）预后：与患者的年龄、病情轻重、治疗是否及时彻底有关。部分患者预后较差，甚至死亡。

2. 饮食指导　提供高蛋白、高热量、高维生素、易消化吸收的食物，每天摄入鱼、肉、蛋、奶等优质蛋白，多食新鲜的蔬菜、水果，补充维生素。保证水分的摄入。

3. 用药指导　如下所述：

（1）使用抗结核药物时要遵医嘱正确用药，早期、足量、联合、全程、顿服是治疗本病的关键。

药物不良反应较多，如使用异烟肼时需补充维生素 B$_6$ 以预防周围神经病；使用利福平、异烟肼、吡嗪酰胺时需监测肝酶水平，及时发现肝脏损伤；使用链霉素时定期进行听力检测，及时应对前庭毒性症状。

（2）使用皮质类固醇药物时，观察用药效果，合理用药，减少不良反应的发生。

（3）应用脱水、降颅压药物时注意电解质的变化，保证水分的摄入；使用解痉、抗感染等药物时给予相应的护理，如注意观察生命体征的变化等。

4. 日常生活指导　如下所述：

（1）指导患者注意调理，合理休息，生活规律，增强抵抗疾病的能力，促进身体康复。

（2）减少外界环境不良刺激，注意气候变化，预防感冒发生。

（3）保持情绪平稳，积极配合治疗，树立战胜疾病的信心。

（三）循证护理

结核性脑膜炎早期出现头痛、双目凝视、精神呆滞、畏光；中期出现脑膜刺激征、颅内压高、呕吐（以喷射性呕吐为主）、嗜睡；晚期出现失明、昏睡、呼吸不规则、抽搐，危重时发生脑疝而死亡的临床特点。研究表明，严密观察患者的病情变化，针对性地做好一般护理、病情观察、康复护理、饮食护理、用药护理、心理护理、康复护理和健康教育，对结核性脑膜炎患者的康复起到重要的作用。

（董丽琴）

参考文献

[1] 潘瑞红. 专科护理技术操作规范 [M]. 湖北：华中科技大学出版社，2016.

[2] 孟共林，李兵，金立军. 内科护理学 [M]. 北京：北京大学医学出版社，2016.

[3] 赵艳伟. 呼吸内科护理工作指南 [M]. 北京：人民卫生出版社，2016.

[4] 翁素贞，叶志霞，皮红英. 外科护理 [M]. 上海：复旦大学出版社，2016.

[5] 丁淑贞. 心内科护理学 [M]. 北京：中国协和医科大学出版社，2015.

[6] 姚景鹏，吴瑛，陈垦. 内科护理学 [M]. 北京：北京大学医学出版社，2015.

[7] 游桂英，方进博. 心血管内科护理手册 [M]. 北京：科学出版社，2015.

[8] 张铭光，杨小莉，唐承薇，等. 消化内科护理手册 [M]. 第2版. 北京：科学出版社，2015.

[9] 李娟. 临床内科护理学 [M]. 西安：西安交通大学出版社，2014.

[10] 刘玲，何其英，马莉. 泌尿外科护理手册 [M]. 北京：科学出版社，2015.

[11] 李艳梅. 神经内科护理工作指南 [M]. 北京：人民卫生出版社，2016.

[12] 刁永书，文艳秋，陈林，等. 肾脏内科护理手册 [M]. 第2版. 北京：科学出版社，2016.

[13] 唐英姿，左右清. 外科护理 [M]. 上海：上海第二军医大学出版社，2016.

[14] 郎红娟，侯芳. 神经外科专科护士实用手册 [M]. 北京：化学工业出版社. 2016.

[15] 刘梦清，余尚昆. 外科护理学 [M]. 北京：科学出版社，2016.

[16] 张欣. 妇产科护理 [M]. 北京：中国中医药出版社，2015.

[17] 张静芬，周琦. 儿科护理学 [M]. 北京：科学出版社，2016.

[18] 池晓玲. 手术室护理实践指南 [M]. 北京：人民卫生出版社，2015.

[19] 王庆梅，曾俊. 新编手术室护理学 [M]. 北京：军事医学科学出版社，2014.

[20] 高兴莲，郭莉. 手术室专科护理学 [M]. 北京：科学出版社，2014.

[21] 魏革，刘苏君，等. 手术室护理学 [M]. 北京：人民卫生出版社，2014.

[22] 李艳梅. 神经内科护理工作指南 [M]. 北京：人民卫生出版社，2016.

[23] 沈翠珍. 内科护理 [M]. 北京：中国中医药出版社，2016.

[24] 陆一春，刘海燕. 内科护理学 [M]. 北京：科学出版社，2016.

[25] 王兰. 肾脏内科护理工作指南 [M]. 北京：人民卫生出版社，2015.

[26] 杨海新，郝伟伟，赵素婷. 神经内科实用护理 [M]. 北京：军事医学科学出版社，2015.